집중정신치료의 원리

집중정신치료의 원리

Frieda Fromm–Reichmann, M.D. 지음

홍성화 · 홍미기 · 홍경기 옮김

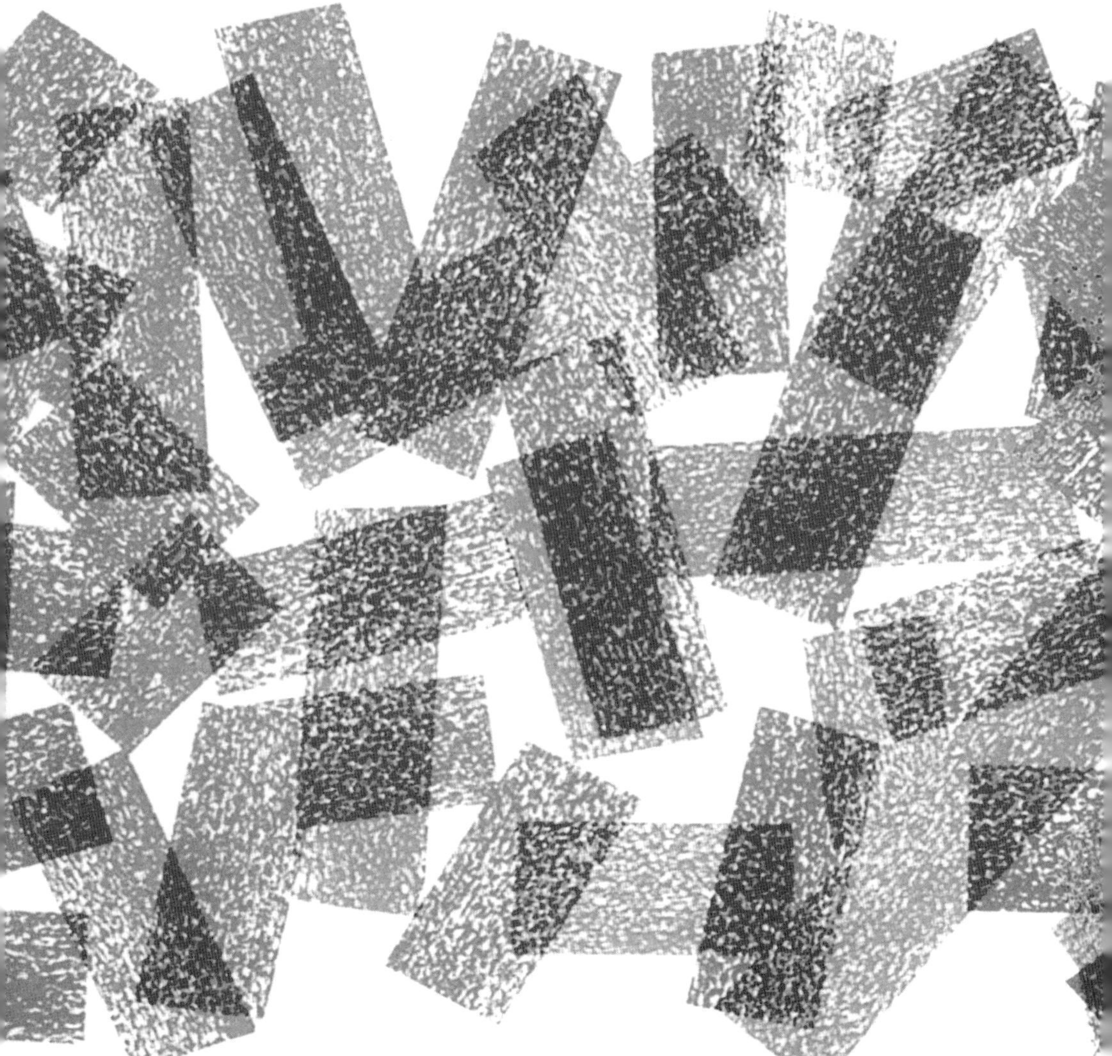

圖書出版 하나醫學社

PRINCIPLES OF INTENSIVE PSYCHOTHERAPY

By Frieda Fromm-Reichmann, M.D.

이 책을 저의 선생님

SIGMUND FREUD

KURT GOLDSTEIN

GEORG GRODDECK

HARRY STACK SULLIVAN

에게 바칩니다.

옮긴이의 말

정신치료는 환자가 그 자신의 감정을 정신치료자에게 보고함으로써 시작됩니다. 정신치료자는 환자가 그 자신의 감정을 정신치료자에게 보고하게 분위기를 만들어야 합니다.

우리의 감정은 우리가 어렸을 때에 경험한 것에 의하여 정하여집니다. 우리는 치료자가 어렸을 때에 경험한 것과 환자가 어렸을 때에 경험한 것이 치료자와 환자의 관계에 영향을 준다는 것을 자세히 알아야 합니다. 치료자의 인격과 환자의 인격이 상호 작용함으로써 환자의 인격에 변화가 나타나는 것이 정신치료입니다. 인격의 핵심은 감정입니다. 그래서 치료자의 감정과 환자의 감정이 상호 작용함으로써 환자의 감정이 변화되는 것이 정신치료라는 말도 성립됩니다.

환자는 사람에게 느끼는 감정이, 인생에 대한 감정이, 세상에 대한 감정이 적개심으로 가득 차 있기 때문에 고통스런 삶을 살 수 있습니다. 적개심이 가득 찬 환자의 감정을 완화함으로써 우리는 환자가 즐거운 삶을 살 수 있게 할 수 있습니다. 어떻게 치료자는 환자의 감정을 완화합니까? 치료자는 환자의 감정을 알고 환자의 감정에 맞춰 환자와 대화를 할 때에 환자는 자신의 감정을 통찰하게 되고 그 감정을 완화하게 됩니다. 치료자가 환자의 감정을 공감할 때에 환자는 치료됩니다. 정신치료는 치료자가 해석적 질문과 해석적 반응을 함으로써 이루어집니다.

저는 이 책을 50년 전에 석사과정에서 김기석 선생님의 지도를 받으며 읽었습니다. 그리고 그 이후 조교하던 때에 이동식 선생님의 지도를 받으며 또 읽었습니다. 저는 집사람과 함께 이 책을 읽었습니다. 저는 이동식 선생님과 김기석 선생님에게 고마움을 느낍니다.

저의 딸과 아들이 이 책을 읽고 정신치료를 더 깊이 이해하기를 저는 바라면서 저의 자녀와 함께 이 책을 번역하고 출판합니다.

저는 이 책을 읽는 모든 독자가 정신치료를 이해하여 정신 질환을 극복하기를, 정신 질환을 앓는 환자를 구제하기를 진심으로 바랍니다.

2020년 5월 21일 서울 왕십리에서

용성화

서문

집중정신치료의 원리(principles of intensive psychotherapy)에 관한 이 책은 내가 Washington School of Psychiatry의 학생들, Washington에 있는 Washington-Baltimore Psychoanalytic Institute of Psychiatry의 학생들, New York에 있는 William Alanson White Institute of Psychiatry의 학생들에게 집중정신치료의 원리(principles of intensive psychotherapy)라는 주제로 강의한 내용을 자세히 설명한다. 이 강의를 수강한 사람들은 정신분석가들(psychoanalysts), 정신분석적 훈련을 받는 정신과 의사들(psychiatrists in psychoanalytic training), 정신의학적 또는 심리학적 연구와 정신치료를 실제로 하는 사람들이다. 이 직업은 대인관계를 다루는 것에 관심이 있는 것을 전제하고, 대인관계를 다루는 기술과 지식을 요구한다.

나는 이 강의 내용을, 이 많은 학생들의 요구와 University of Chicago Press의 요청을 받고, 출판을 준비하게 되었다. 대인관계 원리의 철학의 개요(outline of the philosophy of the interpersonal principles)를 토론할 때에, 나는 첫째로, 정신분석에 흥미를 느끼는 정신과 의사를 위해, 젊은 정신분석가를 위해, 둘째로, 진지한 삶을 사는 학생들, 이를테면, 면담(interviews)을 하는 기법을, 교정(remedial work)을 하는 기법을, 생활지도(interpersonal guidance)를 하는 기법을 배우기 위해 수강하는 학생들을 위해 토론하였다.

그렇지만, 이 책을 오직 읽는 것으로 이 책에 설명된 정신분석 원리를 치료에 실제로 적용하기 위한 준비가 갖추어 지는 것은 아니라는 것을 나는 말하여야 한다. 정신치료를 하기 위해 정신분석 원리를 사용하는 특성은 박사 학위를 받은 이후에 정신의학 학교와 정신분석 학교에서 특수 훈련을 받음으로써 획득된다. 이 특수 훈련에 꼭 필요한 조건에 관한 설명은 이 책 전반에 있다.

내가 이 책을 받친 위대한 네 선생님 이외에도, 나는 Chestnut Lodge Sanitarium의 의료진에게 감사한다. 그리고 Washington School of Psychiatry와 Washington–Baltimore Psychoanalytic Institute of Psychiatry와 William Alanson White Institute of Psychiatry의 교수진에게도 감사한다.

나는 나의 학생들에게도 빚을 졌다. 그들은 교실에서, 세미나에서, 그들의 환자에 관한 토론에서 질문을 함으로써, 생각을 제시함으로써 나를 많이 가르쳤다. 나는 나의 환자들에게도 빚을 졌다. 그들은 내가 강의와 이 책 저술을 준비하는 동안에 내가 끌어 낸 그들의 경험에 관해 말하였다. [환자의 치료 역사(treatment histories)에서 나온 예들이 제시되는 때에, 그들의 신원(identity)을 감추었다.]

끝으로, 나는 나의 친구이고 그리고 이 책을 편집한 Virginia K. Gunst, C.W.S.P.에게 특별히 감사한다. 그녀는 이 책을 편집하였고, 문헌을 수집하였고, 찾아보기와 참고문헌을 작성하였다.

Frieda Fromm-Reichmann

서론

이 책은 정신신경증 환자(psychoneurotics)와 정신병 환자(psychotics)를 집중정신치료하는 원리(principles of intensive psychotherapy)를 제시한다. 나는 이 정신치료 원리를 일반 역동적 정신의학적 기초(the basis of a general dynamic and psychiatric orientation) 위에서 제시한다. 자세히 말하면, 나는 내가 훈련받고 내가 경험한 기초 위에서 이 정신치료 원리를 제시한다. 그 훈련과 경험은 신경증 환자를 정신분석적 정신치료(psychoanalytic psychotherapy)하는 것에 Sigmund Freud의 개념을 적용하는 것이다. 그 훈련과 경험은, 지난 50년 동안 발달한 Sigmund Freud의 개념을 신경증 환자를 정신분석적 정신치료하는 것에 적용하는 것이고, 특히 H. S. Sullivan의 작전적 대인관계 개념(operational interpersonal conceptions)을 신경증 환자를 정신분석적 정신치료하는 것에 적용하는 것이다. 이 개념들은 집중정신치료의 성질과 방법에 관한 나의 과학적 지식의 배경이 되었다.

많은 정신치료 학파가 존재한다. 그래서 독자는 이 책의 내용을 대략 예상할 수 있다. 그래서 나는 집중정신치료에 관한 토론을 하기 위해 집중정신치료의 안내적 개념(guiding concept of this discussion of intensive psychotherapy)을 간단히 정의하겠다. 이 책에 제시된 치료 방법은 사람의 정서적 문제(emotional difficulties)를 완화하는 방법이고, 사람이 정신적 증상(mental symptoms)에서 벗어나게 하는 방법이다. 환자가 정신과의 도움을 찾게 만든 정신장애(mental disturbance)의 원인 중에서, 환자가 모르는 역사적 역동적 요인(historical and dynamic factors)을 환자가 이해하게 하기 위해, 통찰하게 하기 위해 정신치료자는 정신치료 과정을 고안한다.

나는 이 정신치료 과정에서 사용하는 기법을 이 책에서 자세히 서술한다. 간단히 말하면, 그 기법은, 환자가 동료를 어려워하는 것을 의사와 환자의 상호관계의 변화를 관찰하고 자세히 조사하는 것에 의해 명료화하는 것, 환자의 망각된 기억을 환자가 회상하라고 의사가 환자에게 격려하는 것, 그 회상과 연결된 불안을 자세히 조사하는 것이다. 그 조사에 환자가 이 회상을 하지 않으려고 하는 것과 이 회상을 환자가 하게 의사가 환자에게 하는 것을 포함한다. (Very briefly outlined here, it comprises: the clarification of a patient's difficulties with his fellow-men through observation and investigation of the vicissitudes of the mutual interrelationship between doctor and patient; the encouragement of recall of forgotten memories; the investigation and scrutiny of the anxiety connected with such recall, including the patient's resistance against this recall and his security operations with the psychiatrist who tries to effect it.) 환자가 회상한 기억과 환자와 의사의 대인관계에 불을 비춰서, 환자의 의사소통을 환자의 의사소통에 있는 무의식적 발생적 역동적 의미에 의해 정신과 의사는 환자에게 해석한다. (It is in the light of these memories and of the patient's and doctor's interpersonal experiences with each other that the patient's communications are interpreted with regard to their unconscious genetic and dynamic implications.)

그러므로 집중정신치료의 목표는, 내가 본 바와 같이, 나의 이 책을 헌정받는 네 선생님, Sigmund Freud, Kurt Goldstein, Georg Groddeck, Harry Stack Sullivan이 본 바와 같이, 환자의 삶에 작용하는 환자의 정서적 문제를 완화하는 것(alleviation of patients' emotional difficulties)이고, 환자의 증상을 감소하는 것(elimination of symptomatology)이다. 환자와 의사는 환자의 문제의 무의식적 뿌리(unconscious roots)를 통찰하고 이해함으로써, 환자의 문제의 생성과 역동(genetics and dynamics)을 통찰하고 이해함으로써 이 목표에 도달할 수 있다. 그 통찰과 이해는, 환자의 인격의 역동적 구조(the dynamic structure of the patient's personality)를 자주 변화되게 할 수 있다.*

집중정신치료의 이 치료적 목표는 다른 정신치료, 이를테면, 단기 정신치료(brief pschotherapy), 암시 정신치료(suggestive psychotherapy), 최면치료(hypnotherapy) 등 다른 중요한 정신치료 방법의 목표와 반대이다. 다른 정신치료의 목표는 증상을 완화하는 것이고, 사회적 관계를 회복하게 하는 것이다. 다른 정신치료는 인격 변화를 일으키

---

* "집중정신치료"가 목표하는 것(this formulation of "intensive psychotherapy")에서 나의 정신의학적 철학(psychiatric philosophy)은 분명하게 된다. 정신분석적 집중정신치료보다 또는 정신분석적 이론에 기초한 집중정신치료보다 타당한 집중정신치료는 없다. 이 이유에서, "정신과 의사"는 정신분석적 집중정신치료(psychoanalytic intensive psychotherapy) 또는 역동적 견해를 취하는 집중정신치료(dynamically oriented intensive psychotherapy)에 종사하는 의사를 지칭하기 위해 이 책에서 사용되는 것을 독자는 알게 될 것이다.

지 않고, 환자의 문제가 발생한 원인과 역동을 통찰하지 않고, 증상을 완화하고 사회적 관계를 복구한다. 또는 다른 정신치료는 한정된 중심적 통찰에만 집중한다.

나는 정신치료 과정의 기능과 환자와 정신과 의사가 서로 정신치료적 교환을 하는 것을 설명하기 위해 이 책의 여러 곳에서 많은 예를 든다. 환자를 회복(relieve)하게 하는 것은 말을 하는 것(wording)[해석적 주고 받기(interpretive give-and-take)를 하는 것]이고, 그 뿐만 아니라 환자가 감정을 방출하는 것(discharge of affect)이고, 통찰하는 것(insight)이라는 것을 나는 보기를 들어 설명한다. 환자와 의사의 언어적 상호 교환(verbal interplay)이 모든 집중정신치료에 작용하고 언어화된 상호 교환을 동반한 비언어적 상호 교환(nonverbal interplay)도 모든 집중정신치료에 중요한 작용을 한다. 그러므로 환자와 의사가 전달하는 논리적 내용 때문만 아니라 환자와 의사가 상호 작용하는 감정적 의미(interpersonal affective connotations) 때문에 환자와 의사의 축어적 서술(verbatim statements)이 인용된다.

정신치료 과정에 따라 반드시 일어나는 감정적 부수물을 서술하는 것은 이 책 제1부 "정신과 의사"("The psychiatrist"): 개인적 요구와 직업적 요구(pp. 29-90)에 있는 의사-환자 관계(doctor-patient relationship)에 관한 일반적 토론에 포함되어 있다. 다른 것은 제8장의 1의 b) "전이와 병렬적 왜곡"("Transference and Parataxic Distortions"), c) "안전을 위한 작전, 저항"("Security Operations, Resistance"), e) "행동화"("Acting Out")에서 토론되었다. 정신치료 과정에 나타나는 감정적 대인관계적 요소의 현상(further manifestations of the ever present affective interpersonal elements of the psychotheapeutic process)은 대인관계적 상호 변화의 만져볼 수 없는 것(intangebles of the interpersonal interchange)을 설명하는 우리의 지식과 기술의 현재 상태에서 정확한 과학적 서술을 하는 것을 거부한다. 특수한 연구는, Washington School of Psychiatry와 Chestnut Lodge Sanitarium에서 지금 진행 중인 특수한 연구 프로젝트는 이 한계를 교정하는 방법을 찾으려고 한다.

많은 이 예들은 신경증 환자를 치료한 나의 경험과 나의 동료의 경험에서 선택되었다는 것과 심한 환자(정신병 환자)를 치료한 나의 경험과 나의 동료의 경험에서 선택되었다는 것을 알게 되면, 독자는 놀랄 수 있다. 다양하게 보이는 예들을 내가 선택하여 이 책에 넣는 동기는, 내가 최근에 정신병 환자들에게 정신분석적 정신치료를 많이 한 경험에 의해, 모든 유형의 환자들에게 정신분석적 정신치료를 많이 하게 되었다는 생각을 H. S. Sullivan(149)과 함께 한다는 나의 신념에서 나온다. 나는 이 신념을 이 책의 서론에서 말하고 그리고 다시 제8장 "해석과 그 적용"("Interpretation and Its Application")(pp. 143–150)에서 설명한다.

나는 정신병 환자의 심각한 정신장애(serious mental disorders of the psychotic)를 치료한 경험을 이용하는 것과 신경증 환자의 가벼운 생활 문제(milder forms of problems in living of the neurotic)를 치료한 경험을 이용하는 것을 구별하지 않는다. 그 구별을 하지 않는 것은 또 다른 신념에서 온다. 그 신념은 마음이 편치 않은 환자의 문제와 정서적 장애(problems and emotional difficulties of mental patient), 신경증 환자의 문제와 정서적 장애(problems and emotional difficulties of neurotics), 정신병 환자의 문제와 정서적 장애(problems and emotional difficulties of psychotics)는 비슷하고, 그들의 문제와 정서적 장애는 우리가 삶에서 항상 만나는 정서적 문제와 원칙적으로 비슷하다. 이 장애가 너무 크게 되고 그래서 환자가 도움을 받지 않고는 문제를 해결할 수 없다면, 그래서 환자가 도움을 받고 싶다면, 그 환자는 정신치료를 받아야 하는, 마음이 편치 않은 환자(a mental patient in need of psychotherapy)가 된다.

나는 이 말을 이 책 맨 앞에서 하였다. 왜냐하면 성공적 정신치료의 첫 전제 조건은 정신과 의사가 마음의 병을 앓는 환자를 치료하여야 한다는 것임을 나는 확신하기 때문이다. 만약 마음의 병을 앓는 환자의 생활 문제가 그 자신의 생활 문제와 크게 다르지 않다는 것을 정신과 의사가 깨달으면, 이 확신은 타당할 수 있다. 이 말은 인간애적 또는 자선적 가정(humanitarian or charitable hypothesis)이 아니고, 과학적 신념(scientific conviction)이다. 이 신념을 가리키는 잘 알려진 정신의학적 사실이 많이 있다.*

첫째 사실은 동기의 양면성(two-sideness of motivation)이다. "건강한 사람"의 표현 양식(modes of expression of "healthy")과 마음의 병을 앓는 환자의 표현 양식(modes of expression of mentally disturbed)은 비슷하다. 그들은 그들의 증상으로 그들 자신을 표현한다. 마음의 병을 앓는 사람들의 정서적 반응 대부분과 마음이 안정된 사람들의 정서적 반응 대부분은 그들의 대인관계에 나타나는 문제에 의해 그들의 정서적 안정의 지속적 또는 일시적 혼란을 표현하고, 그들의 대인관계에 나타나는 문제를 완화하려는, 또는 극복하려는 동기를 표현한다. 강박적으로 손을 씻음으로 고통받는 강박증 환자를 보자! 그 강박증 환자

* 나는 이것을 이미 출판한 책에서 자세히 논하였지만 이것은 정신과 의사와 마음의 병을 앓는 환자가 서로 존중하는 태도를 갖는 것에 관한 것이기 때문에 여기에서 다시 다룬다.

는 그가 오염될까 봐 두려워하는 특정 물건을 또는 특정 사람을 접촉할 때마다 손을 하루에 15회 내지 30회 씻어야 한다. 이 강박 행동은 이 사람이 대인접촉을 할 수 없게 하는 정신적 증상이다. 그러나 그는 그 강박행동을 하지 않으면, 그의 강박적으로 손 씻는 행동을 하지 않을 수 없게 하는 오염될까 봐 두려운 감정은 그가 다른 사람을 접촉하는 것을 더 심각하게 방해한다.

다른 예는 위축된, 멍청한, 은둔을 좋아하는 조현병 환자(a withdrawn, aloof, seclusive Schizophrenic)이다. 그의 멍청한 상태는 심각한 대인관계 장애를 구성한다. 동시에, 그 멍청한 상태는 심각한 대인관계 문제 행동을 하지 않으려는 성향에 의해 일어난다. 한 환자가 말한 바와 같이, 심각한 대인관계 문제 행동을 하는 것은 "다른 책망을 받을 일"("another rebuke")을 하지 않으려는 것을 의미할 수 있다. 한 조현병 환자가 심각한 대인관계 문제 행동을 하는 것은 그 조현병 환자가 어렸을 때에 들은, 그가 반복을 예상할 수 있게 조건형성을 한 일련의 꾸중을 듣지 않기 위해 하는 행동일 수 있다(67). 또는 그 문제 행동을 하는 것은 많은 조현병 환자가 그 자신 안에서 위협을 느끼는, 그 조현병 환자가 다른 사람에게 적개심을 폭발하는 것을 회피하기 위해 하는 행동일 수 있다.

대인관계에서 불안을 느끼는 "건강한" 사람("healthy" person who suffers from anxiety with interpersonal contacts), 즉 대인관계에서 불쾌한 간섭을 느끼는 "건강한"사람("healthy" person who suffers from a very unpleasant interference with his interpersonal contacts)을 이제 우리 생각하자! 두려움이나 불안을 나타내는 것은 권위나 자기 존중(self-respect)이 감소한 것을 의미하는 그런 사회에, 문화에, 그는 살기 때문에, 그는 불안(anxiety)을 분노(anger)로 전

환한다. 그는 그가 불안을 느끼게 한 사람에게 분노한다. 이 분노는 일시적 대인관계 문제를 표현한 것(the expression of a transitory interpersonal difficulty)이다. 그러므로 만약 이 분노가 불안으로 가면을 쓰게 되면, 이 분노는 이 대인관계 문제를 완화하는 성향을 보인다. 이 분노가 불안으로 가면을 쓰게 되는 때에, 이 분노는 이 대인관계 문제를 완화하는 성향을 나타낸다(54).

다시 열등감(feelings of inferiority)을 감추기 위해 자랑하는(boasting), 허풍떠는(bragging) 건강한 사람을 생각하자! 거짓 과대망상증적 폭발은 분명히 우리의 대인관계에서 발생하는 불쾌한 행위이다. 그러나 열등감은, 열등감을 지나치게 보상한 것은, 거짓 과대망상증적 폭발을 일으키었다. 그 열등감은 심각한 대인관계적 간섭(serious interpersonl interference), 즉 일시적 삶의 문제(transitory difficulty in living)를 만든다. 우리가 자신을 존중하는 우리의 마음이 부족한 것을 우리가 인지하고 우리의 마음을 나타내는 것은, 우리가 타인을 존중하는 마음의 감소를 언제나 동반한다. 그러므로 우리 자신을 존중하는 우리의 마음이 부족한 것을 우리가 인지하고 우리의 마음을 나타내는 것은, 우리가 타인에게 기대할 수 있는 타인이 우리를 존중하는 마음의 감소를 언제나 동반한다. (The realization and display of lack of self-respect will always be accompanied by a reduction of one's respect for others and therefore by the expectation of a decrease of the respect which one may expect from others.) H. S. Sullivan이 말한 것처럼, “우리가 우리 자신을 존중하는 만큼 우리는 타인을 존중할 수 있다”(58, 104, 147). (“One can respect others only to the extent that one respects oneself,” as H. S. Sullivan put it.)

정신 장애가 있는 사람(mentally disturbed people)의 정서적 반

응과 정신이 건강한 사람(mentally healthy people)의 정서적 반응에 퍼져 있는 동기의 양면성에 관해 그만 말하겠다. 정신이 건강한 사람과 정신 장애가 있는 사람이 나타내는 다른 유형의 심리학적 표현 양식은 정신이 건강한 사람이 잠자는 동안에 마음을 꿈에 나타내는 수단이고, 정신 장애가 있는 사람이 깨어 있는 동안에 마음을 나타내는 정신병적 산물(psychotic productions)이다. 건강한 사람의 꿈과 정신병 환자의 정신병적 산물은 실제로 비슷하다. 꿈꾸는 자와 정신병 환자는 그들에게 공통적인 서너 작전(operations)을 말하기 위해 은유(allusion)하고, 상징(symbols)을 말하고, 그림(pictures)을 그리고, 왜곡(distortions)과 압축(condensations)을 한다. 꿈꾸는 자와 정신병 환자는 망상(illusions)을 하고, 환각(hallucinations)을 한다. 이 두 상태, 망상의 상태와 환각의 상태에서는, 우리는 논리의 법칙(rules of logic)을 따라 사고하지 않는다. 우리가 망상의 상태와 환각의 상태에서 시간과 공간을 감지하는 것은 마음이 건강한 사람이 깨어 있는 때(awake)에 시간의 순서대로 감지하는 것과 다르고, 공간의 모양대로 감지하는 것과 다르다(52, 89, 147). 요약햐면, 정신병 환자는 정신분석적 꿈 해석의 원칙을 잘 아는 정신과 의사가 잘 사용하는 사고방식을 따라 마음을 작용하고 그리고 그 정신과 의사가 잘 사용하는 표현 수단을 사용하여 마음을 표현한다("꿈" pp. 267-285를 참고하라). 우리는 목적론적 사고(telelogical thinking)의 면에서 고려하면, 위에서 말한 정서적 경험이 동기에 있는 양면의 양식(the same pattern of two-sidedness in motivation)을 하는 것처럼, 꿈은 동기에 있는 양면의 양식을 한다고 말할 수 있다. 꿈은 우리 모두가 24시간 동안에 통과하는 일시적 정신병 상태(transitory psychotic state)를 구성한다. 우리가 깨어 있는 동안에 정신병적 상태가 계속 발달할 위험을 꿈으로써 방어한다는 것이 가

정될 수 있다고 많은 정신과 의사들은 느낀다. 정신 장애가 있는 환자의 정서적 문제와 정신이 건강한 사람의 정서적 문제의 유사성에 관해 말하는 것을 그만한다.

그러면 이 정서적 문제의 본질(nature of emotional difficulties)은 무엇인가? 삶에서 일어나는 정서적 문제(emotional difficulties in living)는 대인관계에서 일어나는 문제(difficulties in interpersonal relationships)이다. 한 사람은 정서적으로 방해를 받지 않는다. 즉 그 사람은 그 자신의 대인관계를 알 수 있고 그래서 그 자신의 대인관계를 통제할 수 있는 만큼 정서적으로 마음이 건강(mentally healthy)하다(147). 나는 이렇게 말하고, 정신의학과 정신치료는 대인관계의 과학과 예술이라고 정의한다. 한 사람은 그 자신과 다른 사람들의 분명한 관계를 알 수 있고 다룰 수 있는 만큼 마음이 건강하다는 것을 나는 말하고 싶을 뿐만 아니라, 나는 영향을 크게 미치는 사실을 말하고 싶다. 우리는 인간의 인격(human personality)을 대인관계에 의해서만 이해할 수 있다. 한 사람이 다른 사람에게 전달하는 수단, 즉 그 한 사람과 다른 사람의 관계 이외에 다른 방법에 의해 그 한 사람의 인격을 알 수 있는 방법은 없다. 더구나, 그 한 사람의 개인적 정신적 정서적 경험(private mental and emotional experiences), 은밀한 내적 사고(*covert inner thought*), 공상 과정(reverie processes)도 우리는 대인관계 경험에 의해 알 수 있다.

이 정신의학의 대인관계적 개념(interpersonal concept of psychiatry)에서 나온 결과는 집중정신치료는 사람의 대인관계 과정(분명한 정신 작용과 은밀한 정신 작용)을 탐색하고 이해하는 것이라는 것이다. 한 사람의 개인적 정신적 정서적 경험, 은밀한 내적 사고, 공상 과정은 아무리 현실에 있어도, 공공연한 관계에 있어도, 또는 우리의 사고 과정, 환상 과정처럼 환상에 있어도, 한 사람이 다른 사람과 대인관계 경험을 하는 것 이외에 다른 것에 의해 조사될 수 없고, 이해될 수 없다. 그 경험은 정신치료 시간에, 환자와 정신과 의사가 참여적 관찰자(participant observer)로서 대인관계적 교환을 하는 것이다. 치료적으로 타당한 대인관계적 탐색과 체계화를 하는 것(therapeutically valid interpersonal investigation and formulation)은 환자와 정신과 의사가 참여적 관찰자로서 대인관계적 교환을 하는 것이다.

일반적으로, 정신 장애가 있는 환자의 정서적 문제는, 특별히, 정신 장애가 있는 환자의 증상은 우리가 아는 것이 조금 있는 대인관계의 문제에서 비롯한다고 우리는 가정한다. 따라서 정신치료적 면담의 주요 문제는 환자를 고통스럽게 만드는 환자의 삶의 고통스런 면을 환자에게 명료화할, 궁극적으로 환자의 증상을 해결할 대인관계의 문제와 장애에 관한 정보를 얻는 것이다(147). 이 정보를 정신과 의사는 환자와 함께 찾아야 한다. 이 정보를 환자는 다른 사람, 즉 정신과 의사와 의사소통을 할 때에 정신과 의사에게 제공한다. 그러므로 정신치료는 과정과 내용이 철저히 대인관계적이다.

그러므로 우리는 집중정신치료의 원리를 조사하고 명료화할 때에 정신치료 과정 또는 환자의 대인관계 과정에 의한 환자의 인격 뿐만 아니라 참여 관찰자의 인격(personality of the participant observer), 즉 정신과 의사의 인격도 그의 대인관계에 의해 연구되어야 한다.

목차

제2부
정신치료 과정: 환자와 치료자

제3부
집중정신치료에 속하는 것들

제1부

정신과 의사:

갖추어야 하는 개인적 요구와 직업적 요구

제1장

의사-환자 관계의 정서적 면을 통찰하는 것

집중정신치료의 원리(principles of intensive psychotherapy)에 관한 지식을 습득한 일반 정신과 의사는 오직 정신치료 과정(psychotherapeutic process)과 환자의 인격에 관한 문제(problems concerning patients' personality)를 공부하였다. 만약 그가 정신분석적 훈련을 받지 않았다면, 그는 그 자신의 인격 탐구에 많은 관심을 기울이지 않았을 것이다. 만약 정신과 의사가 환자에게 이익이 되게 환자와 치료적 대인관계를 할 수 있게 하는 그 자신의 대인관계 방법을 모르면, 그의 치료는 성공할 수 없다.

Sigmund Freud는 정신치료 과정을 환자와 치료자의 사이에서 일어나는 대인관계 경험에 의해 이해하고 기술한 첫 번째 사람이다. Sigmund Freud는 정신과 의사의 인격에, 환자의 인격에, 치료자와 환자가 서로 대인관계하는 것(mutual interpersonal exchange)에 관심을 기울이라고 그리고 연구하라고 요구한 첫 번째 사람이다. 이것은 Sigmund Freud의 불멸의 명성과 관계 있다. Freud의 개념을 알기 이전과 안 이후에 정신치료를 한 정신과 의사들만 Freud가 의사와 환자 사이에서 일어나는 대인관계적 교환(interpersonal exchange)을 지배하는 법칙을 발견한 것의 의미가 큰 것을 깨달을 수 있다. 나는, 어떤 것이 환자와 나의 관계에 작용하는 것을, 그 어떤 것이 정신치료 과정을 방해하는 것을, 괴롭지만 알았다. 그러나 나는 그 어떤 것을 정확히 알 수 없었고, 정의할 수 없었고, 탐구할 수 없었다. Freud가 의사-환자 관계를 탐구한, 의사-환자 관계를 안 도구를 우리가 알게 된 것은 큰 구원(relief)이었다! Freud가 의사-환자 관계를 탐구한 이 도구를 발견하기 전에, 정신과 의사는 어둠 속에서 환자에게 해를 입혔고, 그 자신의 직업적 자존심을 손상하였다(38, 39, 40, 41, 46).

Freud가 의사-환자 관계(docter-patient relationship)를 탐구하여야 하는 것을, 그 관계에 작용하는 환자의 부분과 치료자의 부분을 탐구하여야 한다는 것을 발견하였기 때문에 우리는 Freud에게 고마워하여야 한다. Freud와 그 제자가 Freud가 발견한 의사-환자 관계를 탐구하여야 하는 것의 큰 의미를 그 뒤에 헛되게 만들었지만, Freud가 발견한 의사-환자 관계를 탐구하여야 한다는 것은 아직도 진리이다. 우리가 아는 바와 같이, 마음의 병을 앓는 환자와 그 환자를 치료하는 의사의 관계를 포함한 모든 대인관계에는 양식(pattern)이 있다. 그 양식은 우리가 유아기와 아동기에 우리의 환경에 있는 중요한 사람과 맺은 관계에 의해 정해진다고 Freud는 가르쳤다. 우리의 아동기 이후에 발생하는 대인관계의 문제는 우리가 어렸을 때에 대인관계를 한 방식에 의해 이해되어야 한다. 특히 환자가 의사와 관계를 맺는 방식의 변화는 정신치료적 목적을 위해 탐구되어야 하고, 이해되어야 한다. 환자가 의사와 관계를 맺는 방식은 전이되기 때문에, 즉 환자가 어렸을 때에 삶에 중요한 사람과 대인관계를 한 때에 해결되지 않은 문제에서 오기 때문에, "전이" 경험("transference" experience)이다.

환자의 전이 경험이 의사-환자 관계에 나타나는 것처럼 의사의 역전이 경험(countertransference experiences)은 의사-환자 관계에 나타난다. 의사의 역전이 경험이 치료적 과정을 방해할 때에 의사는 의사의 역전이 경험을 탐구하여야 하고 이해하여야 한다. 의사가 의사의 유아기와 아동기에 의사에게 중요한 사람과 대인관계를 한 경험이 환자에게 전이되는 것을 의사가 통찰하고 제거함으로써 의사의 역전이 경험은 사라진다.

우리의 대인관계 양식은 아동기에 만들어지고 그 이후 인생에서 반복된다. 그러므로 우리의 대인관계 양식은 일반적으로 우리가 사람들에게 반복하는 양식에 의해 그리고 의사-환자 관계에서 특수하게 상호 작용하는 양식에 의해 이해될 수 있다. 그러나 이것을 너무 깊이 통찰하는 것은 위험하다. 환자와 정신과 의사의 상호 관계의 반복되는 특성에 의해 환자가 정신과 의사와 관계맺는 방식과 정신과 의사가 환자와 관계맺는 방식을 연구하는 것은 정신치료를 성공하게 할 뿐만 아니라 꼭 필요하다고 우리는 역동적 정신분석적 정신의학의 현재 발달 단계에서 아직도 믿는다. 그러나 치료자와 환자의 사이에서 치료자와 환자가 실제로 경험하는 것을 자세히 살피는 것을 소홀히 하지 않아야 하는 정도까지 하여야 한다고 우리는 느낀다. 이 관점은 Freud가 가르친 것에도 있다. 그러나 전이 학설(transference doctrine)은 치료자가 치료자와 환자의 사이에서 실제로 경험하는 사실을 보지 않게 하였다. 실제에서 전이 학설은 의사가 의사-환자 관계의 변화를 등한시하게 하였다.

설명: 진지하고 성실한 환자는 오랫동안 꾸물거린 뒤에 그 자신의

중심적 문제(actual central difficulty)라고 생각한 것을 치료자에게 마침내 전달하였다. 환자의 횡설수설을 듣는 것에 조건형성된 정신과 의사는 환자가 마지막에 제공한 정보가 중요한 것을 몰랐다. 환자의 횡설수설은 아직까지 정신과 의사에게 전달되지 않았다. 마음의 상처를 받은 환자는 절망하게 되었고, 화가 났고, 정신치료 과정이 유용한지 의심하게 되었고, 적개심을 표현하게 되었다. 환자는 어렸을 때에 그의 중요한 성인에게 삐뚤어진 방해를 받은 경험이 있기 때문에 정신과 의사가 민감하지 않은 징조를 보이는 것에 특별히 민감하였다. 환자는 어렸을 때에 받은 그 경험을 정신과 의사에게 전이하였을 때에 이 전이를 연구함으로써 어렸을 때에 받은 그 경험을 자각할 수 있게 되었다. 그러나 환자가 치료자에게 절망적 분노(desperate anger)를 나타낸 것을 정당화한 것을 자각하고 인정하는 것이 환자에게 중요하였고 의사에게도 중요하였는가? 결국, 환자가 치료자의 민감한 관심을 필요로 할 때에 치료자는 환자에게 민감하지 않음으로써 직업적 의무를 이행하지 못하였다.

정신과 의사가 환자의 의미 없는 허튼 소리(meaningless chatter)에 특별히 민감한 것은 정신과 의사가 의미 없는 허튼 소리를 아동기에 경험하였기 때문일 수 있다. 정신과 의사는 환자의 의미 없는 허튼 소리에 특별히 민감하기 때문에 환자의 의사소통의 변화된 내용에 민감할 수 없었다. 정신과 의사가 환자의 의사소통의 변화된 내용에 민감할 수 없는 것은 정신과 의사가 의미 없는 허튼 소리를 아동기에 경험하였기 때문일 수 있다. 의사는 아동이었을 때에 나이 많은 조모가 끝없이 지껄이는 중요하지 않은 말을 들었고, 그래서 어렸을 때에 그 조모의 중요한 말이나 조모의 말에 포함된 다른 사람의 중요한 말에 관심을 기울일 수 없었다. 그러나 치료자가 실수를 하게 한 것을 아는 것, 즉 역전이의 성격을 아는 것은 직업적 실수를 깨달을 필요를 줄이지 않는다.

정신과 의사-환자 관계에 일어난 중요한 변화는 치료적 관심의 초점이 점진적으로 되었다. 이것은 그 관계의 전이된 면 때문에, 그 관계의 사실적 면 때문에 사실이다(112). 모든 정신과 의사는 의사와 환자의 변동이 심한 상호 작용(fluctuating interplay)이 변화하는 것을 안다. 이것은 정신치료 과정의 대인관계적 특성에서 반드시 일어난다. 환자가 표현하는 것을 관찰하고 환자의 그 표현에 대한 자신의 반응을 내적으로 깨닫게 훈련받은 정신과 의사는 흔히 이 반응을 환자의 의사소통에 숨어 있는 의미를 이해하게 돕는 도구로 자주 이용할 수 있다. 그러므로 의사와 환자가 서로 전이를 하는 것(the reciprocal transference of doctor and patient)을 치료자가 아는 것은 정신치료 과정을 안내하는 중요한 길잡이이다. 나는 이 중요한 화제를 이 책의 이 장(this chapter)과 다른 장들(other chapters)에서 설명할 것이다.

환자의 전이 반응(transference reactions)을 다시 보겠다. Freud가 전이에 관해 최초로 가르친 전이 개념에서 벗어난 다른 관점은 이 책 여기에서 개략적으로 설명된 것처럼 정신분석적 정신치료의 개념에 있다. 이 관점의 불일치는, 우리의 Oedipus complex가 널리 존재한다는, 자녀가 성이 다른 부모에게 긍정적(성적) 애착을 하고 성이 같은 부모에게 경쟁적 증오를 하는 것이 여기 저기 두루 퍼져 있다는 Freud의 학설과 일치하지 않은 사실에서 비롯한다. 그러므로 치료자와 환자의 관계에서 치료자가 환자를 어려워하는 것과 환자가 치료자를 어려워하는 것은 해결되지 않은 Oedipus complex 증후군에서 온다는 또는 해결되지 않은 Oedipus complex 증후군이 반복 나타나는 것이라는 이미 사라진 결론을 우리는 이해 못한다(109).

H. S. Sullivan은 "전이"("transference")와 "역전이"("countertransference") 대신 "병렬"("parataxis")이라는 용어를 도입하였다. 병렬적 대인관계 경험(parataxic interpersonal experiences)은 사람들이 현재 하는 대인관계의 왜곡(distortions in people's present interpersonal relationships)이다. 병렬적 대인관계 경험은 개인이 유아기와 아동기부터 부모와 대인관계를 많이 한 것의 결과에 의해 형성된다(147).

정신과 의사의 대인관계 과정을 이해하기 위해 중요한 전이와 역전이와 병렬의 개념을 그만 토론하겠다. 이 개념들은 이 책에서, 특히 "전이와 그 병렬적 왜곡"("Transference and Parataxic Distortions") (pp. 166–184)과 "안전을 위한 작전, 저항"("Security Operations, Resistance")(pp. 184–201)에서 더 토론될 것이다.

정신과 의사가 개인으로서, 직업인으로서 환자와 대인관계를 하는 과정은 탐구되어야 하고 인지되어야 한다는 것을 정신과 의사가 깨닫게 하기 위해 나는 여기에서 전이와 역전이와 병렬의 개념을 말한다. 정신과 의사가 환자와 대인관계하는 과정이 "역전이"("countertransference")로, "병렬적 경험"("parataxic experiences")으로 왜곡될 수 있는지가 탐구되어야 하고 인지되어야 한다. 그리고 정신과 의사가 환자와 대인관계하는 과정이 "역전이"로, "병렬적"경험으로 왜곡될 수 있는지가 현재의 대인관계 상황에서 탐구되어야 하고 인지되어야 한다. 이것은 정신과 의사가 환자를 집중정신치료하기 위해 수련받는 과정의 일부로 개인 정신분석(personal psychoanalysis)을 받아야 하는 하나의 이유이다.

제2장

의사-환자 관계에 있는 정신과 의사의 부분

1. 경청은 정신치료의 기본 도구이다

정신과 의사가 갖추어야 할 인격과 직업적 능력은 무엇인가? (What are the basic requirements as to the personality and the professional abilities of a psychiatrist?) 이 질문에 답을 한 문장으로 하라고 요구받으면, 나는 "정신과 의사는 경청할 수 있어야 한다"("The psychotherapist must be able to listen")라고 답할 것이다. 이 답은 놀랄만한 말이 아닌 것 같다. 정신과 의사는 경청하려고 하여야 한다. 자신의 문제나 경험에 의해 다른 사람의 말에 반응하지 않고, 다른 사람의 말을 다른 사람의 입장에서 듣고 정보를 수집할 수 있는 것은 극히 적은 수의 정신과 의사가 특별한 훈련을 받지 않고 할 수 있는 대인관계적 교환의 예술(an art of interpersonal exchange)이다. 이 예술을 자유롭게 할 수 있는 것은 좋은 정신과 의사가 실제로 될 수 있는 것을 의미하지 않는다. 그러나 이 예술은 모든 집중정신치료의 필수 선행 조건(prerequisite of all intensive psychotherapy)이다.

치료자가 그 자신의 생활 경험에 의해 환자의 자료에 반응하지 않아야 하는 것이 옳다면, 이것은 치료자가 그 자신의 욕구 만족과 안전(his personal satisfaction and security)을 위해 환자를 사용하고 싶은 유혹을 느끼지 않아야 하고, 그렇게 하기 위해 비직업적 삶에서 욕구 만족과 안전을 확보할 수 있는 근원을 충분히 갖추어야 한다는 것을 의미한다. 만약 그가 원하는, 그가 하여야 하는 삶에서 그의 개인적 욕구(personal fulfilments)를 만족할 수 없다면, 그는 그의 삶에서 그의 개인적 욕구를 만족할 수 없다는 것을 알아야 한다. 그가 삶에서 불만족과 불행의 근원을 대하는 태도를 우리는 밝혀야 한다. 그 태도는 그가 환자에게 귀를 기울일 수 있는 정서적 안정과 귀를 기울일 수 있는 능력을 방해하지 않을 정도로 발달되어 있어야 한다. 이것은 우리가 정신과 의사가 되기 위해 개인 정신분석(personal psychoanalysis)을 받아야 하는 둘째 이유이다. 우리가 정신과 의사가 되기 위해 개인 정신분석을 받아야 하는 다른 이유들을 나는 나중에 토론하겠다.

환자는 치료자가 욕구 만족과 안전을 확보하는 근원이 아니어야 한다는 것은, 물론, 환자와 치료자가 실제로, 공공연히, 거래하는 것을 의미하지 않는다. 왜냐하면 정신과 의사와 환자의 직업적 관계는 모든 비직업적 상호 친근을 배제하기 때문이다. (The statement that the patient should not be a source of satisfaction and security to the therapist is, of course, not in reference to their actual, overt dealings with each other, since it is considered common knowledge that the professional relationship between psychiatrists and patients precludes any sort of nonprofessional mutual intimacy.) 내가 말하고 있는 것은 욕구 만족을 하지 못한 정신과 의사가 환자에게서 수집한 자료를 욕구 만족의 대체 근원(substitutive source of satisfaction)으로 환상할 수 있는 위험이다.

예를 들면, 불행한 애정 관계를 방금 경험한 치료자에게 그 경험과 비슷한 문제를 환자는 말할 수 있다. 정신과 의사는 그 자신을 환자의 경험에 연결하지 않기 위해, 자기참조(self-referral)에 빠지지 않기 위해, 그 자신의 문제에서 충분히 벗어나 있어야 한다. 또 예를 들면, 폐경을 하였고 한 자녀를 양육하는 것을 후회하는 한 여자 정신과 의사가 한 여자 환자에게서 셋째 번 임신, 넷째 번 임신에 관해 듣는다. 또는 여자 정신과 의사는 환자가 임신하였다고 보고하는 것에 정신을 집중하고 싶은 것을 부정하고 싶어 하지 않아야 한다. (There should be no preoccupation with the denial of her own wishes intruding into her concentration upon the patient's report of her pregnancy.) 또 다른 예를 들면, 한 환자는 행복한 구애의 진전을 여자 정신과 의사에게 말한다. 그 여자 정신과 의사는 그녀 자신의 삶에서 매력이 부족하다고 생각하였기 때문에, 우리가 문학작품에 또는 영화에 나오는 애정을 우리 자신의 환상의 출발점으로 사용하듯이, 환자가 그 자신을 고찰한 것을 그녀 자신의 환상의 출발점으로 사용할 수 있다. 의사가 그 자신을 환자의 역할에 또는 환자의 파트너의 역할에 투사하는 것은 의사가 환자에게 귀를 기울일 수 없게 한다.

환자가 명성(prestige)을 얻은 것 또는 잃은 것을 말할 때에 정신과 의사는 위와 같은 종류의 경험을 할 수 있다. 정신과 의사는 욕구나 야망이, 능력 발휘나 실패가, 등등이 이야기될 때에 환자가 말한 것을 환자에 관한 도움이 되는 자료를 수집하는 근원으로 사용하기보다 그 자신이 바라는 욕구 만족의 출발점으로 사용할 수 있는 위험을 회피하여야 한다. 이 궁극적 목적은 Hippocrates 선서(Hippocratic oath)에 이미 서술되어 있지만, 정신과 의사는 이 이상(ideal)을 거의 충족시킬 수 없다. 만약 그가 이 이상을 거의 충족시킬 수 없다면, 그는 바라지 않는 치료 결과가 될 수 있지 않게 하기 위해 이 이상을 거의 충족시킬 수 없다는 것을 알아햐 한다. 바라지 않는 치료 결과가 될 수 있는 이것은 욕구 만족과 안전의 영역에서 일어나는 환상과 일치한다.

"욕구 만족"("satisfaction")과 "안전"("security")은 우리가 능력을 발휘하려는 두 목표라고 말할 때에 나는 H. S, Sullivan의 정의를 따른다(147). 욕구 만족은 신체 기관, 내분비 과정, 성욕을 만족하고 싶은 욕구, 잠을 자고 싶은 욕구, 굶주리지 않고 싶은 욕구, 물리적으로 고립되고 싶지 않은 욕구와 관계가 있는 영역에서 능력을 발휘한 결과라고 Sullivan은 말하였다. 안전은 한 사람의 문화적 장치(cultural equipment)와 관계가 있는 것을 할 수 있는 것이다. "문화적"("cultural")이라는 말은 우리가 만든 것 모두를 지칭한다. 그러므로 안전(security)은 한 사람이 명성을 얻고 싶은 욕구를 만족할 수 있는 능력(fulfilment of a person's wishes for prestige)을 의미한다. 즉 안전은 한 사람이 자기를 존중하는 것(self-respect)과 한 사람이 사회의 수용과 존중을 받는 것을 의미한다. 안전은 한 사람이 그 자신의 힘을, 기술을 성공적으로 사용할 수 있는 것을 그리고 그의 관심 영역 안에서 대인적 목표에 도달할 수 있는 능력(abilities for interpersonal goals within the range of his interests)을 의미한다.

2. 욕구 만족과 안전을 보장하는 비직업적 근원을 확보하고 싶은 정신과 의사의 욕구

욕구 만족과 안전을 확보하고 싶은 정신과 의사의 욕구는 환자의 말을 청취할 수 있는 정신과 의사의 능력과 어떤 관계가 있는가?

굶주리지 않고 싶은 욕구(satisfaction of hunger)는 필요한 욕구를 만족할 수 있는 능력(necessary fulfilment)이라고 이미 말하였다. 우리 문화에서 굶주리지 않고 싶은 욕구를 만족하는 것은 식품(food)을 살 수 있는 돈이 있는 것 또는 돈을 버는 것을 의미한다. 정신과 의사는 이 돈을 그의 환자와 직업적 거래를 함으로써 번다. 그런 의미에서 보면, 정신과 의사가 정신치료를 하는 것은 정신과 의사가 욕구 만족을 하는 합법적 근원이다. 그러나 그는 한 환자를 정신치료하는 것을 그의 욕구 만족의 유일한 근원으로 만들지 않아야 한다. 이것이 발생하지 않게 하기 위해 젊은 정신과 의사는 개업을 시작할 때에 두 환자를 정신치료하기 시작하라고, 또는 한 환자를 집중정신치료하고 그와 동시에 다른 유형의 정신의학적 활동을, 이를 테면 시간제 일을, 가르치는 것을, 자문을, 등등을 하라고 나는 권고한다. 그러나 이 권고는 경험 없는 정신과 의사에게 중요하지 않은 것일 수 있다. 한 환자를 정신치료하는 것이 유일한 수입원(source of income)인 정신치료는 쉽게 실패할 수 있다.

성적 만족(sexual gratification)은 인간이 삶에서 욕구 만족하고 싶은 목표로 인용되어 왔다. 치료자는 그 자신의 쾌락 추구(pursuit of lust)를 위해 환자를 실제에서 또는 환상에서 철저히 이용하지 않아야 한다. 그렇게 치료자가 하면, 환자에 관한 또는 환자가 말한 파트너에 관한 치료자의 성적 환상(sexual fantasies)은, 또는 성적 경험을 한 환자를 또는 환자의 파트너를 치료자가 동일시하는 것(identifications)은 치료자의 청취 능력을 방해하지 않는다.

치료자는 직업적 의무(치료)를 하는 동안에 잠자고 싶은 욕구(need for sleep)를 추구하지 않아야 한다. 그러나 특히 만약 치료자가 환자 뒤에 앉는다면, 또는 만약 치료자와 환자가 서로 보지 않는다면, 치료자가 환자에게 귀를 기울이고 있다고 사람들이 당연히 생각하는 동안에, 잠을 자는 치료자가 있다고 나는 말할 때에, 나는 비밀을 말하지 않고 있다. 그런 용서할 수 없는 오류를 정신과 의사가, 이를 테면, "환자가 적합하지 않은 자료를 말하면, 나는 잠을 자고, 환자가 적합한 자료를 말하는 순간에 나는 잠에서 깨어난다"라고 합리화하는 것(rationalizations)도 있다. 그런 천박한 합리화에 대해 나는 나의 견해를 말하고 싶다. 환자가 부적합한 자료를 말하는 것에 치료자가 할 수 있는 방법은, 부적합한 자료를 내놓는 것을 중단하고 적합한 자료를 내놓으라고 치료자가 환자에게 말할 수 있기 위해 졸지 않고 환자에게 귀를 기울이는 것이다. 이 말은 정통 정신분석(classical psychoanalysis)에서 사용하는 "자유연상"의 기법(technique of "free association")을 대하는 태도의 변화를 의미한다. 나는 이 주제를 뒤에서 자세히 설명하겠다. 만약 정신과 의사가 정신치료적 면담시간에 잠자면, 그 잠은 환자에게 귀를 기울일 수 있는 정신과 의사의 능력과 면담을 적절하게 할 수 있는 능력을 방해한다. 그 잠은 의사가 환자에게 그리고 의사와 환자의 소통에 관심이 적다는 것을 증거하기 때문에, 그 잠에 치료자가 환자의 자기 존중(self-respect)을 낮추는 의미도 있다. 이 의미는 정신치료 과정에 대단히 해로울 수 있다. 왜냐하면 정신과 환자의 자존감은 처음부터 매우 낮기 때문이다. 그의 자존감의 부족(lack of self-respect)과 불안전(insecurity)은 일반적으로 그가 정신치료를 받아야 하는 여러 이유 중 하나이다. 내가 여러 번 앞으로 자주 말할 집중정신치료의 중요한 원칙들 중 하나는 정신과 의사가 환자의 자존감을 증가시키려고 노력하고 모든 수단으로 환자의 자존감을 상처내지 않는 것이다.

카우취에 누워 있는 환자의 뒤에 앉아 있는 정신과 의사의 정통 정신분석적 자세는 정신과 의사의 잠을 자고 싶은 욕구를 격려할 수 있다. 정통 정신분석적 치료의 기법이 발달될 때에 정신과 의사의 이 자세는 환자의 긴장을 완전히 완화하는 상태를 일으키기 위해 필요하다고 생각되었다. 이 상태는 환자가 연상을 자유롭게 하게 하고, 환자가 미묘한 고통스런 자료를 말하는 동안에 당혹감을 적게 느끼게 한다. 더구나, 정통 정신분석의 창시자, Sigmud Freud는 매일 8시간 동안 쳐다보는 환자를 감당할 수 없다고 느끼었고, 그의 많은 동료는 그와 같은 어려움을 만난다고 가정하였다(38).

그때부터 정신분석적 통찰과 기법(psychoanalytic insight and technique)이 뚜렷이 발달하였다(93). 많은 정신분석적 치료를 하는 정신과 의사는 환자의 정신병리(psychopathology)를 알기 위해 그리고 정신치료적 개입을 적극적으로 하기 전에 자유연상을 오랫동안 들을 필요가 없다고 지금 느낀다(5, 6). 이것은 정신 과정의 역동에 관한 지식이 지난 50년 동안 증가하였기 때문이다. 그리고, 많은 화제(topics)는, 예전에 많이 머뭇거렸던, 부끄러워하였던 많은 의사소통은 지난 50년 동안에 이 문화에 사는 대부분의 사람들이 당혹을 느끼는 의미(connotation)를 점진적으로 상실하였다. 예전에 토론을 금지한 성적 주제(sexual subject matter)를 정상적으로 토론하게 한 것의 큰 부분은 Freud의 가르침이다. 그러므로 Freud가 그 자신의 시대에 같이 산 사람들의 감각에 맞게 만든 암시(suggestions)는 지금은 그의 가르침의 바로 그 결과에 의해 시대에 뒤떨어진 것이다.

정신과 의사가 환자에게 매일 8시간 동안 응시당하는 것의 고통을 말하겠다. 정신과 의사가 고통을 받는 이유는 둘이라고 나는 믿는다. 그 두 이유는 오늘날 무시될 수 없다. 한 이유는 치료자가 환자의 어려운 의사소통을 경청하는 동안에 일어나는 환자의 당혹감(embarrassment)을 쉽게 느낄 수 있다는 것이었다. 둘째 이유는 치료자가 환자의 의사소통에 반응을 보이지 않아야 한다는 또는 환자의 의사소통에 참가를 하지 않아야 한다는 최초의 정신분석적 개념이었다. 정신과 의사의 표정에 감정이 없을수록 정신과 의사는 그 자신의 마음에 있는 것을 환자에게 녹음기처럼 말하는 이상(ideal)에 접근할 수 있었다. 정신과 의사의 이 감정이 없는 태도도 환자가 자세히 말하는 환자의 정서적 경험에 정신과 의사가 감정적으로 말려들지 않게 하였다. 정신과 의사가 이 상태에서 안면 표정, 자세, 몸짓을 끊임없이 통제하는 것은 정신과 의사가 환자의 면밀한 시각적 검열에 하루 종일 노출되는 것을 대단히 어렵게 하였다(63, 64).

치료자는 환자의 말에 반응할 수 없다고, 치료자는 환자의 말을 반사하는 거울일 수 없다고 오늘날, 많은 정신과 의사는 생각하지 않는다. 치료자는 정신치료 과정에 참가한 관찰자(participant observer)라고 우리는 생각한다. 그러므로 정신과 의사의 반사적 안면 표정을 정신과 의사가 환자의 말과 행동을 무심코 안내하는 수단으로 환자가 사용할 수 없는 한, 정신과 의사는 정신치료 장면에서 저절로 발생한 것에 대한 그 자신의 반사적 반응을 막을 필요가 없다고, 그 반사적 반응을 막는 것이 바람직하지 않다고 우리는 생각한다. 그러므로 정신과 의사는 환자의 의사소통에 순수한 반응을 하여야 하고, 그 자신의 개인적 부차적 경험(private collateral experience)에 의해 색칠이 되지 않아야 한다.

나는 이 두 개념을 마음에 품고, 환자와 치료자가 서로 볼 수 있게 좌석을 배치하는 것이 바람직하다고 생각한다. 시각적 접촉을 보조 수단으로 사용하지 못하게 하는 것은 불필요한 억제(unnecessary deterrent)이고, 비현실적 상황을 만든다. 이것은 외적 세계를 보는 관점의 부족을 다른 사람의 시각적 청각적 현실에 의해 줄이는 정신병적 환자에게 특별히 그렇다. (This holds true especially for psychotic patients, whose lack of orientation in the outer world has to be counteracted by visible and audible reality of another person.) 나는 정신치료 과정을 토론하는 동안에 이 주제를 더 설명할 것이다(65).

욕구 만족의 넷째 목표는 물리적 고립을 회피하고 싶은 욕구(avoidance of physical loneliness)이다. 환자는 치료자의 물리적 고립을 회피하고 싶은 욕구를 위해 사용되지 않아야 한다는 것을 모든 사람은 안다. 정신과 의사는, 만약 친밀한 관계가 없다면, 사람이 다른 사람을 만지거나 사람이 다른 사람에게 만져지는 것을 금기로 보는 우리 문명사회에서 강박적으로 사는 사람이라는 주장을 이것(물리적 고립을 회피하고 싶은 욕구)은 의미하지 않는다. (This does not mean advocating that the psychiatrist be an obsessional denizen of our culture, wherein touching another person or being touched by him is considered taboo unless there is an intimate relationship.) 이것의 반대 생각이 옳다. 정신과 의사는 환자와 때때로 악수하라고 지시를 받을 수 있고, 환자와 때때로 악수하는 것이 현명할 수 있다. 또는 정신과 의사는 문제가 심한 환자를 치료할 때에 환자를 안심시키기 위해 만질 수 있고, 또는 애정과 친밀을 찾는 몸짓을 거절하지 않을 수 있다. 그러나 우리는 신체적 접촉을 언제나 아끼어야 한다.

고독한 정신과 의사는 신체적 접촉을 하고 싶은 그 자신의 욕구가 환자의 욕구에 관한 올바른 결론에 도달하지 않게 방해하는지를 살펴야 한다. 고독한 정신과 의사는 그 자신의 해결되지 않은 욕구의 방해 때문에 환자가 하는 말을 경청하지 못하게 하지 않도록 조심하여야 한다.

욕구 만족을 하고 싶은 정신과 의사의 개인적 욕구가 환자에게 귀를 기울일 수 있는 능력을 방해하는 만큼, 안전을 위한 정신과 의사의 작업은 환자에게 귀를 기울일 수 있는 능력을 방해한다. 명성을 세우기 위해 그리고 그의 힘과 그의 기술을 성공적으로 사용할 수 있다는 것을 증명하기 위해 개인 환자가 필요한 정신과 의사는 환자의 욕구와 어려움에 의해 인상을 받는 대신 환자에게 인상을 주려는 위험에 빠지게 된다. 특히 젊은 정신과 의사가 그렇게 될 수 있다. 젊은 정신과 의사는 그 자신의 경청할 수 있는 능력을 방해하는 그의 불안전을 두 방법으로 감소하려고 노력할 수 있다. 첫째로, 그는 직업적 허풍(professional pompousness)으로써 그의 불안전을 숨기라는 요청을 받는다고 느낄 수 있다. 직업적 허풍으로써 불안전을 숨기는 것은 굉장히 바람직하지 않다. 사실상, 직업적 허풍으로써 불안전을 숨기는 것은 정신치료 과정을 실패하게 한다. 앞에서 말한 바와 같이 모든 마음의 병을 앓는 환자는 다른 사람과 문제를 쉽게 다룰 수 있다는 자신감이 손상되어 있기(impairment in self-assurance) 때문에 고통받는다. 그는 불안정(insecure)하고 불안(anxious)하다. 이것 때문에 그는 다른 사람이 그 자신의 불안정을 숨기려고 하는 것에 굉장히 민감하게 된다. 만약 타인이 정신과 의사라면, 정신과 의사가 그 자신을 숨기는 것은 환자의 불안에 붙을 것이다. 환자는 정신과 의사를 신뢰할 수 없게 되고 정신과 의사의 경청할 수 있는 능력을 믿지 않게 된다. 그러므로 정신치료적 공동 작업(psychotherapeutic collaboration)은 무너질 것이다.*

환자들에게 인상을 주고 싶은 젊은 정신과 의사는, 환자들이 도움받기 위해 정신과 의사에게 왔기 때문에, 정신과 의사가 환자들에게 인상을 주는 것이 굉장히 불필요하다는 것을 명심하여야 한다. 환자들은 정신과 의사가 훈련받은 토대 위에서 정신치료적 도움을 줄 수 있는 능력이 있기를 기대한다. 환자들은 다른 성공적으로 치료된 환자의 추천을 또는 나이 많은 정신과 의사의 추천을 받았기 때문에 정신치료적 도움을 줄 수 있는 능력이 있기를 기대한다. 환자들은 건강하게 될 수 있는 자질이 있다. 환자들은 고독하다. 환자들의 도움을 받고 싶은 욕구, 건강하고 싶은 욕구, 고독은 환자들이 도움을 받으려는 사람의 나이와 경험보다 많이 중요하다.

그러므로 정신과 의사가 그 자신의 불안정을 개선하려고 노력하는 둘째 방법은, 즉 환자의 의존심과 칭송(admiration)받고 싶은 마음을 배양함으로써 정신과 의사가 그 자신의 불안정을 줄이려는 둘째 방법은 불필요하다. 이 방법은 정신과 의사가 허풍을 나타내기보다 정신과 의사의 경청할 수 있는 능력을 많이 방해할 수 있다. 정신과 의사가 환자의 의존심과 칭송받고 싶은 마음을 배양하는 것은 환자가 성장, 독립, 그들 자신의 판단력을 사용할 수 있는 능력을 배양하게 하기보다 환자를 의존 상태에 있게 한다. 다른 말로 말하면, 정신과 의사는 환자

* 덧붙이면, 중앙 유럽에서 훈련을 받고 지금 미국에서 정신치료를 하는 정신과 의사는 Angrlo-Saxon 환자들이 유럽 환자들보다 허풍떠는 것을 더 분개한다는 것을 명심하여야 한다.

의 부모나 환자의 아동기에 환자에게 중요한 성인들이 환자에게 부과한 그래서 환자에게 손상을 준, 질 낮은 애정을 받아들이라는, 부모나 환자의 아동기에 환자에게 중요한 성인들의 권위를 인정하라는 그 요구를 환자에게 되풀이한다. Freud의 용어로 말하면, 정신과 의사는 환자의 긍정적 전이를 인위적으로 배양한다. 정신과 의사는 그렇게 하기 때문에 오랜 시간이 지나면 결국 반대의 결과가 얻어진다는 것을 당연히 확신할 수 있게 될 것이다. 환자들은 성장과 독립을 하려는 성향과 욕구를 정신과 의사가 방해하는 것에 분노하게 될 것이다. 왜냐하면 성장과 독립을 하려는 성향과 욕구는 환자들이 의사에게 온 이유의 일부이기 때문이다. 환자들은 그들을 실패하게 하는 사람들을 증오할 것이다. 다른 말로 말하면, 환자의 긍정적 전이를 인위적으로 배양하려는 정신과 의사의 시도는 정신과 의사를 대하는 환자의 부정적 태도를 반드시 일어나게 할 것이다.

불안정한 정신과 의사(insecure psychiatrist)가 환자를 그의 기술과 힘을 시험하는 도구로 사용하고 싶은 욕구의 불행한 결과를 나는 여기에서 설명한다. 그의 기술과 힘을 시험하는 도구로 환자를 사용하고 싶은 정신과 의사는 그의 환자들이 그의 명성을 위해 잘 나아야 한다는 생각에 너무 집념하기 때문에 병에서 벗어나려는 환자의 진정한 욕구를, 병에서 벗어나려는 환자의 노력을 듣지 않는, 무시하는 방식으로 치료할 것이다. 또는 의사가 지적하고 싶은 모든 것을 환자가 그때 의사의 지적을 받을 수 있는 준비가 되어 있느냐 준비가 되어 있지 않느냐에 상관 없이 이해하여야 한다고 불안정한 정신과 의사는 느낄 것이다. 불안정한 정신과 의사는 환자가 이해하지 못한 것에 과민하게 같은 방식으로 답할 것이다. 그 답은 반대로 정신치료 과정의 합당한 쟁점을 애매하게 만들 것이다. 더구나 환자는 그 자신이 치료의 대상이기보다 정신과 의사의 명성을 확인시키는 수단으로써 사용되고 있다고 느끼기 쉽다. 이 태도는 치료를 실패하게 할 수 있다. 이 태도와 관련되어 생각나는 것이 있다. 나는 힘이 강한, 영향력이 있는 아버지의 신경증을 앓는 아들이 생각난다. 그 아들은 삶을 아버지의 권위와 명성을 위해 받쳤다. 그가 관계한 모든 사람이 그의 영향력 있는 아버지에게 인상을 주기 위해 또는 그의 아버지가 하는 것처럼 권위를 찾기 위해 기능하기를 그는 기대하였다. 물론 환자는 그의 정신과 의사가 그렇게 행동하기를 기대하였다. 그는 첫 면담시간에 "제가 좋아지면, 그것은 선생님의 공적입니다." ("If I get well, it will be quite a feather in your cap.")라고 말하였다. 정신과 의사는 다행히 그의 명성에 집념하지 않았다. 그래서 그는 환자에게 귀를 기울이었고 환자가 비꼬아서 정중하게 하는 말의 의미를 알았다. 그의 명성은 그가 만족할 만큼 형성되었다고, 그의 명성은 모든 환자를 실패하는 것 또는 성공하는 것과 관련이 없다고 그는 환자에게 대답하였다. 환자가 그에게 말하기 시작하자 그는 환자의 아버지에게 인상을 주는 것에 관심이 없고, 만약 그가 환자에게 정신치료적 작업을 하면, 그가 환자에게 정신치료적 작업을 하는 때에, 그는 오직 환자를 위해 그 자신이 사용되려 한다고 그는 덧붙였다. 여러 해 지난 뒤, 환자가 회복하는 목표에 마침내 도달하였을 때에, 그는 성공적 정신치료가 시작한 것은 그가 이 대화를 한 때라고 추정하였다.

다시, 불안정한 정신과 의사들은 그들의 환자들이 할 일을 할 수 있게 되기 전에, 그들의 환자들에게 그들의 환자들이 할 일을 하라고 주장할 수 있다. 환자들은 너무 일찌기 노력하면 용기를 잃게 되지만, 의사를 즐겁게 하기 위해, 의사가 치료하려는 용기를 갖게 하기 위해, 환자들은 할 일을 할 수 있게 되기 전에 할 일을 하려고 한다. 분명히 말하건데, 환자는 의사를 안심시키어야 하는 자리에 놓이지 않아야 한다. 다행히도, 이 위험을 볼 수 있는, 표현할 수 있는 환자들이 있다. 환자들을 희생시켜 안전을 얻는 것에 지나치게 집념하지 않는 정신과 의사는 환자들의 경고를 들을 수 있다. 이것이, 예를 들면, 긴장성 환자(catatonic patient)에게 일어났다. 정신과 의사는 그 긴장성 환자에게 사회적 접촉을 너무 일찌기 다시 하게 하려고 시도하였다. 그 긴장성 환자는 사회적 접촉을 하는 것이 아직도 역겹지만 병에서 벗어나는 도중에 있다고 말하였다. 그 긴장성 환자는 "가까운 미래에, 저 자신의 이익을 위해 제가 감춘 어떤 동기를 아무도 저에게 시키지 않는다고 제가 확신하는 때에 저는 자력으로 사회적 접촉을 할 것입니다" 라고 말하였다. 그 말은 병원의 인습적 치료 기준에 맞지 않지만 그리고 그의 명성을 손상시키지만, 정신과 의사는 마침내 그 말을 들었다. 만약 그가 그녀(환자)를 그녀의 경고에도 불구하고 사회적 접촉을 하게 계속 하였으면, 그는 그녀의 회복을 위태롭게 하였고, 그렇지 않았다면, 그녀의 회복을 늦췄을 것이다.

정신과 의사가 정신과 의사 자신의 이익을 위해 환자를 특정 방향으로 밀어넣지 않아야 한다는 말은 정신과 의사가 환자를 밀어넣지 않아야 한다는 일반적 경고라고, 때로는 환자들의 희망과 신념에 반한다고 정신과 의사는 오해하지 않아야 한다. (This admonition against the psychiatrist's pushing a patient in a certain direction for his own benefit should not be mistaken for a general cautioning against the therapeutic validity of any pushing of patients, sometimes against their own wish and conviction.) 어떤 유형의 환자들의 사례는 뒤에서 토론되겠지만 우리는 그 어떤 유형의 환자들의 사례를 적극적으로 치료하여야 한다.

환자를 희생시키고 자신의 생각을 주장하고 싶은 불안정한 정신과 의사는 불행한 결과를 낳는다. 즉 환자는 "미장공의 손에 있는 진흙"이고 정신과 의사는 정신과 의사의 이미지에 의해 환자를 마음대로 빚을 수 있다는 정신과 의사의 환상은 불행한 결과를 낳는다. 환자를 마음대로 만들고 싶은 정신과 의사의 욕구는 정신과 의사가 의사와 환자의 사이에 비슷한 것이 없다는 환상을 하게 할 수 있다. 이 환상들은 정신과 의사가 환자의 인격의 진정한 그림을 얻지 못하게 할 것이다. 이 환상들은 정신과 의사가 환자의 삶에 있는 특수한 정서적 어려움을 그림 그릴 수 없게 할 것이다. 치료자가 치료자의 문제를 치료자의 삶에서 해결한 방식대로 환자들이 환자들의 문제를 받아들이거나 해결하기를 치료자는 기대할 것이다. 환자들은 환자들 자신의 답을 찾고 싶은 도움을 받지 못할 것이다. 다른 사례에서는, 정신과 의사는 환자들이 독립적으로 환자들 자신의 가치관을 찾고 그리고 그 가치관을 따르는 것을 학습하기를 기대하지 않고, 환자들이 정신과 의사 자신의 가치관을 수용하기를 기대하였다.

우리는 이 설명적 상황에서 분명한 사례를 추론할 수 있다. 정신과 의사는 정신치료적 실수를 저지르지 않기 위해 합리적으로 안정된 자기 존중감이 있어야 한다. 이것은 정신과 의사가 다른 사람을 집중정신치료하기 전에 개인 정신분석(personal psychoanlysis)을 받아야 하는 다른 이유를 제시한다.

아래의 경험은 치료자가 자기 존중감이 있는 사람(a self-respecting person)인 것을 환자가 발견하면 환자에게 이로운 의미가 일어나는 것을 설명한다. 다른 도시로 이사를 가기 때문에 치료를 중단한 환자가 어느 정도 시간이 지난 다음에 정신과 의사에게 돌아와 면담을 요청하였다. 환자는 정신과 의사에게 말하였다. 환자는 그녀 자신의 치료 결과에 굉장히 실망하였고, 정신과 의사가 치료한, 그녀가 본 다른 환자의 결과에 굉장히 실망하였다고 말하였다. 그녀는 그 정신과 의사의 치료 능력을 의심한다고 말하였다. 그녀는 그녀가 그 정신과 의사를 과대평가한 것을 그녀 자신에게 경고하기 위해 그 정신과 의사가 전에 실패한 것을 마음 아프게 생각한다고 말하였다. 치료자는 환자의 불평을 환자와 토론하였고, 환자의 남은 증상을 마음 아프게 생각한다고 말하였다. 정신과 의사는 그 자신이 합리적으로 좋은 의사라고 생각한다고 조용히, 그 이후에 감정을 보이지 않고 말하였다. 환자는 정신과 의사가 안도의 한숨을 내쉬는 소리를 들었고, "그것은 제가 알고 싶어하였던 모든 것입니다"라고 응답하였다. 그녀(환자)가 말하려고 한 것은 그녀가 그녀의 전치료자가 그 자신을 존중하는 안정성(stability of her former therapist's self-respect)에 의존할 수 있는 것보다 더 중요한 것은 없다는 것이었다.

가장 중요한 이유가 더 있다. 우리가 타인을 존중할 수 있는 능력은 우리가 우리 자신을 존중할 수 있는 능력에 달려 있다면, 그 자신을 존중할 수 있는 정신과 의사만이 인간의 평등성(mutual human equality) 위에서 그의 환자들을 존중할 수 있고 만날 수 있다. 그 자신을 존중하는 정신과 의사(self-respecting psychiatrist)는 그가 특수한 훈련을 받은 것과 경험한 것만이 그의 환자에 비해 우월하고, 그 이외에 다른 것들이 그의 환자에 비해 반드시 우월하지 않다는 것을 명심할 것이다. 정신과 의사의 환자들은 정신과 의사보다 우수한 장점들이 있을 수도 있고 있지 않을 수도 있다. 서론(Introduction)에서 말한 것을 다시 말하겠다. 사람이 삶에서 정서적 문제를 처리하는 때에 정신의학적 도움을 전혀 받고 싶지 않은 사실은 모든 기본적 열등감을 구성한다. 이것을 깨달은 정신과 의사만이 정신치료적 성공이 될 수 있는 방식으로 그의 환자에게 귀를 기울일 수 있다.

정신과 의사가 그의 환자들을 존중하는 것은 정신과 의사가 공동작업적 생활지도를 한다는 정신(spirit of collaborative guidance)에서 환자의 말을 듣고 환자를 치료하는 것이 아니고, 정신과 의사 자신이 "비합리적 권위"(personal "irrational authority")를 가장하는 오류(mistake)를 저지르지 않게 한다(56). 이 비합리적인 그리고 악법이라도 지키라고 강요하는 이 비합리적 권위적인 행동(this irrational authoritarian behavior)은 성장과 성숙을 하려는 환자의 성향을 방해하기 때문에 환자에게 해롭다. 그리고 악법이라도 지키라고 강요하는 권위적인 행동은 일반적으로, 문화적 행동 양식의 권위적 면들의 외상적 반복을 구성하기 때문에 중요하다. 악법이라도 지키라고 강요하는 권위적 행동은 특히 마음의 병을 앓는 대부분의 환자들에게 과거에 나쁜 영향을 준 부모의 역할 양식을 구성하기 때문에 중요하다(146).

이 비합리적 권위적 행동은 정신과 의사가 그의 "합리적 권위"("rational authority")를 세우는 전문가로서 명확한 자세를 취하겠다고 결심한 행동이 아니다. 그러나 정신과 의사의 이 비합리적 권위적 행동은, 정신과 의사가, 정신과 의사를 완전한 사람으로 보고 정신과 의사를 칭송하는, 불행한, 두려움 많은, 지나치게 의존적인 환자의 성향을 이용하게 한다. 많은 정신과 의사들은 그들의 부모, 또는 교사, 또는 웃사람에 의해, 또는 익명의 사회의 다수에 의해 강요받는, 귀찮은 권위적 지배(annoying authoritarian domination)를 끝내는 수단으로 환자의 이 경향을 이용하고 싶은 유혹을 제시받을 수 있다.

만약 정신과 의사가 그 자신을 존중하고 있고, 그의 환자들을 존중하면, 환자에게 귀를 기울일 수 있는 그의 능력은 전지(omniscience)하다는 또는 완전(perfectionism)하다는 환상에 의해 손상되지 않을 것이다. 그는 정신치료적 경이를 보이기를 기대받는 마법사(magician)이기를 요청받지 않는다는 것을 깨달을 것이다. 그는 오류, 한계, 결점이 일어날 때에 그 오류, 한계, 결점을 인정할 수 있게 될 것이다.

불안정한, 자신의 태도가 옳다고 자만하는 정신과 의사들(insecure and self-righteous psychiatrist)은 불안을 느끼기 않고 또는 분개하지 않고 환자의 의사소통을 이해하지 못한 것을 견딜 수 없다. 불안을 느끼지 않고, 분개하지 않고 자신의 태도가 옳다고 자만하는 정신과 의사들은 마음의 병을 앓는 환자가 의미 있는 말을 할 수 있다는 것을 이해할 수 없다. 불안정한, 자신의 태도가 옳다고 자만하는 정신과 의사들은 정신이 나갔다고 생각하는 마음의 병을 앓는 환자가 의미 있는 말을 할 수 있다는 것을 이해할 수 없다.

이 말은 외래 신경증 환자만 치료하는 정신과 의사들에게 쓸 데 없는 군말처럼 들릴 것이다. 그러나 문제가 심한 정신병 환자들(disturbed psychotics)을 치료하는 정신과 의사는 이 환자들이 하는 의사소통의 내용을 이해할 수 없는 무능을 가끔 직면하게 될 것이다. 정신과 의사들은 정통적 정신의학의 가르침을 교정하기 위해 Freud에게서 배웠지만, 이 환자들이 하는 의사소통의 내용을 이해할 수 없는 무능을 가끔 직면하게 될 것이다. 정신병 환자가 하는 대부분의 말은 환자에게도 정신과 의사에게도 의미를 만들지 않는다고 정통적 정신의학은 가르친다. 그러나 환자의 모든 말을 이해할 필요는 없다. 문제가 심한 환자는 치료자가 환자의 의사소통을 이해 못한 것을 인정하고 이해한 것처럼 행동하지 않으면, 치료자가 환자의 의사소통을 이해하지 못하였는지 이해하였는지에 일반적으로 관심을 기울이지 않는다. 치료자는 이해할 수 없는 정신병적 산물을 포함한 환자가 의사소통한 모든 내용을 건강한 사람의 꿈과 신경증 환자의 꿈을 접근하는 방식으로 접근하여야 한다. 환자가 꾼 꿈의 많은 것을 치료자가 이해하기를 그리고 환자가 꾼 꿈의 나머지를 치료자가 잘 이해 못하기를 환자는 기대한다. 그러나 모든 꿈은 꿈꾼 자에게 의미 있다는 것을 치료자는 이해하여야 한다.

우리 정신과 의사들은 의미가 가득 들어 있는 우리 환자의 의사소통을 발견하는 것에 지나치게 열정적이었던 때가 있었다. 이것은 정신분석적 정신치료를 환자의 의사소통의 내용에 관심을 집중하게 하였고, 환자의 의사소통의 내용을 이해하는 것이 정신치료적으로 소용이 없다고 생각하게 하였다. 이렇게 한 것은 틀린 길을 가르킨 것이다. 정신병 환자가 내놓는 것에, 신경증 환자가 무심코 하는 말에, Freud가 *Psychopathology of Everyday Life*(49)에서 서술한 신경증 환자의 착오행위에, 신경증 환자의 기타 현상에 정신과 의사가 관심을 집중하는 것이 그렇다. 정신과 의사가 그런 것에 관심을 기울이는 때는 지나갔다. 우리는 신경증 환자의 산물과 정신병 환자의 산물을 정신치료적으로 효과 있게 처리하기 위해, 물론 실제적 내용을 이해하는 것에 우리의 관심을 줄이지 않고, 그 산물의 기원, 그 산물이 나타나는 시기, 그 산물의 역동을 탐색하는 것에 지금 관심을 기울인다.

설명: 30대 중반의, 편집성 조현병을 앓는, 입원한 여자 환자(a hospitalized paranoid schizophrenic in her middle thirties)는 13년 동안에 지나치게 심해졌고 집중정신치료를 여러 달 동안 받고 회복하기 시작하였다. 그때까지 그녀의 중요한 증상들 중 하나는 "선"이 보이는 망상(delusion of the appearance of "The Line")이다. 그때까지 환자는 "선"("The Line")이 무엇인지를 정신과 의사에게 말하지 않았다. 환자는 "선"("The Line")이 무엇인지를 모르는 것 같다. 그러나 그녀는 치료자가 탐색할 때마다 "선"("The Line")이 나타나기 바로 직전에 무엇이 일어났는지를 치료자에게 말하게 되었다. 마침내 그녀와

치료자는 그녀의 삶에서 어떤 유형의 사건이 "선"("The Line")을 나타나게 하는지를 발견하였다. "선"("The Line")은 지금은 나타나지 않는다. "선"("The Line")은 사라졌다. "선"("The Line")이 사라진 것은 환자의 상태에 크게 기여하는 것 같다.*

이 예는 정신과 의사가 두 중요한 사실을 명심하게 한다. 첫째로, 정신과 의사가 연구에 관심을 갖는 것은 정신과 의사가 정신치료적 의무를 수행하는 것에 가장 적합한 자료를 발견하는 것에 열성인 것에 이차적이다. 둘째로, 정신과 의사는 환자의 안에서 진행되는 것을 관찰하여야 한다. 정신과 의사는 환자의 안에서 진행되는 것을 관찰하지 않고 그 대신 환자를 탐구하고 환자를 이해한 것을 환자에게 끈질기게 알리는 것을 하지 않아야 한다. 정신과 의사가 그렇게 하는 것에는 치료적 이점이 가끔 없다. Freud가 말한 바와 같이, "정신분석가의 일은 의사가 얼마나 총명한가를 보이는 것이 아니라 환자를 돕는 것이다." ("The psychoanalyst's job is to help the patient, not to demonstrate how clever the doctor is.") 환자가 하는 의사소통의 기원과 역동과 그 의사소통의 내용의 의미를 자세히 연구하는 것은 정신치료 과정과 함께 토론된다.

정신과 의사가 전지(omniscience)하다는, 완전(perfectionism)하다는 환상을 하는 것은 정신과 의사가 환자에게 귀를 기울일 수 있는 능력을 방해하고, 정신과 의사가 그 자신의 잘못을 자인할 수 있는 능력을 방해한다고 우리가 정신과 의사에게 경고하는 것은 정신치료자가 그 자신의 잘못을 환자에게 언제나 반드시 인정하여야 하는 것을 의

* 환자의 역사와 치료를 자세히 연구하기 위해 Staveren(참고문헌 143)을 참조하라.

미하지 않는다. 환자는 그 자신을 많이 걱정한다. 치료자는 그 자신을 걱정하지 않는다. 치료자는 고백성사를 받는 신부(father-confessor)처럼 그의 환자를 이용하지 않는다. 정신과 의사는 그 자신의 잘못을 걱정함으로써 발생한 성실의 얕은 개념(an ill-advised concept of sincerity prompted by the psychiatrist's worry regarding his own mistakes)에 의해 환자에게 부담을 준다. 중요한 것은 정신과 의사가 통찰한 것을 이용할 수 있기 위해 그 자신의 잘못을 솔직히 자인할 수 있는 것이다.

다른 한편, 정신과 의사가 그 자신의 잘못을 사실대로 피학증적 태도로, 이를 테면 아래의 사례들에서 한 것처럼, 환자에게 말하는 것이 현명하고 치료적으로 유용한 때와 상황이 있다. 긴장형 조현병을 앓는 젊은 남자 환자(catatonic young man)는 알려지지 않은 이유 때문에 그의 여자 정신과 의사에게 매우 화가 났다. 그의 합리화는 분석가(여자 정신과 의사)가 독특한 악센트를 사용하는 외국인이라는 것이었다. 환자는 "저는 수준 높은 영어를 말하는 의사에게 치료받을 수 없습니까?"라고 갑자기 말하였다. 환자는 대단히 공격적이 되었다. 약 6주 뒤에 환자는 치료자(여자 정신과 의사)의 일부를 감지한 증거를 갖고 대단히 기뻐하였다. 환자는 "당신은 Cambridge 출신이 아닙니까?" ("Are'nt you from Cambridge?")라고 질문하였다. 환자는 치료자(여자 정신과 의사)에게 "당신의 말은 Boston사람이 쓰는 영어처럼 들립니다." ("Your speech sounds as good as true Bostonian English.")라고 말함으로써 외국인의 악센트를 쓴다고 말한 것을 용서받고 싶어하였다. 치료자(여자 정신과 의사)는 환자의 그 의미를 몰랐다. 그러므로 여자 정신과 의사는 Boston 출신이 아니라고 말하였고, 그녀의 고국(native land)과 그녀가 살던 유럽의 도시(last European residence)에 관해 말하였다. 환자는 “Cambridge 출신 여자가 틀림없이 있습니다. 당신은 아마도 그녀에게 충분히 소개되지 않은 것 같습니다” (“I am sure there was a girl from Cambridge, perhaps you have net been sufficiently introduced to her.”)라고 말함으로써 그녀(여자 정신과 의사)가 Cambridge 출신이라고 주장하였다. 여자 정신과 의사는 그날 환자를 보낸 뒤에 6주 전에 한 면담과 오늘 한 면담의 관계를 선명하게 느꼈다. 6주 전 면담에서 환자는 여자 정신과 의사가 외국인 악센트를 사용한다고 비난하였고, 오늘 면담에서 환자는 여자 정신과 의사의 영어를 칭찬하였다. 긴장형 조현병을 앓는 남자 환자가 치료자(여자 정신과 의사)에게 충분히 용서를 빌고 칭찬을 하는 그런 위험을 무릅쓴다면, 그 행동에는 큰 선물의 의미가 있다. 만약 여자 정신과 의사가 그 선물을 이해 못하고 그래서 수용하지 않으면, 여자 정신과 의사의 이 행동을 환자는 여자 정신과 의사가 환자를 꾸중하는 것으로 느낄 수 있다. 그러므로 여자 정신과 의사는 환자의 선물을 감지 못한 것을 말하여야 한다고 느꼈다. 다음 면담시간에 여자 정신과 의사는 환자가 지난 번 면담을 끝내고 간 뒤에 여자 정신과 의사가 지난 번 면담시간에 바보처럼 행동하였다는 것을 알았다고 환자에게 말하였다. 환자가 의사의 악센트를 비난하는 것을 끝마쳤다는 말을 의사가 듣지 않고 그 대신 환자가 이미 알고 있는 의사의 배경을 말한 것은 의사의 바보같은 행동이었다고 의사는 환자에게 말하였다. 환자는 미소를 지었고, 정신과 의사의 자기 조롱(self-derision)을 진정으로 동의하는 것 같았다. 면담의 과정은 여자 정신과 의사가 그녀 자신의 실수를 인정한 것이 이로운 결과를 가져온다는 치료자의 예상을 확실히 증명하였다.

또 다른 예는 내가 나의 논문 “정신장애의 철학에 관하여”(70)(“Remarks on the Philosophy of Mental Disorder")에서 보고한 긴장형 조현병을 앓는 소녀(catatonic girl)를 치료한 역사이다. 이 환자(소녀)는 퇴원하겠다고 거의 매일 여자 정신과 의사에게 말함으로써 여러 달 입원하게 될까 봐 불안하다는 마음을 표현하였다. 만약 의사들이 그녀의 퇴원을 원하지 않으면, 의사들의 판단에 의해 그녀의 치료되지 않은 남은 병이 무엇인지를 의사들이 그녀에게 말하여야 한다고 그녀(소녀)는 말하였다. 이 요구는 정당하다는 것을 정신과 의사는 인식하였다. 환자에게 의미 있고 유용한 말을 생각할 수 있게 하루나 이틀의 시간을 달라고 정신과 의사는 환자에게 요구하였다. 그 후, 그 요구는 환자에게 의미 있게 되었다. 환자는 그 요구를 수용하였다. 그러나 그 다음 날, 환자는 퇴원하고 싶다고 다시 말하기 시작하였다. 정신과 의사는 실망하였다. 정신과 의사는 실망을 참을 수 없게 되었다. 정신과 의사는 실망을 참을 수 없다는 것을 알았다. 정신과 의사는 실망을 참을 수 없는 것을 인정하여야 한다고 느꼈다. 그래서 정신과 의사는 환자에게 사과하였다. 환자가 반복 행동으로써 의사를 참을 수 없게 하였기 때문에, 의사를 괴롭혔기 때문에, 의사가 사과할 것이 아니고 환자가 사과하여야 한다고 환자는 말하였고, 그 말로써 정신과 의사가 실패를 인정한 것을 고마워하였다. 환자와 치료자는 의사와 환자가 서로 사과할 것이 있으면 자유롭게 사과할 수 있는 의사-환자 관계가 관계의 좋은 면이라고 동의할 수 있었다.

정신과 의사의 인격 구조와 환자의 인격 구조의 특수한 대립에서 일어날 수 있는 문제를 정신과 의사가 예상할 수 있다면, 그 문제가 정신치료의 진행을 방해할 수 있는 위험을 정신과 의사가 환자에게 말하는 것은 정신과 의사에게 현명한 것일 수 있다. 아래의 경험이 이것을 실증한다. 대인관계에서 조작(manipulations)을 많이 하는 한 총명한, 꾀가 많은, 영리한 정신병질자(a very brilliant, clever, shrewd psychopath)는 한 두 면담을 한 뒤에 정신과 의사가 그 자신을 지능적(intelligent)이라고 생각하지만 환자보다 꾀가 많지 않고 영리하지 않다고 말하였다. 환자는 그 자신의 영리한 꾀가 많은 특성을 사용하겠다고 결심하면, 그 자신에게 그 특성을 부여하기 쉽다고 정신과 의사는 환자에게 설명하였다. 환자는 정신과 의사를 도움을 주는 자로 사용할 것인지 환자의 영리한 것을 조작(manipulations)하는 대상으로 사용할 것인지를 결정하라고 제시받았다. 정신과 의사가 환자의 이익과 정신과 의사 자신의 이익을 위해 환자가 조작하는 것을 경고하였음에도 불구하고, 환자는 치료하는 과정 중에 정신과 의사를 한 번이상 속였다. 환자가 정신과 의사를 조작하는 것을 정신과 의사는 예견하였기 때문에, 환자의 건설적이 아니지만 영리한, 강력한 조작을 해체하는 것이 필요할 때에 처음에 말한 것에 돌아와 말하기 쉬웠다.

정신과 의사의 안정감(sense of security)은 정신과 의사가 마음의 병을 앓는 환자의 적개심을 받을 때에 큰 시련을 겪는다. 사람들은 태어날 때부터 적개적이고 공격적이라는 정통적 정신분석(classical psychoanalysis)의 가르침을, 즉 Freud의 죽음의 본능설(teachings of death instinct)을 나는 동의하지 않는다(43, 105). 그러나 우리의 적개적 세계를 보면, 모든 사람은, 마음의 병을 앓는 모든 환자는 적개심의 반응을 발달시킨 충분한 이유가 있다. 마음의 병을 앓는 환자들은 그들의 치료자의 실수를 포함한, 그들의 환경에서 중요한 성인들의 적개적 행동과 결점을 적개적으로 반응한다. 그들은 이전에 경험한 것들에서 발생한 분노와 원한(anger and resentment)을 그들의 치료자에게 전이한다. 더구나, 그들은 치료자의 행동과 의사소통을 그들이 과거에 한 좋지 않은 경험에 의해 해석한다. 그러므로 마음의 병을 앓는 모든 환자는 치료자와 대인관계를 할 때에, 적개심을 분명히 보일 것이다. 이것 때문에, 만약 정신과 의사가 충분히 안정되어 있고 그래서 정신과 의사가 그의 환자들의 적개적 반응을 적절히 다룰 수 있다면, 정신과 의사의 정신치료는 성공할 것이다.

환자가 치료자에게 적개적 반응을 하는 또 다른, 환자가 피할 수 없는 근원이 있다. 이것은 정신적 장애의 역동의 양극성(bipolarity in the dynamics of mental disorder)에서 온다. 정신적 증상(mental symptoms)은 환자의 불안이 표현된 것이라고 서론(Introduction)에서 설명하였다. 동시에, 정신적 증상은 불안을 방어하는 것이고, 불안을 격퇴하려는 것이다. 정신치료자를 대하는 환자의 태도는 환자의 증상의 이 두 의미의 반영, 즉 불안이 표현된 것이고, 불안을 방어하는 것이다. 환자의 태도가 건강을 회복하려는 내재적 성향에 의해 일어나기 때문에, 환자의 증상과 싸우는 의사는 환자의 우호적 감정의 대상이다. 동시에, 마음의 병을 앓는 환자는 환자의 증상의 방어적 성질 때문에 환자의 증상에 매달릴 것이다. 그러므로 정신과 의사는 환자의 적개심의 표적이다. 왜냐하면 정신과 의사는 환자에게서 이 방어를 박탈하려고 하기 때문이다. 정신과 의사는 마음의 병을 앓는 환자의 증상에 있는 양극성(the dynamic bipolarity of the symptomatology of mental patients)을 통찰하면, 이 적개적 분출(hostile outburst)을 견딘다. 이 적개적 분출은 치료자의 인격에 의해 결정되지 않고, 치료자의 기능에 의해 결정된다. 많은 정신과 의사들은 환자들이 "그들(환자들) 자신의 적개심을 표현하게" 몇 마디 함으로써 환자의 적개적 분출을 건설적으로 듣고 싶은, 순수한 그들(정신과 의사들) 자신의 의지를 환자들에게 보일 수 있다고 믿는 것 같다. 물론, 이 믿음은 이루어지지 않는다. 첫째로, 우리는 우리가 분노를 느끼는 사람의 제의를 따르지 않는 경향이 있다. 더군다나, 우리는 우리의 분노를 표현하라는 타인의 요청을 받아들이지 않는 경향이 있다. 둘째로, 우리는 분노를 느끼는 사람의 제의를 따르지 않는 경향이 있다. 왜냐하면 우리는 우리의 분노를 "적개심"("hostility")에 의해 느끼거나 생각을 하지 않기 때문이다. 환자가 "적개심"("hostility")에 관해 말할 때에 이 추상적 용어를 사용하는 것은 그(환자)가 그의 화(anger)를, 그의 분노(rage)를, 그의 격노(fury)를, 그의 원한(resentment)을, 등등을 최소로 느끼게 할 수 있거나 심각하지 않게 느끼게 할 수 있다. 그러므로, 적개심을 표현하라고 환자에게 요청하는 정신과 의사는 그 자신이 그의 환자의 적개심의 표적이 되지 않게 그가 하는 것을 알든 모르든 한다.

치료자들은 환자가 치료자를 공개적으로 강력히 공격하는 것을 정신치료적으로 타당하게 견디기 위해, 즉 환자의 강력한 공격에 끌려들어가지 않기 위해 대비하는 것을 학습하여야 한다. 그러나 만약 환자가 이 분노를 의사의 개인적 행동을 또는 직무를 가볍게 비판하는 형식으로 표현한다면, 이런 정신과 의사들은 분노한 환자들의 말을 직업적 기준에 맞춰 들을 수 없다. 병원에서 환자를 치료하는 정신과 의사들은 병원의 지시를 논박하고 싶은 유혹을 받을 수 있다. 정신과 의사들은 그들 자신과 관계 있는 장소에 충성하고 싶은 또는 방어하고 싶은 욕구를 가졌기 때문에, 정신과 의사들은 환자들이 병원을 비판하는 것 같은 또는 병원에 분노하는 것 같은 사실을 보지 않을 수 있다. 실제로, 환자들은 병원의 일부인 치료자에 대한 부정적 감정을 나타내는 표적으로 병원을 사용할 수 있다.

환자들의 적개심이나 비판을 치료자가 틀리게 보게 환자가 치료자를 오도하는 또 다른 일반적 방법은 환자들을 치료한 다른 의사들에 대한 환자의 불평에서 발생한다. 환자가 말한 동료들보다 더 좋은 의사라고 치료자가 느끼게 하는 것은, 환자가 환자를 치료하는 정신과 의사에 관해 실제로 말하고 있는 때에, 치료자에 대한 부정적 감정이나 부정적 판단을 표현하기 위해 환자가 치료자의 동료를 오직 스크린으로 사용하고 있는 사실에 치료자가 관심을 기울이지 않게 할 수 있다.

만약 환자의 비판이 객관적으로 정당하다고 정신과 의사가 느끼면, 정신과 의사의 안전은 환자의 직접적 비판 또는 베일에 가려진 간접적 비판에 의해 위협을 받는다고 정신과 의사는 느낄 수 있다. 치료자가 사람으로서 그리고 그의 일에서 충분히 안전하다고 느끼는 것이 가장 바람직하다. 그가 정당한 비판과 부당한 비판을 들을 수 있고 분별할 수 있다고 느끼는 것이 가장 바람직하다. 만약 환자의 비판이 옳다고 정신과 의사가 인정하면, 정신과 의사는 환자의 비판을 액면가대로 받아들일 수 있고, 환자의 비판에서 학습을 할 수 있다. 만약 정신과 의사가 환자의 비판이 부당하다고 생각하면, 정신과 의사는 비판하고 싶은 환자의 욕구를 갖게 한 정서적 이유에 관심을 기울이어 들을 수 있고, 탐색의 초점을 맞출 수 있다.

정신과 의사가 자존심의 부족 때문에 환자가 정신과 의사의 능력을 정당하게 또는 부당하게 평가하는 것과 평가절하하는 것에 민감한 것은 치료자(정신과 의사)가 정신병 환자들의 많은 집단을 건설적으로 만나지 못하게 특별히 방해할 것이다. 사람들은 그들의 분명한 불안 때문에 그들의 환경을 항상 주의 깊은 관찰을 하게 되었고 대인관계 경험에 민감하게 되었다. 그러므로 그들은 정신과 의사를 포함한 타인의 대화를 도청할 수 있다. 정신병 환자는 치료자의 몸짓, 태도, 무심코 한 말, 행동에서 치료자(정신과 의사)가 모르는 치료자의 인격의 특정 면을 때때로 감지(empathic awareness)할 수 있다. 치료자는 그 자신이 전에 보지 못한, 그러나 그에게 자주 나타나는, 바람직하지 않은 그의 인격 성향(personality trends)에 대해 환자가 하는 말을 분노를 느끼지 않고 들을 수 있기 위해 잘 발달한 안전감(security)이 필요하다.

3. 정신과 의사와 환자의 안에서 일어나는 불안의 상호 작용을 통찰한다

안전이 부족한 곳에 불안이 있다. 불안이 있는 곳에 타인의 불안을 두려워하는 감정이 있다. (Where there is lack of security, there is anxiety; where there is anxiety, there is fear of the anxieties in others.) 그러므로 불안전한 정신과 의사(insecure psychiatrist)는 환자들의 불안을 두려워하기 쉽다. 그러므로 정신과 의사는 환자들의 불안을 듣고 싶어하지 않을 수 있고, 불안을 일으키는 환자들의 경험을 듣고 싶어하지 않을 수 있다. 정신과 의사는 불안을 일으키는 환자들의 이 경험을 정신치료적 탐색을 하는 경향이 있다. 정신과 의사는 안정되고 싶기 때문에 환자에게 때 이른 도움을 주고 싶다고 느끼고, 그 느낌으로써 불안을 일으키는 환자들의 경험을 정신치료적으로 탐색하는 경향이 있다. 정신과 의사는 그렇게 함으로써, 환자의 언어화(verbalizations)를 방해하기 쉽고, 중요한 정서적 자료를 탐색하지 못하게 하기 쉽다. 더우기, 정신과 의사의 불안은 환자가 그 자신을 불안하게 하는 성질을 측정하는 도구(measuring rod)를 환자에게 의미한다. 만약 치료자가 대단히 불안하면, 환자는 그 치료자의 불안을 환자 자신의 두려움을 확증하는 것으로, 즉 "나쁜 것"("bad")으로 볼 수 있다. 다른 말로 말하면, 치료자의 불안은 환자의 자존심(self-esteem)을 감소한다(68).

예를 들면, 환자는 살해하고 싶은 그 자신의 충동 때문에 두렵다고 그의 정신과 의사에게 말할 수 있다. 그의 치료자는 두렵게 되기 때문에, 환자를 안정시키는 일반적 말을, 예를 들면, 생각과 행동은 동일하지 않다고, 또는 죽이겠다고 생각하는 것은 그 생각을 한 사람을 살인자로 만들지 않는다고, 등등을 말함으로써 환자의 두려움을 경감하려고 할 수 있다. 환자는 치료자의 이 말을 듣고 환자가 그 자신을 두려워하는 만큼 치료자가 환자를 두려워한다는 것을 깨닫게 될 것이고, 그 결과, 이 깨달음은 환자의 두려움을 증가시킬 것이다. 그렇지 않으면, 환자가 그 자신을 실제로 두려워하는 것을 의사가 파악하지 못하였다고 환자는 가정할 것이다. 이 두 경우 어느 것이든, 환자는 그 자신의 큰 무서움을 언어로 나타내는 것이 방해를 받는다고 느끼게 될 것이다. 그러나 만약 치료자가 그 자신을 개입시키지 않고 환자의 불안 정도를 옳게 평가하는 것을 환자에게 분명히 보이면, 환자는 치료적 공동작업을 하기 위해 넓은 길을 성공적으로 만들 수 있다. 예를 들면, "당신이 사람들을 살해하고 있는 것처럼 느끼게 한 어떤 고통스런 감정이 다른 사람들 사이를 통과하여 당신에게 도달하였는지를 당신이 저에게 말씀하시기를 저는 바랍니다"(69). ("I wish you could tell me what hardship has come to you through other people in previous years that now makes you feel like murdering people.")와 같은 건설적 말을 치료자는 할 수 있다.

환자가 적개심을 말이나 행동으로 표현하는 적개적 분출(hostile outburst)을 정신과 의사는 견딜 수 있어야 한다는 말은 환자가 그 자신의 적개적 충동(hostile impulses)을 표현할 수 있는 자유를 치료자는 모든 환자에게 주어야 한다는 말과 결코 동일하지 않다. 많은 신경증 환자, 특히 히스테리 환자는 적개심을 사실보다 재미 있게 언어나

놀이로 표현한 적개적 극화(hostile dramatizations)를 즐긴다. 적개적 극화가 틀리게 해석된 정신분석적 글에 지나치게 복종하는 것이거나 정신과 의사의 인내를 시험하는 또는 건설적 정신치료적 공동 작업을 지연하는 관념과 관련이 있는 것이라도 많은 신경증 환자는 적개적 극화를 즐긴다. 그런 경우에 정신과 의사는 환자가 적개심을 표현하는 것을 방해하여야 한다. 그러나 정신과 의사는 그 자신의 불안 때문에 환자의 적개심이 표현되지 못하게 하는 것이 아니라 환자에게 이익이 되게 하기 위해, 정신치료 과정에 이롭게 하기 위해 환자가 적개심을 표현하지 못하게 하라.

다른 한편, 안정감이 합리적으로 잘 발달한 정신과 의사일지라도 제 스스로 두려움을 느끼는 또는 불안을 느끼는 환자들을 우연히 가끔 만난다. 치료자는, 만약 그 자신의 불안을 분명히 자각한다면, 환자가 불안을 일으키는 의사소통의 의미를 환자가 이해할 수 있게 하기 위해 환자에게 길을 안내하는 표지로 이용할 수 있다. 치료자가 볼 수 없게 가려져 있는, 그리고 환자가 볼 수 없게 가려져 있는, 환자의 불안을 일으키는 의사소통의 의미를 환자가 이해하게 길을 안내하는 표시로 이용할 수 있다. 치료자의 불안은 불안을 일으키는 자료에 관한 환자의 언어적 보고와 연결되어 일어날 수 있고, 환자의 폭력 행위와 연결되어 일어날 수 있다. 정신과 의사는 환자의 불안을 치료적으로 합당한 방식으로 대면하지 않고, 그 자신의 불안에 따라 이런 환자들을 치료하기 쉽다.

환자가 정신과 의사를 위협하는 경우에 또는 환자가 정신과 의사에게 폭력을 가하는 경우에, 정신과 의사는 환자의 위협이나 공격의 목표가 되고 싶지 않은 것을 정당화하고, 환자의 위협이나 공격의 목표가 되고 싶지 않다고 환자에게 확고히 말한다. 정신과 의사는 환자의 위협이나 공격의 목표가 되지 않기 위해 적합한 예방책을 마련한다. 의사는 그 자신을 보호하기 위해 이 태도를 주장하여야 하고, 그 뿐만 아니라 환자가 폭행으로 소환되는 것을 방지하기 위해 주장하여야 한다. 환자가 소환되는 것은 환자가 자기 손상(self-derogation)과 자기 비하(self-depreciation)를 하게 한다.

정신과 의사가 환자의 언어적 산물 때문에 불안한 경우에, 또는 대비책에 의해 불안을 벗어나지 못하는 경우에, 정신과 의사는 치료자를 바꾸라고 환자에게 제의하여야 하고 환자가 치료자를 바꾸게 하여야 한다. 만약 의사가 그 자신의 불안의 무의식적 이유를 발견할 수 없으면, 정신분석적으로 해결할 수 있는 그 자신의 불안의 무의식적 이유를 발견할 수 없으면, 의사는 치료자를 바꾸라고 환자에게 제의하여야 하고 환자가 치료자를 바꾸게 도와야 한다.

몇 년 전에 나는 인상 깊은 경험을 하였다. 나는 그 경험을 이미 보고하였다(69). 한 여자 환자는 내가 그녀의 폭행(assaultiveness)을 두려워하게 하였다. 그녀는 나를 폭행하겠다고 위협하였고, 나에게 돌을 던지겠다고 위협하였고, 내가 문을 들어갈 때나 나갈 때에 나를 문틈에 끼게 하였다. 그러나 나의 얼굴을 몇 대 손바닥으로 때린 이외에 다른 폭행은 발생하지 않았다. 나는 위험하게 공격적인 남자 환자들과 여자 환자들을 두려워하지 않고 치료하였다. 그러나 내가 이 환자를 두려워하는 비합리적 이유가 있다는 것을 나는 알았다. 이 불안이 정신치료를 방해하였기 때문에 그리고 나는 환자를 포기하고 싶지 않았기 때문에, 나는 나의 이 부정적 역전이에 관해 지도감독자와 토론하였고, 이 부정적 역전이가 애매하게 된 이유를 의식하게 되었다.

이 부정적 역전이에 관해 지도감독자와 토론한 다음에 환자를 면담한 기록이 여기에 있다. 나는 병원의 마당에서 여자 환자를 만났다. 여자 환자는 하던 대로 "신은 당신의 영혼을 지옥에 떨어뜨립니다" ("God damn your soul to hell")라고 외치면서 나에게 인사하였다. 나는 불안과 두려움을 느끼지 않기 때문에, "당신은 3개월 동안 나를 성공적으로 괴롭혔습니다. 그러나 당신이나 나는 그 괴롭힘에서 벗어나지 않았습니다. 왜 당신은 괴롭힘을 멈추지 않습니까?"라고 여자 환자에게 반응하였다. 환자는 "좋습니다. 신은 당신의 영혼을 천당으로 보냅니다!"("All rights, God damn your soul to... heaven!")라고 반응하였다. 의사는 "신이 나의 영혼을 지옥에 떨어뜨리는 것이나 천당에 보내는 것은 당신이나 나에게 전혀 도움이 되지 않습니다. 왜냐하면, 만약 내가 죽으면, 나는 당신에게 쓸모 없게 되기 때문입니다."("That would not help either, because, if I died, I could not try to be of any use to you.")라고 말하였다. 환자는 그녀를 괴롭히려는 나의 두려움이 사라졌다는 것을 그때에 알았다. 그녀는 허리를 굽혀 꽃을 하나 땄고, "좋습니다. 당신의 장소에 가서 우리의 일을 합시다."("O.K., let us go to your place and let's do our work there.")라고 말하면서, 그 꽃을 나에게 정중히 바쳤다. 환자를 나의 집에 있는 나의 치료실에 데리고 가라고 환자가 요구하는 것의 의미는 그녀의 폭행에 대한 나의 두려움이 가라 앉았는지를 시험하는 것이었다. 만약 내가 그녀의 폭행을 아직도 두려워한다면, 나는 물론 나의 병원으로 가자고 그녀에게 주장할 것이다. 병원은 집보다 환자의 공격을 방어하기가 쉽다. 이 면담 뒤에, 즉 내가 그녀의 도전을 수용한 뒤에, 환자와 치료자의 건설적 정신치료적 공동 작업은 다시 출발하였다.

환자는 적개심을 말과 행동으로 나타내었다. 환자의 정신병적 발현(psychotic manifestations)은 젊은 정신과 의사들의 안에 있는 불안을 일으킬 수 있다. 젊은 정신과 의사들은 앞에서 벌어지는 정신병적 증상이 그들의 자신 안에서 똑같이 반복하는 것을 두려워할 수 있다.

만약 정신과 의사가 정신병 환자들을 두려워하지 않을 수 있는 행운이, 안전감을 손상받지 않고 정신병 환자들의 적개적 폭발을 들을 수 있는 행운이 있다면, 치료는 두 좋은 결과를 맺을 것이다. 첫째로, 의사가 놀라지 않은 그 사실은 환자가 그 자신의 공격을 두려워하는 것을 완화할 것이다. 그러므로 의사가 놀라지 않은 그 사실은 환자의 실제적 공격(actual assaultiveness)을 완화할 것이다. 환자의 실제적 공격의 일부는 태어날 때 갖고 나온 두려움이다. 둘째로, 정신과 의사가 아래에서 소개하는 대단히 심한, 공격적인, 긴장성 조현병을 앓는 여자 환자(a very disturbed, assaultive, catatonic woman patient)를 치료할 때처럼 환자의 폭발을 두려움 없이 수용하는 것은 타당한 치료적 발달을 촉진시킬 수 있다. 그 여자 환자는 치료자에게 공격적이 되지 않고 1년 반 동안 치료를 받았다. 어느 날, 그 여자 환자는 치료실에 들어왔다. 그 여자 환자는 그녀의 습관대로 자리에 앉아서 말하기보다 책상 옆에 서 있었다. 이렇게 하는 이유를 질문받자 그녀는 많은 감정을 보이며 "제가 많이 당황하였지만, 저는 당신을 만나기 위해 여기 온 때에 언제나 당신을 또는 당신의 물건을 손상하지 않았습니다. 오늘, 저는 당신의 물건을 책상에서 쓸어버릴 것입니다. 그리고 저는 당신을 때려 눕힐 것입니다. 당신은 당신을 보호하기 위해 당신의 하인을 부르는 것이 좋을 것입니다"라고 말하였다. 다행히도, 정신과 의사는 두려워하지 않았다. 정신과 의사는 그녀 자신을 보호하기 위해 아무도 부르지 않을 것이라고 확고히 조용히 말할 수 있었다. 정신과 의사는 이 위협의 원인에 관심을 기울이지 않고 폭행을 하겠다고 위협하는 여자 환자에게서 벗어나기 위해 타인의 도움을 요청하였다면, 이 요청은 치료가 더 진전할 수 있는 기회를 무너뜨렸을 것이다. 의사는 아래와 같이 그 상황을 벗어나겠다고 결심하였다. 여자 환자는 의사보다 젊고, 강하고, 키가 크고, 민첩하기 때문에 의사를 쓰러뜨리겠다고 결심하면, 의사를 쉽게 쓰러뜨릴 수 있다는 것을 의사는 알았고, 이 사실을 의사는 여자 환자에게 말하였다. 그러나 여자 환자가 그녀의 적개적 기분(hostile mood)을 갖게 된 이유를 의사에게 말하기를 의사는 바랐다. 환자는 이 제의를 받고, 미국에서 태어난 여자가 (최근에 미국에 귀화한) 독일 의사와 문제를 토론하는 것은 적합하지 않다고 강하게 말하였다. 환자는 "미국과 독일이 전쟁하고 있다는 것을 당신은 모릅니까? 미국 사람과 독일 사람은 전선에서 말하지 않고 싸웁니다."라고 말하였다. 그 말에 뒤를 이어, 의사를 보호하기 위해 하인을 부르라고 환자는 의사에게 말하였다. 환자의 국적과 의사의 국적이 다른 것이 환자의 싸우고 싶은 기분(fighting mood)의 이유가 될 수 없다고 의사는 효과적으로 말하였다. 의사는 그 전에 그들(의사와 환자)의 만남에서, 최근에 미국에 이민 오지 않고 수 세대 전에 미국에 이민 온 미국인에게 환자가 편견이 있는 것을 전혀 볼 수 없었다는 사실을 환자에게 상기시켰다. 의사의 뿌리가 독일에 있다는 것을 환자가 항상 알았고 의사의 뿌리가 독일에 있는 것이 전에는 그들(의사와 환자)의 정신치료적 상호 교환(psychotherapeutic interchange)을 방해하지 않았다고 의사는 말하였다. 환자는 의사를 위협하는 태도와 자세를 45분 동안 유지하였다. 환자가 당황하는 진정한 이유를 토론하자고 의사가 환자에게 끈질기게 반복적으로 요구하였고 환자는 마침내 받아들이었다. 맨 마지막에, 환자는 병동에서 일하는 직원 중 한사람이 "더러운 동성애자"("filthy, dirty homosexual")라고 불렀다고 감정을 나타내면서 말하였다. 정신과 의사는 곧 진정한 관심(genuine concern)을 보였고, 그 상황을 조사하고 시정하겠다고 말하였다. 환자는 완전히 조용하게 되었다. 환자는 앉았고, 담배에 불을 붙였고, "그 사건을 조사할 필요 없다"고 말하였다. 그녀는 그때 그녀의 손목시계를 보았다. 그녀는 오랫동안 감정 폭발한 것을 후회하였다. 면담시간의 남은 시간은 진정한 정신치료적 작업을 위해 사용되어야 한다고 그녀는 말하였다.

환자의 장애를 일어나게 한 근본 원인은, 나중에 밝혀진 바에 의하면, 직원이 환자를 동성애자라고 부른 사실에 있지 않았고, 동성애를 오용(abuse)한다는 의미, 즉 병원의 의료진이 동성애를 더러운 것으로 본다는 것에 있었다. 병원의 의료진이 동성애를 더러운 것으로 보는 것과 치료자가 첫 면담시간에 환자에게 한 말은 환자에게 정반대이었다. 이 문화에서 보편적 삶을 사는 주민들과 어울려 그들과 함께 사는 환자의 안정을 동성애가 손상하지 않는다면, 동성애는 환자가 부끄러워할 것이 아니었고, 입원할 이유가 아니었다. 그러므로 병동의 직원들이 동성애를 더러운 것으로 본다는 것에는 동성애에 관한 정신과 의사 자신의 편견 없는 태도와 병원의 편견 없는 태도에 관해 정신과 의사가 말할 때에 성실하지 않았다는 의미가 함축되어 있다. 그러므로, 환자는 동성애로 인해 일어나는 사건에 정서적 투여를 하던 것을 정신과 의사가 동성애 공격자를 동일시하지 않을 때에 즉시 철회하였다. 사건은 환자와 다른 사람들의 관계에 관한 의미를 탐색하기 위해, 의사-환자 관계를 탐색하기 위해 그 이후에도 이용되었다.

의사가 환자의 공격을 두려워하지 않는 것이 환자를 안정시키는 것을 설명하기 위해, 나는 예로써 내가 전에 발표한 논문에서 말한 한 여자 환자를 치료한 경험을 말하겠다. 환자의 자존은 치료자의 태도에 달려 있다는 것을 나는 그 여자 환자에게서 인상 깊게 학습하였다. 그녀의 공격 때문에 그녀는 면담하는 동안 우리(pack)에 갇혀 있었다. 어느 날 병동장의 요구에 의해 나는 그녀에게 우리를 위해 수표에 서명을 하겠냐고 질문하였다. (그녀는 병원에 맡겨지지 않았다. 그러므로 그녀가 병원에 머무는 동안 그녀의 치료비는 병원에 맡겨 놓은 기금에서 그녀의 서명으로 지불되었다.) 환자는 만약 우리에서 풀려 나온다면, 전표에 서명하겠다고 말하였다. 나는 그 환자를 풀어주라고 말하기 위해 간호사에게 갔다. 그때에 내가 설명할 수 없는 공감적 생각(empathic notion)이 올라와 나는 환자에게 돌아 갔다.* 나는 그녀의 얼굴에서 굉장한 절망과 자포자기를 보았다. 그 절망과 자포자기는 내가 그녀를 풀어주게 하였다. 그녀는 풀려 난 뒤에 나에게 말할 수 있었다. 내가 그녀를 우리에서 나오게 풀어 준 것이 그녀가 회복한 출발점이라고 생각한다고 그녀는 나에게 말할 수 있었다. 그녀가 나보다 키가 크고, 무겁고, 힘이 세지만, 내가 그녀를 풀어 준 것은, 그녀에게, 그녀의 의사가 그녀를 심각하게 위험하다고, 즉 정신장애에서 벗어나기에 "너무 나쁜 상태이다"("too bad")라고 생각하지 않는다는 함축된 의미이었다(66).

많은 사람들의 인격 발달과 대인관계 태도에 중요한 역할을 하는 불리한 조건(handicap)에서 올 수 있는 정신과 의사의 불안정(insecurity)이 치료적으로 바람직하지 않은 결과를 낳는다. 내가 생각하는 불리한 조건은 정신과 의사가 비웃음을 받을까 봐 두려워하는 것이다. 이 두려움은 인간사회의 사회적 상호 관계 때문에 존재하는

* "공감"("empathy")은 H. S. Sullivan이 사용한 용어이다. H. S. Sullivan은 감각적 통로나 언어에 의한 의사소통의 밖에 있는, 사람들 사이에 존재하는 정서적 감염(emtional contagion)나 영적 교감(communion)에 관해 말할 때에 공감(empathy)을 사용하였다. 나는 이 용어를 사용할 때에 그의 사고를 따른다. 공감은 유아와 그의 어머니 사이에서 관찰되었고 공감은 유아기 후기와 아동기 전기 사이에, 6개월부터 27개월 사이에 중요하다고 H. S. Sullivan은 말하였다. 공감은 우리의 삶에 있다. 내가 환자에게 관심을 갖는 것은 공감 기능의 한 예이다. 대부분의 독자는 특정 대인관계 상황에서 일할 때에, 특정 시간에 공감을 인지할 것이고, 정신과 의사가 환자를 치료할 때에 공감을 인지할 것이다(147).

인류의 보편성이다. 그러므로 부모나 교사는 이 두려움을 빈번히 교육적 억제 수단(pedagogical deterrent)으로 사용한다. 사실상 이 두려움을 그들의 자녀를 문화에 적응하게 하는 수단으로 사용하는, 부족의 관습을 존중하고 받아들이게 하는 수단으로 사용하는 인디안 부족들이 있다(56).

정신과 의사는 그가 근무하는 병원의 동료들이나 직원들에게 비웃음을 받을까 봐 두려워할 수 있다. 환자가 치료를 갑자기 그만둘 수 있다. 또는 환자는 면담시간에 많이 늦을 수 있다. 의사는 병동에서 다른 환자들의 또는 간호사들의 비웃음을 받을까 봐 두려워할 수 있다. 병이 깊은 입원 환자는 의사에게 음식을 던질 수 있고, 침을 뱉을 수 있고, 똥을 바를 수 있고, 의사를 방에 가둘 수 있다. 환자는 의사에게 등등을 할 수 있다. 물론 의사가 비웃음을 받을까 봐 두려워하는 감정을 극복할 수 있는 것이 바람직할 것이다. 만약 의사가 비웃음을 받을까 봐 두려워하는 감정을 극복할 수 있으면, 그 의사가 비웃음을 받을까 봐 두렵게 하는 사람들의 허상을 자동적으로 무너뜨릴 것이다. 그러나 의사가 이 두려움을 항상 정복할 것이라고 우리는 예상할 수 없다. 우리 문화에서는 권위를 얻는 것은 너무 어렵다. 그 때문에, 권위를 얻는 것은 권위를 얻는 것에 둔감하게 되려는 의사의 노력을 방해할 것이다. 그러나 훈련받은 정신과 의사는 그의 두려움을 알 수 있고, 그의 두려움을 극복할 수 있다. 만약 그가 그의 두려움을 극복할 수 없으면, 그가 주변 사람들의 눈에 비춰진 비웃음으로 그를 위협하는 상황을 그가 피할 수 있게 하는 치료 상황을 그는 만들 수 있다.

제3장

정신치료의 목적과 관련이 있는 문화적 가치와 윤리적 가치를 대하는 정신과 의사의 태도

그의 시대의 인습에 고결한 적응을 함으로써 그리고 "고귀한 사람과 위대한 사람"에게서 인정을 받으려고 노력함으로써, 안정을 얻으려는 불안정한 정신과 의사의 욕구는, 치료적으로 타당한 방식으로 환자의 말을 들을 수 있는 능력을 방해하는 또 다른 작인(作因)일 수 있다(66,70). (The need of an insecure psychiatrist to draw security from a virtuous adjustment to the conventionalities of his time and from a quest for approval from "the good and the great" may turn out to be another agent interfering with his ability to listen in a therapeutically valid fashion.) 이 유형의 의존은 정신과 의사가 삶을 사는 사회의 변화할 수 있는 사람이 만든 표준을, 정신과 의사와 환자가 지켜야 하는 영원 불변의 가치라고 생각할 수 있는 위험을 발생하게 한다. (This type of dependence gives rise to the danger that the psychiatrist may consider the changeable man-made standards of the society in which he lives to be eternal values to which he and his patients must conform.) 그러므로 시대의 문화적 요구에 환자가 적응하고 싶어하는 정도와 방식을 정신과 의사가 발견하려고 하는 때에, 환자의 말을 들을 수 있는, 환자를 도울 수 있는, 정신과 의사의 능력은 제한될 것이다. 그의 시대의 사회와 문화 안에 사는 생물들에게, 즉 사람들에게 그리고 그 시대의 일시적 가치에, 그가 의존하는 것에 그는 집착하기 때문에, 그는 환자의 정서적 욕구에 무감각하게 될 것이다. 내가 여러 곳에서 지적하였듯이, 이것(그가 그의 의존욕 때문에 환자의 정서적 욕구에 무감각한 것)은 그가 특정 유형의 환자를 지도할 수 없게 한다. "예를 들면, 많은 조현병 환자(schizophrenics)와 분열성 인격장애 환자(schizoid personalities)의 회복은 정신치료자가 인습과 편견(convention and prejudice)을 벗어나 있는 것에 달려 있다. 이 환자들은 우리 문화의 관습적 요구에 인습적 적응을 하라는 지도를 받을 수 없다. 이 환자들은 우리 문화의 관습적 요구에 인습적 적응을 하라는 지도를 받아들이라고 요구받지 않아야 한다. 더군다나 치료자는 이 요구가 실현되리라고 생각하지 않아야 한다. 만약 분열성 인격장애 환자들이 법을 어기지 않고, 이웃을 괴롭히지 않고, 욕구 만족과 안전감의 근원을 찾을 수 있다면, 분열성 인격장애 환자를 치료하는 목표는 달성된다고 정신과 의사는 느껴야 한다. 이 말은 물론, 이 환자들이 정신과 의사의 지도를 받아 대중적 견해에서 내적으로 벗어남으로써, 대중적 견해에서 독립함으로써, 이웃 사람들의 인정에 관계 없이 그들의 삶을 살 수 있는 능력을 획득하였다고 가정한다"(68,70).

이 관계에서, 나는 내가 이미 보고한 소녀가 생각난다. 그녀는 8년 앓은 긴장성 장애(catatonic disturbance)에서 회복되었다. 그녀는 그때에 정신병원에 있었다. 그녀(this girl)는 최근 여러 해 동안 그녀의 고향 집에서 안정된, 독립된 생활을 하고 있고, 그녀의 가사를, 그녀의 예술적 성취를, 그녀의 우연히 만들어진 친절한 인간관계(her friendly, casual, personal relationships)를, 사회활동(social activities)을 즐기고 있었다. 그러나 그녀는 이 문화가 요구하는 건강한 적응의 인습적 기준을 충족시키지 못하고 있다. 즉 그녀는 결혼을 못하였다. 그럼에도 불구하고 치료자는 치료의 목적이 달성되었다고 생각하였다.

반대로, 물론, 다른 유형의 환자가 많이 있다. 예를 들면, 인격이 이 문화의 요구와 가치에 잠재적으로 일치하는 신경증 환자(neurotics)가 있다. 그들이 적응을 못하는 것은 그들의 증상의 일부이고, 치료에 의해 변화되어야 한다. 그들의 대부분은 성장을 거부하고 청소년 상태에 있다. 그러므로 그들의 대부분은 성인의 요구에 반항하는, 성인의 요구에 10대의 반항적 태도를 계속 취하려고 하는 청소년 상태에 항상 있다. (Many of them are eternal adolescents who refuse to grow up and who therefore try to maintain the defiant attitudes of teen-agers toward that represents to them the demands of the adults, against whom they rebel.) 이 환자들은 치료자가 그 자신의 힘으로 사회적 인습과 평가에서 벗어나게 한다. (These patients make it equally necessary for the therapist to be reasonably independent of social conventionality and evaluations in his own right, just as does the first group.) 만약 치료자가 그 자신의 힘으로 사회적 인습과 사회적 평가를 벗어나지 않으면, 치료자는 그의 신경증을 앓는 성인 환자의 신경증을 인정하는 대신, 그 성인 환자가 부당한 정서적 경비를 지출하지 않고 신경증을 치료받게 하는 대신, 그의 신경증을 앓는 성인 환자의 비행청소년적 복수를 받기 때문에 짜증이 날 수 있고 성인 환자의 비행청소년적 복수를 방어할 수 있다. (Unless he is, there is danger of his becoming irritated by and defensive against the juvenile or adolescent rebellion of his adult neurotic patients, instead of recognizing it for what it is and treating it without undue emotional expenditure.)

요약하면, 우리 문화의 인습적 요구에 속하는, 법을 지키라고 강요하는 권위주의자의 안전감과 내적 독립(security and inner independence of the authoritarian)은 환자가 정서적 욕구에 적합한 문화적 적응을 찾게 성공적으로 지도하고 싶은 치료자에게 절대적으로 필요하다.

초창기에 출판된 정신분석 문헌을 보면, 정신과 의사는 환자를 치료하는 동안 환자를 평가하는 것에서 자유로워야 한다고 여러 저자들은 주장하였다. 이 주장은 정신과 의사가 종교, 철학, 정치적 관점, 세계관의 기타 문제에 관한 개인적 평가를 하는 체계에 해당된다. 환자의 종교, 철학, 정치적 관점, 세계관의 기타 문제가 환자를 평가하는 목표라고 정신과 의사는 생각하지 않아야 한다. 그러나 정신치료의 목표와 관계 있는 내재적 가치가 없다고 말하는 것은 옳지 않다(57, 70, 73). 이와 비슷한 견해를 W. Riese는 그의 원고 "의학적 윤리의 기본 원칙"("Premiers principes d'une ethique medicale")에서 말하였다.

물론, 치료는 환자의 생활에서 발생하는 문제를 해결하는 것을 목표로 하고, 환자의 증상을 치유하는 것을 목표로 한다. 이 치료적 목표는 환자의 성장(growth), 성숙(maturation), 내적 독립(inner independence)에 의해 달성될 것이다. 환자의 성장, 성숙, 내적 독립은 환자가 두려움에서, 불안에서, 욕심과 부끄러움과 질투의 혼합물에서 잠재적 자유(potential freedom)를 얻음으로써 달성될 것이다. 이 목표는 자기실현할 수 있는 능력의 발달에 의해, 타인과 친밀한 관계를 오랫동안 맺을 수 있는, 성숙한 사랑을 주고 받을 수 있는 능력의 발달에 의해 성취된다. 나는 E. Fromm과 H. S. Sullivan에 의거하여, "성숙한 사랑"은 한 사람이 그 자신의 성장, 성숙, 복지, 행복에 관심이 있듯이, 사랑하는 사람의 성장, 성숙, 복지, 행복에 관심이 있는 대인관계의 상태이다 라고 정의한다(58). (I define "mature love", in accordance with E. Fromm and H. S. Sullivan, as the state of interpersonal relatedness in which one is as concerned with the growth, maturation, welfare, and happiness of the beloved person as one is with one's own.) 이 성숙한 사랑을 할 수 있는 능력은 건강한, 안정된 자존심의 발달을 전제한다(13, 58, 147, 162).* (This capacity for mature love presupposes the development of a healthy and stable self-respect.)

"자기실현"은 사람이 그 자신이 자유로히 형성한 가치의 현실적 체계의 영역 안에서 그의 만족을 위해 그의 재능, 기술, 힘을 사용하는 것을 나는 의미한다. (By "self-realization" I mean a person's use of his talents, skills, and powers to his satisfaction within the realm of his own freely established realistic set of values). 더군다나, 환자가 법이나 동료의 욕구를 방해하지 않고 그 자신의 욕구

---

* Binswanger의 사랑하는 친밀감에 관한 철학은 이 개념과 관계 있으나 절대로 동일하지 않다. [About Binswanger's philosophy of the *liebendes Beieinandersein*("loving togethernes"), which is related to, but by no means identical with these concept.] 참고문헌 58과 162을 참고하라. T. Benedek의 문헌 9a도 참조하라.

를 만족시킬 수 있는 능력을, 그 자신의 안전욕을 충족시킬 수 있는 능력을 나는 자기실현이라고 본다. K. Goldstein의 "자기실현"("self-realization")의 개념과 E. Fromm의 "생산적 성격"("productive character")의 개념은 내가 여기에서 정신치료의 이상적 목표로 설정하려고 한 것을 포함한다[57, 73; 그리고 이 책 제10장 "치료의 종결"("Termination of Treatment")(pp. 307-316)을 참조하라].

정통 정신분석의 문헌에서는, 자기실현의 개념이 인간 실현의 큰 근원이라는 것에 불충분한 관심을 기울이었다. (In the classical psychoanalytic literature, insufficient attention has been given so far to the concept of self-realization as a great source, if not the greatest source, of human fulfilment.) Freud는 제2의 자기애(secondary narcissism)와 자아이상 형성(ego ideal formations)을 가르칠 때에 자기실현을 말하였다. 그러나 그는 그 현상의 심리적 중요성을 자세히 말하기보다 그 현상의 최초를 많이 탐색하였다(47, 50). (Freud has referred to it in his teachings on secondary narcissism and ego ideal formations, but he has dealt more with the investigation of the origin than with the elaboration on the psychological significance of the phenomenon.) 나는 이론에 깊이 들어가지 않겠고, "자기실현"("self-realization or self-actualization")이 가장 중요한 정신치료적 목표라고 강조하겠다. 맨 끝으로 말하지만, 그러나 중요한 것, 즉 정신치료는, 인격을 연구하는 것과 치료하는 것의 합은, 환자가 불확실한 동안에, 욕구좌절한 동안에, 불행한 동안에 안정성을 유지하게 한다. 불확실성, 욕구좌절, 불행은 누구에게나 발생한다. 정신과 의사는 이 기준을 아는 것을 두려워하지 않아야 한다. 또는 이 기준은 정신과 의사가 아무리 정서적 중립

을 유지하려고 성의를 다하여도 환자를 치료하는 동안 정신과 의사를 안내하는 기본 기준(the basic standards)이라는 것을 정신과 의사는 인정하여야 한다(68, 70, 147).*

많은 정신과 의사는 환자의 생식적 성숙(genital maturity)을 환자의 회복의 정도를 나타내는 준거로 설정한다. 생식적 성숙은 이성과 성교할 수 있는 능력을 의미한다. 위에서 말한 회복의 조짐은 생식적 성숙을 동반하거나 생식적 성숙에서 온다고 많은 정신과 의사는 믿는다(129). 환자의 회복은 다른 방법으로 일어날 수 있다고 나는 믿는다. 불안, 욕심, 부끄러움, 질투에서 이상적으로 벗어난 그리고 대인관계를 친밀하게 할 수 있는 사람은 만족스런 성행위에 의해 회복의 조짐을 표현할 수 있다(169).

정신과 의사는 치료의 이 윤리적 목표에 의해 안내를 받아야 한다는 나의 제의는, 정신과 의사는 세계관의 자료에 의한 윤리적 가치의 개인적 묶음에 의한 작업적 태도를 방해하지 않아야 한다는 내가 처음에 제의한 것으로 대치되지 않아야 한다. (The suggestion that psychiatrist be guided by these ethical goals of treatment is not intended to supersede my initial suggestion that he must safeguard against any interference with his professional

* Kubie(93)는 정신분석의 목표를, 아래의 인격 변화를 촉진하는 것에 의해 정의하였다. "의식적 역동적 적응과 융통성은,...인간의 삶에서 남용을 줄이려는 적극적 욕구를 창조하고 보존하는 동안에 개조하고 싶은 욕구와 개조를 요구하는 남용을 짝지었다." (Kubie defines the goal of psychoanalysis in terms of the promotion of the following personality changes which are presuppositions for the goals of treatment as above defined: "Conscious dynamic adaptability and flexibility, ... while creating and preserving an active need to eliminate the abuses in human life, coupled with clarity both about the reforming drive and about the abuses which demand reform.")

attitude by his personal sets of ethical values in terms of matters of Weltanschauung.) 후자, 즉 정신과 의사는 그의 직업적 태도를 그의 세계관에 의해 만들어진 윤리적 가치에 의해 방해하지 않아야 한다는 것은 정신과 의사가 환자를 평가한 것을 환자에게 말하지 않는다는 것을 의미하지 않는다. 정신과 의사는 환자가 무심코 발산하는 것을 회피하기 위해 직업적 삶에서 충분히 떨어져서 환자를 평가하여야 한다. 언제나 나타나는 정신과 의사의 평가적 태도가 환자의 발달에 영향을 미칠 위험은 치료 동안에 환자가 정신과 의사에게 정서적으로 의존하는 특수한 상태에 의해 증가된다. 이 의존 상태는 환자가 의사의 언어화된 의사소통과 비언어화된 의사소통에 민감한 반응을 하게 만든다. 환자의 의존과 민감한 반응은 환자가 치료자와 환자의 관계를 지배하는 법칙에 의해 증가된다. 그 법칙은 환자가 그의 과거에 권력을 가진 자에게 의존하였던 태도를 정신과 의사에게 전이하게 한다. 마지막으로 그러나 중요한 것, 그 법칙은 환자가 그의 생존에 중요한 사람들과 생활한 방식에 의해 의사의 말을 해석하는 성향을 설명한다. 환자는 치료자가 전하려는 것을 옳게 읽든 틀리게 읽든 읽을 것이다. 비록 치료자는 그 자신의 가치 체계를 환자에게 넣음으로써 환자의 태도를 가끔 이용하는 것을 느끼지만, 치료자는 환자가 치료자에게 인정하는 환자의 영향의 넓은 영역을 틀리게 이용하지 않기 위해 조심하여야 한다. 치료자는 환자의 불안정이, 환자의 과도한 의존이 환자가 치료받는 장애의 일부라고 느끼기보다 환자의 신뢰와 의존을 받는다고, 환자의 칭찬을 받는다고 느끼기 쉽다.

정신과 의사의 윤리적 가치 체계(general system of ethical values)가 퍼지는 것은 정신과 의사의 관점이 무심코 전달될 수 있는, 정신과 의사의 관점이 치료 과정에 영향을 미칠 수 있는 유일한 예가 아니다. 정신과 의사가 환자의 증상을 평가한 것과 판단한 것이 환자에게 전달되는 것은 정신과 의사의 윤리적 가치 체계가 환자에게 전달되는 것과 동등하게 중요한 것임이 밝혀질 수 있다. 이 사실을 설명하는 가장 인상적 예들 중 하나는 대변을 바르는 증상(symptom of stool-smearing)을 정신과 의사가 평가한 역사에 있다. 옛날에는, 대변을 바르는 행위는 모든 정신과 환자의 중대한 예후적 의미가 있는 증상이라고 정신과 의사들은 생각하였다. 정신과 의사들은 모든 다른 증상이나 표현 방식을 연구하는 것처럼 이 증상의 정신병리와 역동을 찾는다는 정신에서 이 증상을 접근하는 방법을 학습하였기 때문에 이 증상은 이 증상의 위협하는 면(threatening aspects)을 상실하였다. 다른 말로 말하면, 정신의학적 발달의 전 시대에 살던 대변을 바르는 환자(stool-smearing patients of previous periods of psychiatric development)는 자주 악화되었고, 치료될 수 없게 되었다. 이것은 증상의 내재적 심각성 때문이 아니라, 증상이 도덕적인, 교육하는 마음을 가진 정신과 의사가 두려움(awe)을, 혐오(disgust)를, 무서움(gruesomeness)을 느끼게 하는 분위기 때문이고, 정신과 의사가 이 분위기를 환자에게 무심코 전하기 때문이다(106, 142).

나는 이 관점을 확증하기 위해 한 예를 들었고, 비슷한 경험을 한 다른 저자들을 예전에 출판한 책에서 인용하였다(69). 조현병을 앓는 외래 남자 환자에게서 나온 예가 여기 있다. 정신과 의사가 전 면담시간에 환자에게 때 이른 해석(premature interpretation)을 하였고 환자가 그 해석에 의해 상처를 받았기 때문에 이 환자는 다음 면담시간에 다음과 같이 분개하였다. 정신과 의사는 환자를 "틀린" 해석("wrong" interpretation)에 의해 유년기(infancy)로 퇴행하게 하였다. 환자는 지난 번 면담을 마치고 집에 돌아오자 곧 대변을 그 자신의 몸에, 화장실 벽에 바르기 시작하였다. 환자는 그때부터 대변을 바르는 것을 즐기기 시작하였다.

정신과 의사는 환자의 분개가 정당한가를 살핀 뒤에 환자의 고통이 크게 감소하였고 대변을 바르지 못하게 하는 금기(taboo)를 무너뜨리는 것을 환자가 즐겼다고 말하였다. 환자는 정신과 의사의 성실성을 크게 의심한다고 말하였다. 오랜 시간이 지난 뒤에, 환자는 환자가 말하고 싶은 것을 말하려고 하면, 치료자는 환자와 함께 대변을 발랐고, 대변을 바르기 위해 사무실에 깔려 있는 양탄자 위에 대변을 그 즉시 놓았다고 말하였다.

이 말에 대한 의사의 응답은 타인의 대변 보는 행위가 자신의 대변 보는 행위보다 더 역겹지만, 만약 대변을 바르는 행위가 치료적이라고 생각하면 대변을 바르려 하였다는 것이었다. 그러나 의사는 환자가 유아적 놀이를 즐기게 돕기보다 환자가 성숙하게 도왔다고 느꼈다. 그러므로 의사는 환자의 제의를 따르지 않아야 한다고 느꼈다. "이 대답은 큰 치료적 도움입니다"는 환자가 그 즉시 한 응답이었다. 이 응답 그다음 치료시간에 환자는 대변을 바르는 행위를 멈췄다고 그리고 "성교가 더 좋다는 것"을 알았다고 보고하였다. 이 사건 이후에 환자의 일반적 상태는 현저하게 좋아졌다.

정신과 의사가 그 자신의 기준을 환자에게 무심코 전달한 것(empathic conveyance)은 정신분석적 상황의 많은 영역에서 중요한 역할을 한다. 집중정신치료에서 치료자와 환자가 성공적으로 공동 작업을 용이하게 하기 위해 정신분석적 상황에 관한 많은 규정이 만들어졌다. 우리는 정신치료 과정을 토론하게 될 때에 이 공동 작업을 자세히 살필 것이다. 우리는 행동적 방해(actual interfernce)에 의해 또는 환경적 소음과 같은 우연히 발생한 혼란(accidental distraction)에 의해 정신분석적 면담이 중단되는 것을 모든 수단을 사용하여 방지하여야 한다. 우리는 특정 시간에 면담하기로 정한 특정 환자 이외에 다른 환자를 면담하지 않는다는 원칙을 만들어야 한다. 이 원칙과 기타 원칙은 치료적으로 건설적인 의사-환자 관계를 유지한다. 원칙을 무너뜨린 결과가 얼마나 좋은지 또는 얼마나 나쁜지는 원칙을 무너뜨린 것이 환자와 치료자를 혼란시킨 정도에 달려 있다(41, 63, 64).

같은 원칙이 어머니와 유아의 초기 관계부터 우리의 모든 대인관계에 얼마나 적용되는가를 만약 우리가 기억한다면, 우리는 이것을 이해할 수 있게 된다. 예를 들면, 아동에게 대소변 훈련을 하는 시간 요소에 관해 말하겠다. 아동의 인격 발달에 가장 중요한 것은 시간 요소뿐만 아니라 대소변 훈련을 대하는 어머니의 태도이다(72). 정신치료를 성공하게 하는 것과 실패하게 하는 것의 첫째 인자는 치료적 면담을 지배하는 규칙과 규정을 다루는 정신과 의사의 태도이고, 둘째 인자는 정신과 의사가 이 규정을 유지하는 또는 파괴하는 행위이다.

제4장

정신과 의사가 치료 상황을 설정할 때에 고려하는 것

정신과 의사–환자 관계와 정신치료 과정을 옳게 다루기 위해 정신과 의사의 정서적 직업적 요구를 조사하는 것을 끝내기 전에, 나는 정신과 의사의 대인관계적 문제를 언급하여야 한다. 그것은 정신과 의사가 환자를 좋아하는지 좋아하지 않는지의 문제이다. 물론, 정신과 의사가 환자를 좋아하지 않는다고 느끼면, 그때에, 정신과 의사가 환자를 치료하는 것을 거부하는 것은 정신과 의사의 특권이다. 그러나 정신과 의사가 환자를 치료하기로 일단 동의하면, 정신과 의사가 환자를 좋아하는지 좋아하지 않는지는 의미가 없다. 한 사람이 정신과 의사를 만나러 오면, 그 한 사람이 정신과 의사를 만나러 온 것에는 그 한 사람의 인격을 바꾸고 싶은 욕구가 내포되어 있다. 만약 정신과 의사가 한 사람을 치료하기로 동의하면, 그 동의는 정신과 의사가 그 사람의 변화하려는 욕구를 인정한 것이고, 정신과 의사가 그 사람(환자)의 이 필요한 변화를 궁극적으로 달성하게 하는 도구가 되고 싶은 것을 의미한다. 이 때문에, 현재의 정신 상태(mental condition)에 있는 그리고 현재의 인격 성향(personality trends)을 가진 환자가 정신과 의사를 좋아하는지 좋아하지 않는지는 중요한 문제가 아니다.

역동 정신의학(dynamic psychiatry)이 사람들의 인격을 형성하게 돕는 또는 사람들의 인격 형성을 방해하는 환경적 요인과 대인관계적 외상(environmental factor and interpersonal traumata)에 기여한 중요한 것은, 정신과 의사가 그 자신의 마음속에 환자를 좋아하는 또는 싫어하는 문제가 발생하는 것을 예방하여야 하는 또 다른 사실이다. 정신과 의사가 환자의 특성 발달과 정신병리의 원인인 역사적 자료를 알아 갈 때에, 수용된 것과 수용되지 않은 것의 함의를 도덕적으로 평가하고 싶은 유혹은, 발생적 이해와 치료적 호기심으로 대치된다.

만약 치료자가 치료받는 환자를 좋아하는지 싫어하는지를 느끼면, 그 느끼는 이유는 원칙적으로 환자의 인격 그 자체 때문이 아니다. 정신과 의사는 치료의 만족스런 발전을 하는 환자를 좋아할 수 있다. 정신과 의사는 환자가 정신과 의사의 치료적 노력에 호의적 반응을 나타냄으로써 정신과 의사의 직업적 생활을 더욱 의미 있게 하기 때문에 환자에게 고마워할 수 있다. 정신과 의사는 환자가 정신과 의사의 자기 평가(self-appreciation)와 권위를 높이기 때문에 환자를 좋아할 수 있다. 정신과 의사는 환자의 치료가 침체되었기 때문에 환자를 싫어할 수 있다. 치료의 침체는 정신과 의사가 그의 기술을 환자에게 적용하는 것에 대한 회의를 표현하는 것일 수 있다. 환자가 정신과 의사의 직업 생활의 의미에 회의를 조금씩 나타내기 때문에 정신과 의사는 환자를 싫어할 수 있다. 정신과 의사가 환자를 싫어할 수 있는 중요한 원인은 환자가 정신과 의사의 해결되지 않은 불안을 일으킬 수 있는 것에서 온다. 정신과 의사의 불안은 환자의 불안을 측정하는 척도이다. 그러므로 정신과 의사의 불안은 정신과 의사가 환자를 진단할 때에, 치료할 때에, 사용할 수 있는 타당한 도구이다.

이 말은 모든 유형의 인격장애 때문에 고통받는 모든 사람을 치료할 수 있기를 모든 치료자는 기대받아야 한다는 말과 동의어가 아니다. 모든 유형의 인격장애 때문에 고통받는 모든 사람을 치료할 수 있기를 모든 치료자는 기대받지 않아야 한다는 말은 맞는 말이다. 정신과 의사의 직책을 수행하는 과정에서 지도를 받는 정신과 의사는 어떤 유형의 환자가 정신과 의사 자신의 인격에 가장 잘 반응하는지를 찾아야 한다. 환자의 인격이 치료자의 치료 방식을 색칠하기 때문에 정신과 의사의 치료적 접근 유형이 어떤 유형의 환자에게 가장 잘 맞는지를 정신과 의사는 찾아내야 한다.* 물론, 적합한 환자를 어렵게 선택하게 치료자를 안내하는, 정신의학적 타당성이 소멸되지 않는 법칙은 없다.

여기에 일반적 관점을 안내하는 서너 예가 있다. 분열성이 뚜렷한 정신과 의사(markedly schizoid psychiatrist)는 조적 기분과 울적 기분이 교대로 나타나는 조울증 환자를 치료하는 것을 어려워할 수 있고, 실패할 수 있다. 대단히 모성적인 정신과 의사는 어머니의 지배적 과보호(domineering overprotection)에서 벗어나려고 투쟁하는 우호적이 아닌 냉정한 환자(aloof patient)의 기분을 불필요하게 건드릴 수 있다. 환자를 치료한 결과를 멀지 않은 미래에 많이 얻고 싶은 정신과 의사들은 신경증 환자들을 잘 치료할 것이다. 언제나 치료에 호기심을 기울이고, 연구에 관심을 기울이는 의사에게, 정신병 환자를 치료

---

* 정신분석을 훈련받고 있는 젊은 정신과 의사는 여러 환자에 관해 적어도 200시간을 경험 많은 동료들과 토론하여야 하고 여러 학기 동안 임상 회의(clinical conferences)에 참가하여야 한다.

하는 것은 많은 보상을 줄 것이다. 불안한 또는 금지하는 인격장애자는 불안으로 고통받는 환자에게 도움이 되지 않을 것이다. 타인의 기분을 맞춰 타인의 인정을 받으려고 하는 또는 우호적이지 않은 사람에게 우호적이려고 하는 정신과 의사는 의심이 많은 편집증 환자를 치료하지 않으려고 잘 하였다. 다음 제5장에서 조금 더 편리한 준거가 제시될 것이다.

의사와 환자의 정신치료적 관계에서 정신과 의사가 하는 역할에 관한 토론을 끝내면서, 나는 나의 생각을 아래와 같이 요약한다.

정신과 의사는 공감으로 환자에게 전할 수 있는 것을 말로 또는 마음으로 끊임없이 환자에게 전하는 것을 알고 흔들리지 않고, 안정되어야 한다고 사람들은 말한다. 정신과 의사는 그 자신의 안정과 욕구 만족을 얻어야 한다. 그 욕구는 환자를 끊임없이 들을 수 있는 능력을 방해하지 않아야 하고, 의사와 환자의 소통을 방해하지 않아야 하고, 가능하다면 언어화된 의사소통에 포함된 말로 표현되지 않은 의미에 예민하여야 한다. 정신과 의사는 환자가 의사에게 전하는 정서적 경험을 참관자로서 관찰하는 그 이상을 요구받는다고 느끼지 않아야 한다.

표면상, 이 규칙들은 분명한 것 같고, 지키기 쉬운 것 같다. 그러나 이 규칙들은 분명하지 않고, 지키기 쉽지 않다. 사실상 정신과 의사가 노력하여야 하는 이상적 목표를 보이기 위해 이 규칙들을 나는 제시하였다. 실제로는, 우리는 이 규칙들을 따를 수 없다. 정신과 의사의 내적 안정(inner security)과 자기 존중(self-respect)은 정신과 의사가 삶의 주체이지 않게, 삶의 변화에 심적 고통을 받지 않게 하지 않는다는 것을 우리는 명심하여야 한다. 정신과 의사가 환자와 같이 있으면서 환자에게 정서적 반응을 하지 않고 환자를 예민하게 관찰하는 역할을 하는 것은 어려울 때가 많다. 우리는 이 목적을 시도하기 전에 이 목적을 달성하기 위해 특수한 개인 훈련(personal training)을 받아야 한다. 집중정신치료를 하고 싶은 사람을 개별적으로 훈련하기 위해 요구되는 개인 정신분석(personal psychoanalysis)은 정신과 의사의 개별적 발달을 위해서도 요구된다. 개인 정신분석은 정신과 의사가 그 자신의 문제를 충분히 이해하게 도울 것이고, 정신과 의사가 그 자신의 대인관계를 조정하게 할 것이고, 특별히 그와 환자의 직업적 관계를 조정하게 할 것이다. 정신과 의사가 개인 정신분석을 받은 것은 정신과 의사의 직업적 관계를 방해하지 않을 것이다. 정신과 의사가 받은 개인 정신분석은 정신과 의사 자신의 유년기 발달사의 역동적 의미와 정신과 의사 자신이 유년기에 경험한 대인관계 양식의 역동적 의미를 알게 할 것이다. 이 앎은 정신과 의사의 개인적 적응의 변화를 가져올 것이고, 그러므로 직업적 생활과 떨어진 개인 생활의 변화를 따를 수 있는 능력을 증가시킬 것이다. 이 능력의 증가는 환자의 역사에 있는, 그렇지만 환자가 연상할 수 없는, 억압되어 있는 요소를 환자가 나타내게 할 것이고, 환자가 치료자와, 타인과 대인관계에 나타나는 전이(transference) 또는 병렬적 요인(parataxic factors)을 인지하게 도울 것이다. 그러나 정신과 의사 자신의 분석은 정신과 의사 자신의 삶 동안에 산발적으로 발생한 사건들의 영속적 변화에 정신과 의사가 정서적으로 반응한 것들에 정신과 의사가 종속되지 않게 정신과 의사를 영원히 보호할 수 없다. 정신과 의사 자신의 삶 동안에 산발적으로 발생한 사건들의 영속적 변화에 정신과 의사가 정서적으로 반응한 것들은 정신과 의사가 그의 환자들을 치료할 때에 바람직한 상태인 평온과 침착을 방해할 수 있다. 더구나, 위에서 말한 바와 같이, 많은 관심이 필요한 정서적 요구 앞에서 개인적 요구와 직업적 요구를 유지하는 것은 정신과 의사에게 어려운 과업이다. 이 두 요인 때문에, 반복된 정신분석적 재고품(psychoanalysis inventories)을 정신과 의사들은 직업적 삶을 사는 동안에 정리하라고 들었다. 정신과 의사의 대인관계 과정과 환자의 대인관계 과정의 상호 관계 때문에 그리고 정신치료 과정의 대인관계 특성 때문에, 집중정신치료하는 것은 대단히 위험하다. 그러므로 미래에 정신과 의사가 개인분석을 받기 전에 집중정신치료를 하는 것은 수용될 수 없다.

제2부

정신치료 과정: 환자와 치료자

제5장

첫 면담

정신치료 과정은 정신과 의사와 환자(prospective patient)의 사이에 진행되는 첫 면담에 의해 시작한다. 집중정신치료는 서로 모르는 두 사람이, 즉 오늘날 우리의 문화에 있는 두 보통 인격(average personalities in this culture)이 모험을 함께 하는 것이 아니라면, 사업을 함께 하는 것(mutual enterprise)임을 정신과 의사는 정신치료 과정을 옳게 시작하기 위해 기억하여야 한다. 그러나 동시에 그 두 사람 사이에 같은 것이 많이 있고, 그 같은 것을 정신과 의사보다 마음의 병을 앓는 환자들이 보고 싶어할 수 있다. H. S. Sullivan이 말한 바와 같이, "우리는 단순한 인간이다"(147). ("We are all much more simply human than otherwise.")

첫 면담은 환자가 환자의 호소에 관하여, 환자의 문제와 고통에 관하여 정신과 의사의 질문을 받는 것으로 시작한다. 환자는 환자의 문제와 고통을 보고 정신과 의사에게 조언을 요청하였다. 또는 환자의 가족이나 친구는 환자의 문제와 고통을 보고 환자가 정신과 의사에게 조언을 요청하게 만들었다. 마음의 병을 앓는 환자의 병에 관한 정보는 환자가 오랫동안 견딘 문제에 관한 정보를 포함한다. 환자가 오랫동안 견딘 문제는 정신과 의사의 조언을 찾는 모든 사람이 일반적으로 고통을 느낀 문제이다. 환자가 오랫동안 견딘 문제와 함께 환자가 정신과 의사를 만나겠다는 결심을 급히 하게 만든 급성 고통(acute distress)을 정신과 의사는 조사하여야 한다. 정신과 의사는 환자와 만난 뒤, 빠른 시간 안에 환자가 그 자신의 의지에 의해 정신과 의사에게 왔는지, 환자가 친구나 친척의 충고를 받아 정신과 의사에게 왔는지, 환자 그 자신은 정신과 의사에게 오고 싶지 않았지만 타인의 자극을 받아 정신과 의사에게 오게 되었는지를 밝힌다. 환자가 그 자신의 결정보다 타인의 결정에 의해 정신과 의사를 보러 왔다면, 정신과 의사는 치료 초에 환자가 타인의 결정을 환자 자신의 결정으로 전환하게 도와야 한다. 환자는 정신과적 도움을 받고 싶은 그 자신의 욕구를 통찰하여야 한다. 환자는 그 자신의 판단으로 조언을 찾아야 한다. 정신치료 과정은 환자와 정신과 의사 사이에 일어나는 대인관계적 경험(interpersonal experience)이다. 환자가 제삼자를 즐겁게 하기보다 그 자신의 복지를 위해 투쟁하는 것에 관심을 기울이게 정신치료자가 할 수 있다면, 정신치료자는 환자에게 도움이 될 수 있다.

위에서 간략히 말한 문제들을 초기 면담에서 될 수 있는 대로 분명히 하는 것은 미래의 치료 과정에 매우 중요하다. 이 문제들을 초기 면담에서 분명히 하는 것은 치료 과정에서 문제를 흐리게 만들 위협이 발생할 때에 치료에 유익한 준거체계(frame of reference)를 제공할 것이다. 환자는 정신치료 초기에 그 자신이 현재 느끼는 문제를 말한다. 정신치료자는 정신치료의 철학, 방법, 목적을 간단히 설명한다. 환자와 정신치료자는 치료적 관계를 형성한다. 이것 다음에 치료 기간을 잠정적으로 말하고, 치료 과정에서 불가피하게 발생하는 일시적 퇴보를, 좋아질 수 있는 것을, 또는 나빠질 수 있는 것을 잠정적으로 평가한다.

나는 제1장에서 말한 의사-환자 관계를 여기에서 다시 말하고 싶다. 의사와 환자의 직업적 관계를 사회적 관계인 것처럼 정신과 의사가 가장함으로써 환자를 편안하게 하지 않아야 한다고 나는 강력히 말한다. 환자는 치료자와 비전문적 관계를 맺고 싶다고 말을 하더라도, 마음 깊은 곳에서는 치료자와 비전문적 관계를 맺고 싶어하지 않는다. 환자가 정신과 의사와 전문적이 아닌 관계를 맺는 것은 환자의 마음속에 있는, 변화하려는, 성장하려는 환자의 성향을 방해한다는 것을 환자 자신은 느끼지 않으려고 하지만, 환자의 마음속에 있는 어떤 것은 느낀다. 더우기, 환자와 사회적 관계를 맺는 정신과 의사는 의사-환자 관계의 전문적 면을 통제할 수 없다고 우리가 생각할 수 있는 의사와 환자의 비전문적 관계에 쉽게 말려든다. 정신과 의사는 정신과 의사-환자 관계의 두 면을 유지할 수 있는 초연한 초인(detached-superman)이라고 가정하더라도, 의사와 환자의 비전문적 관계를 맺는 것을 피하라고 우리는 아직도 정신과 의사에게 말한다. 순수한 문화에서도, 정신치료를 하는 직업은, 의사와 환자의 직업적 관계를 다루는 것은 복잡하고 곤난과 문제로 가득차 있다. 회피될 수 있는 추가적 문제에 의해 왜 의사는 정신치료를 복잡하게 만드는가? 이런 이유 때문에 나는 제1장에서 간략하게 설명한 유형의 의사-환자 관계를 정신과 의사가 환자를 만난 순간부터 만드는 과업이 정신치료라고 생각한다.

그 관계에서, 나는 내가 조현병 여자 환자의 이상적으로 좋은 치료적 전망을 무너뜨린 것을 슬프게도 기억한다. 그 환자와, 그 환자의 가족들은 집중정신치료를 심하게 의심하였다. 나는 환자를 치료하는 것에 대한 나의 의견을 명확히 말하지 않고 사회적 환경(social setting)에서 치료를 시작하는 것이 가장 좋다고 그때에 생각하였다. 상황이 이상적으로 진행되었고, 마침내 진정으로 전문적인 치료 상황이 되었지만, 치료 전망을 밝게 보이는 의사-환자 관계가 만들어졌지만, 환자는 병이 다시 악화되었을 때에 치료를 계속 하고 싶은 마음이 다시 일어날 수 없게 되었다. 환자의 가족은 환자를 계속 집중정신치료를 하라는 충고를 듣지 않고 환자를 주립병원에 입원시키려고 생각하였다. 환자의 가족은 환자가 만성병을 앓고 있고 치료될 수 없다고 생각하였다. 만약 치료를 시작할 때에 치료적 상황이 적절히 명료화되었다면, 이 불행한 결과는 회피될 수 있다고 나는 생각하였다.

반대로, 나는 긴장성 조현병을 앓는 소녀 환자(a catatonic girl)를 만족스럽게 치료한 것을 기억한다. 내가 그 환자를 치료하기 전에, 그 환자는 마침내 회복할 것이라고 예상하지 못하고 4년 동안 입원하였었다. 치료 과정의 목표와 내용 그리고 제삼자의 개입을 배제하는 것이 필요하다는 것은 치료를 시작할 때에 분명히 정의되었고, 환자는 치료 과정의 목표와 내용 그리고 제삼자의 개입을 배제하는 것의 필요성을 통찰하였고 수용하였다. 환자와 정신과 의사의 합동 작업적 직업적 관계에 관한 의견의 일치가 암암리에 형성되었다. 나는 이 의견 일치가 형성된 사실이 환자가 궁극적으로 회복한 이유들 중 하나라고 생각한다.* 증상이 치료 중에 악화될 수 있는 가능성을 정신과 의사가 예측하고 그 가능성을 정신과 의사가 환자에게 말하는 것은 환자가 정신 장애에서 회복하기 전에 반드시 일어나는 현상이라고 생각하는 정신과 의

* 이 첫 면담의 자세한 보고는 참고문헌 70에 있다.

사와 무언의 합의를 한 것임을 전제하지 않는다. (The suggestion of predicting the possibility of relapses does not presuppose my tacit agreement with those psychiatrists who consider relapses to be phenomena which inevitably precede any recovery from mental disorder). 치료하는 도중에 발생하는 많은 심한 악화는 정신치료자의 기술의 부족에 기인한다. 치료하는 도중에 심한 악화가 발생한다는 학설은 치료에 관한 지시의 부족 또는 치료 기법의 부족 또는 치료 기술의 부족 때문에 치료하는 도중에 심한 악화가 발생하는 것을 자주 약하게 합리화한다.

환자가 첫 면담에서 호소하라는 암시를 받는 것은 필요하지 않은 것이라고 어떤 독자들은 생각할 수 있다. 도움을 받으려고 하나 걱정하는 것을 말하지 않는 환자와 의사의 첫 대화는 무엇이어야 하는가를 독자들은 질문할 수 있다. 정신치료가 발달한 현재 상태에 분명히 할 것이 있다. 정신분석적 치료를 하는 정신과 의사들은 마음의 병을 앓는 환자들의 정서적 문제를 그 환자들의 어린 시절의 역사에 의해 이해하도록 훈련을 받았다. 정신분석적 치료를 하는 정신과 의사들은 환자들의 문제를 이 시각(환자들의 어린 시절의 역사)에 의해 보도록 훈련을 받았다. 이 시각은 정신분석적 치료를 하는 정신과 의사들의 대부분에 의해 틀리게 해석되었다. 정신분석적 치료를 하는 정신과 의사들의 대부분은 병의 성질에 관한 정보를 찾기 이전에 병의 역사적 원인이 조사되어야 한다고 말하려고 하기 때문에 이 시각을 틀리게 해석하였다. 환자가 정신의학적 조언을 찾는 것과 관련이 있는 호소를 정신과 의사가 청취하기 이전에 정신과 의사가 환자의 과거 역사를 탐색하는 것은 환자가 그 자신의 병을 이해하게 하지 않을 것이고, 정신과 의사가 환자의 병을 이해하게 하지 않는다.

환자가 그 자신의 문제를 정신과 의사에게 언어로 호소하게 정신과 의사가 성공하면 그리고 환자가 과거에 받은 고통과 문제를 환자가 현재에 받는 고통과 문제에 가능한 대로 연결하려고 하면, 정신과 의사는 환자의 아동기 역사를 탐색하지 않아야 한다. 정신과 의사는 첫째로 환자의 현재 생활과 생활 상황에 관한 정보를 열심히 수집하여야 한다. 정신과 의사는 환자의 나이를, 사회적 지위와 경제 상태와 가정 배경을, 현재의 가족 구조를, 결혼 상태를, 자녀를, 등등을 알고 싶어 한다. 정신과 의사는 환자의 문제의 배경을 알려 주는 실제 생활 환경에 관한 대략적 자료(rough data)를 얻음으로써만 환자의 문제를 적절히 평가할 수 있고, 진단과 예후에 관한 합리적 판단을 할 수 있다.

정신과 의사는 환자의 현재 생활과 생활 상황에 관한 정보를 수집하기 위해 첫 면담에 충분한 시간을 배분하여야 한다. 정신과 의사는 시간의 압력을 받더라도 타인의 인생 항로를 결정하는 책임을 질 수 없고, 타인의 삶을 변화시키는 책임을 질 수 없다. 더욱이, 나는 정신과 의사가 얻고 싶어할 수 있는, 환자가 주고 싶어할 수 있는, 그런 더 많은 정보를 정신과 의사와 환자가 생각할 수 있는 시간을 갖게 하기 위해 중단된 첫 정신의학적 면담을 가지라고 제의한 H. S. Sullivan과 나는 동의한다. 만약 그런 더 많은 정보를 정신과 의사와 환자가 생각할 수 있는 시간을 갖기 위해 첫 정신의학적 면담이 중단되는 것이 쉽지 않다면, 분명한 판단을 하기 이전에, 환자의 상태나 치료 과정에 관해 말하기 전에 둘째 면담을 마련하는 것이 현명하다. 정신과 의사는 정신과 의사에게 말하지 않는, 또는 정신과 의사를 만나지 않으려고 하는 환자를 치료할 때에는 환자에 관한 정보를 가족이나 친구나 환자를 의뢰한 의사에게서 얻어야 한다.

정신과 의사는 첫 면담을 하는 동안에, 첫 면담을 한 뒤에, 환자의 상태와 환자를 치료하여야 하는지에 관한 의견을 어떻게 갖게 되고 집중정신치료의 개념과 방법을 환자에게 어떻게 소개하는가? 첫 질문에 답은, 정신과 의사는 환자와 면담하는 동안에 환자가 말하는 것을 들을 뿐만 아니라 정보를 얻는 방법에 관심을 기울이어야 한다. 예를 들면, 환자는 절망(despair)이나 무관심(apathy)을 보이는가? 환자는 수줍어하며 말하는가? 환자는 불쾌한 기분, 두려움, 불안을, 또는 불행을, 또는 슬픔을, 등등을 말하는가? 그런 관찰은 정신과 의사가 환자의 실제 감정을 평가하게 도울 것이다. 그런 관찰은 환자가 정신과 의사에게 주고 싶은 인상이 무엇인가를 정신과 의사가 결론내리게 할 것이고, 환자가 기대하는 정신과 의사의 사고와 감정이 무엇인가를 정신과 의사가 결론내리게 할 것이다. 이 결론은 치료자가 환자의 인격을 이해하게 도울 것이다.

환자가 정신과 의사의 치료실에 처음 들어올 때에 어떻게 행동하는가에 정신과 의사는 특별한 관심을 기울이어야 한다. 환자는 불안한가? 어색한가? 수줍어하는가? 눈물을 흘리는가? 비틀거리는가? 환자는 상황에 어렵게 적응하는가? 환자는 멍청하게 행동하는가? 환자는 상황의 통제를 받는가? 환자는 그 자신을 진정으로 믿는가? 또는 거짓으로 믿는가? 환자는 그 자신을 정신과 의사에게 인상을 주고 싶은가?

환자의 정보는 환자의 걸음걸이와 자세, 외모, 안면 표정, 의복의 유형과 옷차림, 무심코 하는 행동에서 온다. 첫 면담에 환자와 함께 온 사람(남편, 부인, 부모, 친구)의 외모와 행동을 관찰하는 것은 부수적 정보를 얻는 또 다른 정보원이다. 그러므로 환자가 주변에 알리는지 알리지 않는지에 그리고 환자가 어떤 유형의 반응으로 주변에 알리는지에 관심을 기울이어야 한다. 환자가 자기 의식(self-consciousness)에 불필요한 탐익을 하지 않게 하기 위해 정신과 의사는 모든 이것들에 관한 의견을 될 수 있으면 뚜렷이 나타나지 않게 하여야 한다. 환자가 면담 중에 보이는 기분의 변화에도 정신과 의사는 관심을 보이어야 한다. 정신과 의사가 관찰하는 환자의 신체적 상태의 변화 또는 환자가 말하는 환자의 신체적 상태의 변화에도 정신과 의사는 관심을 보이어야 한다. 환자는 환자의 기분 변화, 신체적 상태의 변화를 자세히 서술하라고 격려받아야 한다. 환자는 환자의 기분과 신체적 상태가 변화하는 성질, 그 변화가 일어나는 때, 가능하면 그 변화의 원인을 질문받아야 한다.

정신과 의사는 정신과 의사의 질문이나 말에 환자가 비언어적 반응을 하는 것을 보고 환자의 인격에 관한, 신체적 상태에 관한 단서를 얻을 수 있다. 정신과 의사는 환자의 답이 정신과 의사의 질문에 맞는지, 정신과 의사가 질문하는 내용과 관련이 있는지, 환자가 그 자신을 진정으로 믿는지, 거짓으로 믿는지, 환자가 안전한지, 거만한지, 등등에, 환자가 쾌활한지, 불쾌한지, 환자가 놀라는지, 괴로워하는지, 걱정하는지, 불안한지, 무표정한지에 관심을 기울이어야 한다.

정신과 의사가 필요한 정보를 얻기 위해 환자에게 질문한 문제는 "네"("Yes")와 "아니오"("No")로 답할 수 없다. 질문은 억제되어야 하고, 구체적이어야 하고, 단순하여야 한다. 많은 사건은 너무 복잡하므로 정신과 의사가 환자를 처음 만날 때에 환자에게 질문하는 것은 도움이 될 수 없다. 예를 들면, 첫 면담에서, 만약 환자가 동성애적 성향(homosexual tendencies)을 호소하면, 그 가능한 원인을 파고드는 것은 현명하지 않다. 정신치료자는 환자에게 환자가 여자를 두려워한다고 생각하는지를, 아마도 환자의 자기가 반영되어 환자가 어머니에게 아무것도 느끼지 않는 것을, 또는 어머니에게 감정이 해결되지 않았기 때문에 어머니에게 과도하게 매달리는 것을, 등등, 동성애

(homosexuality)와 관련 있는 것을 환자에게 질문하는 대신에, 환자가 왜 동성애를 불평하는지를, 환자가 왜 동성애를 제거하고 싶은지를 질문하여야 한다. 위에서 언급한 질문들의 입증되지 않은 그러나 옳다고 정신과 의사가 생각하는 사실은 정신과 의사가 그때에 이 질문을 하지 않아야 한다는 실제적 제의와 관계 없다.

정신과 의사는 환자에 관한 정보를 얻기 위해 환자에게 질문할 때에 환자가 그 질문에 답하기 어렵다는 것을 인정하여야 하고, 중요하지 않은 것, 지루한 설교, 자세히 말하는 것으로써 옳은 답을 회피하려고 의도하는 것을 냉정히 제거하여야 한다. 정신과 의사가 생활지도를, 대인관계적 교환을 우월한 "건강한" 의사 대 "아픈" 환자의 비합리적 권위(the basis of irrational authority of superior "healthy" doctor versus his "sick" patient) 위에서 하지 않고 치료자의 전문지식과 전문가적 권위 위에서 하면, 정신과 의사에게 도움을 받기 위해 오는 사람은 정신과 의사가 생활지도의 영역에서 조용히 철저하게 훈련받는 것을, 또는 대인관계적 교환(interpersonal exchange)에서 하지 말라는 것을, 분개한다고 예상하지 않아야 한다. 다른 맥락으로, 다른 언어로, 앞에서 강조한 것을 다시 말하겠다. 우리가 모든 대인관계에서 상대방의 체면을 깎아내리지 않는 것처럼 정신과 의사는 환자의 체면을 언제나 깎아내리지 않아야 한다. 마음의 병을 앓는 환자는 자존심이 낮기 때문에 정신과 의사가 마음의 병을 앓는 환자의 체면을 깎아내리지 않는 것이 매우 중요하다.

정신과 의사가 환자에게서 청취한 그리고 환자를 관찰하여서 얻은 정보를 조심스럽게 수집하여 깊이 생각한 다음에 정신과 의사 자신의 일반적 생활 경험과 직업적 생활을 이용하여 평가한다. 정신과 의사는 이 두 지식 덩어리를 이용하여 환자에 관한 정보를 평가하는 동안에 특정 결론을 끌어낼 수 있다. 특정 사건들은 수집된 자료와 일치하게 발생한다고 우리는 결론을 내릴 수 있고, 다른 사건들은 수집된 자료와 일치하지 않게 발생한다고 우리는 결론을 내릴 수 있다. 사건들이 수집된 자료와 일치하기도 하고 일치하지 않기도 하는 것은 환자가 그 자신의 자료를 평가한 것과 관계 없다.

정신과 의사는 생활 경험에 의해 환자의 교육적 또는 문화적 배경의 특성인 환자의 의사소통의 면과 환자의 정서적 문제에 의해 만들어진 환자의 의사소통의 면을 구별할 수 있게 된다. 예를 들면, 교육받은 환자가 천천히 말하는 것은 그의 성질(temperament) 또는 그의 신경증적 망설임(neurotic inhibitions) 때문일 수 있다. 교육받지 않은 사람은 자신을 표현하는 것이 어렵기 때문에 천천히 말할 수 있다. 교육을 많이 받은 사람은 대단히 쉽게, 능숙하게 자신을 표현할 수 있고, 그의 신속한 의사소통은 그가 언어를 사용하는 교육을 받았기 때문이다. 교육받지 않은 사람은 사교적 기분의 정신병리적(psychopathological) 경조증적(輕躁症的 hypomanic) 상태 때문에 말을 쉽게 빨리 할 수 있다.

정신과 의사는 환자의 의사소통의 내용을 평가할 때에 환자가 구어체와 속어를 사용하는 것을 고려하여야 한다. 구어체와 속어를 사용하는 것은 환자의 문화적 사회적 배경의 차이에 의해 자주 형성될 수 있다.

환자가 외국인인 경우에, 환자는 언어를 구사하는 능력이 부족하기 때문에 틀린 단어를 사용할 수 있다. 미국에서 태어난 환자가 사용하는 언어는 환자의 마음의 상태에 관한 심리학적 결론을 허용할 수 있다. 외국인 환자가 "homelike" environment("집과 같은" 환경)이라고 말하고 싶을 때에 "homely"("못생긴")라고 말하는 경우, 이 실언(slip)은 외국인 환자가 언어를 잘 모르기 때문에 발생한 것일 수 있다. 만약 미국에서 태어난 사람이 그런 실언을 한다면, 그 실언은 적개적 충동(hostile impulse) 때문이라고 정신과 의사는 가정할 수 있다.

이와 같은 심한 실언은, 만약 외국에서 훈련받은 정신과 의사들이 그들의 환자들을 관찰하고 그 관찰한 것을 평가하기 이전에 환자들의 문화적 배경과 정신과 의사들의 문화적 배경의 차이를 명심하지 못하면, 발생할 수 있다. 그런 경험을 나는 이 나라에 처음 왔을 때에 하였다. 여자 환자는, 여자 환자가 비참을 표현하게 한, 울부짖게 만든, 여자 환자의 삶에서 일어나는 고통을 나에게 말하였다. 그녀는 그녀의 심한 고통을 말하는 동안에 새로운 귀찮은 관점을 발견하였다. 그때에 그녀는 그녀의 삶에서 일어나는 고통을 나에게 말하였다. 그녀는 보고를 끝내었고, 곧 흥분을 가라앉히었고, 핸드백을 열었고, 립스틱, 루즈, 파우다를 꺼내었고, 화장을 조심스럽게 새로 하였고, 정신과 의사가 있다는 것을 간과하였다. 나의 첫 반응은 여자 환자가 정신과 의사에게 심하게 병적으로 도전한다는 것이었고, 환자가 정신과적 면담을 하는 동안에 정신과 의사를 합법적으로 무너뜨리려 하지 않는다는 것이었다. 만약 그녀가 그렇게 한다면, 그녀가 그렇게 하는 것은 그녀가 타인 앞에서 그녀의 문제를 충분히 깨달았고 심한 불안을 느꼈다고 우리는 일반적으로 해석한다. 미국 정신과 의사는 즉시 이 과정에서 이 문화의 양식(the pattern of this culture)을 인지하였을 것이다.

정신과 의사가 생활 경험이 있었다면, 환자에게서 얻은 자료를 보고 환자가 말하지 않은 특정 사건들이 그때에 발생하였고 환자가 충실히 보고한 다른 사건들이 발생할 수 없었다고 결론을 내릴 것이다. 예를 들면, 만약 한 여자 환자가 행복한 동성애 관계의 구성원이라고 그리고 동성애적 올가미에 휘말리기 전에 그녀의 결혼 생활이 가장 성공적이었다고 보고하면, 정신과 의사는 그 즉시, 그 여자 환자의 결혼이 행복하지 않은 것을 알 것이다. 만약 동성애 경험이 정말로 행복하면, 결혼 생활은 행복하지 않다. 반대로, 만약 동성애 경험이 정말로 행복하지 않으면, 결혼 생활은 행복하다.

나는 이 말을 하는 때에, 정신과 의사가 그때에 그의 의견을 환자에게 전하려 한다고 암시하지 않는다. 정신과 의사는 미래에 참고하기 위해 또는 환자에 의해 일어날 수 있는 의문과, 일어날 수 없는 의문을 기록하여 두는 것이 좋다고 생각할 수 있다. "그렇습니까?"("Is that so?")라고 가볍게 말하면, 그 말은 목적을 달성할 수 있다.

대단히 무례하게 보이는 사람은 그의 화려한 아동기와 그가 누린 많은 자유를 정신과 의사에게 말할 수 있다. 아동기에 행복하였고 자유를 누렸으면, 무례한 사람(insolent individual)이 되지 않는다는 것을 정신과 의사는 알게 된다. 일반적으로, 건방진 것(impudence)은 뿌리가 깊은 불안을 가리는 가면이다. 무례한, 건방진 사람이 아동기에 즐겼다고 말하는 "자유"("freedom")는 그의 아동기에 그에게 절대적으로 중요한 성인이 그를 돌보지 않은 것에 기인한다. 아동에게 절대적으로 중요한 성인이 아동을 돌보지 않은 것은 아동이 무가치하다고 또는 미움을 받는다고 느끼게 한다. 무례한, 건방진 사람이 아동기에 즐겼다고 말하는 "자유"("freedom")는 그의 아동기에 그에게 중요한 성인이 그에게 필요한 조언을 하지 않은 것에 기인한다. 아동에게 중요한 성인이 아동에게 필요한 조언을 하지 않은 것은 아동이 불안전을 느끼게 한다. 아동기에 무가치와 미움을 받는다고 느낀 사람은 아동기 이후에 공격적으로 행동한다. 즉 사람들이 그의 행동 때문에 그를 불손하게 대하게 그는 행동한다. 우리는 타인이 우리를 미워하는 것보다 타인이 우리가 한 것을 미워하는 것을 잘 견딘다.

환자가 그 자신의 자료를 알든 모르든, 경험 많은 정신과 의사는 환자의 자료를 배제(*exclusions*)할 수 있고, 그와 같은 방식으로 특정 결론(*conclusions*)을 끌어낼 수 있다. 한 환자는 삶의 일반적 불행과 결혼의 실패를 불평할 수 있다. 그의 삶의 자산은 그의 딸을 사랑하는 것이라고 그는 말할 수 있다. 그리고 그는 그의 딸이 그의 처제(sister-in-law)를 닮았다고 말할 수 있다. 정신과 의사는 환자의 이 보고를 듣고, 자연히, 환자의 결혼 생활이 불행한 것은 그가 그의 처제에게 애착을 느끼기 때문이라고 결론을 내릴 것이다.*

같은 방식으로, 정신과 의사의 직업적 경험은 특정 사건을 배제하고 다른 것의 존재 가능성을 결론내릴 수 있다. 이것을 설명하는 예는 조현병을 앓는 사람의 사례이다. 그는 그의 행복한 화목한 유아기와 아동기에 관하여 그리고 그의 어머니가 그에게 모호하지 않은 사랑을 주며 그를 양육한 것에 관하여 정신과 의사에게 말할 수 있다. 또는 조증과 울증의 고통을 교대로 받는 병력과 증상을 보이는 한 환자는 한 중요한 성인에게서 받은 끊임없이 계속 받은 생활지도(guidance)를 또는 그의 가족이 달성한 행복한 집단 통합(group intergration)을 말할 수 있다.

첫 환자가 말한 행복한 아동기 역사와 같은 행복한 아동기 역사를 조현병을 앓는 환자가 가질 수 없다는 것을 정신과 의사는 안다. 조증과 울증을 교대로 앓는 환자는 고립된 집단에서 부모 역할을 하는 여러 사람의 일치하지 않은 생활지도를 받으며 양육되었다는 것을 정신과 의사는 안다(71).

---

* Rogers는 이것과 비슷한 여러 관점을 그리고 이 책에 제시된 다른 것과 비슷한 여러 관점을 그의 책 *Counseling and Psychotherapy*에 제시하였다(134).

환자가 그 자신의 의사소통의 많은 의미를 자각하지 못하여도 정신과 의사가 환자의 의사소통의 많은 의미를 이해한다면, 문제는 환자의 의사소통을 청취하는 정신과 의사에게 분명한 것을 환자가 이해하지 못하게 방해하는 것이 무엇인가이다. (If it is true that the psychiatrist understands many implications in the communications of the patient of which the patient himself is not aware, the question is in order as to what it is that interferes with the patient's awareness of what seems to be so evident to his listener.) 환자가 그 자신의 아동기 경험을 자각하지 못하는 것은, 첫째로, 인간이 아동기 초기(유년기)에 경험하기 위해 일반적인, 정상적인, 기억상실이 발달한 것 때문이다(74, 137). 환자가 그 자신의 아동기 경험을 자각하지 못하는 둘째 이유는 불행한 사람들이 현재의 고통을 보상(compensate)하기 위해 그들의 과거를 빛나게 만들고 싶기 때문이다. 셋째 집단의 사람들은 그들의 부모를 비난하고 싶지 않기 때문에 그들의 부모가 그들의 아동기에 그들을 괴롭게 한 것을 잊고 싶어 할 수 있다. 또는 그들은 다섯째 계명(Fifth Commandment)을 어기는 것이 두렵기 때문에 부모에게 느끼는 원한을 말하고 싶어 하지 않을 수 있다. 그러므로 그들 자신의 낮은 자존심은 그들이 느끼지 않는 그들의 부모에 대한 존경심을 가장하고 싶어할 수 있다.

아동기에 행복한 신화는 우리가 이 문화에서 일반적 안락을 느끼게 한다. 이 신화는 환자가 아동기에 느낀 고통을 망각할 수 있는 능력을 향상시킨다. 왜냐하면 환자들은 그들의 "건강한" 친구들("healthy" fellow-men)에게 의존하듯이 대중의 여론에 의존하기 때문이다. 사람들이 아동기에 경험한 것을 Freud가 탐색하였지만, 이 신화는 이 문화의 사람들의 사고에 강력한 영향을 미친다. 사람들이 아동기에 경험한 것은 왜곡과 욕구좌절을 너무 자주 보였다.

아동기에 기억한 것이 분열되는 다른 이유는, 많은 욕구가 좌절된, 욕구 만족을 방해받은, 불행한, 많은 부모가 그들 자신의 삶의 고통을 보상한 것에서 그들의 어린 자녀들을 함부로 다룸으로써, 어린 자녀들의 삶을 고통스럽게 만든 사람들이 벌받지 않고 자녀들을 학대할 수 있는 것에서 오는 것 같다. (One more reason for the dissociation of childhood memories seems to stem from the fact that many frustrated, thwarted, unhappy parents compensate for the hardship of their own lives and the people who caused it by maltreating their young children, the only persons whom they can mistreat with impunity). 만약 그들이 유아기와 아동기의 불행한 면들을 회상하지 않겠다고 말하면, 그것은 그들이 불행하지 않았다는 것과, 그들은 그들의 자녀를 불행하게 만들지 않았다는 것을 의미한다.

거의 모든 성인은 삶이 행복하지 않다. 그러므로 내세는 행복하다는 종교적 개념을 거의 모든 성인은 생각한다. 또는 전생은 행복하였다는 종교적 개념을 거의 모든 성인은 아동기에 믿었다. 후자, 전생은 행복하였다는 종교적 개념을 효과적으로 믿기 위해 욕구를 차단하는 과정(process of dissociation)을 또는 욕구를 억압하는 과정(process of repression)을 거의 모든 성인은 작동시켜야 하였다. 그 과정은 타인, 즉 정신과 의사의 도움이 필요하다. 정신과 의사는 그 자신의 아동기에 기억한 것(childhood memories)을 파악하였다. 정신과 의사는 그 자신의 아동기에 기억한 것을 회상하였다.

아동기에 망각한 것(childhood amnesias)을 회상하는 것이 보편적으로 어려운 근본적 원인은, Goldstein이 말한 바와 같이, "사건이 발생한 양식"("modality in which they appear first")으로 다시 나타날 때에만 우리는 그 사건을 기억할 수 있기 때문이다. 기억은 유기체가 경험한 때의 상황과 비슷한 상황에 있을 때를 전제한다고 Goldstein은 말하였다(74). 이 전제는 물론 아동기에 기억한 것을 그 이후에 회상하는 것에 해당하지 않는다. 성인이 경험한 것은 유년기에 경험한 것과 기억한 것이 신선하고 자발적이고 독창적인 것에 비해 너무나 고도로 "체계화"("schmatized")되었고, "인습화"("conventionalized")되었다(Schachtel, 참고문헌 137을 참고하라).

정신치료적 상황의 특수 조건에서, 인간이 존재하고 경험한 것을 체계화한 것과 인습화한 것의 최소 부분은 해결된다. 그러므로 사건들, 특히 다른 방법으로 기억될 수 없는 사건들을 정서적으로 확실히 반영한 것들은 정신치료적 생활지도를 받는 상태에서 회상될 수 있다. 아동기와 그 후에 망각한 것을 정신치료적 과정에서 회상하는 이 부분에 관한 기법적 제안과 인생 후반기에 경험안 것을 회상하지 못하는 이유는 해석의 문제에서 토론될 것이다(제2부, pp. 143-150).

어떤 유형의 사람이 정신분석적 정신치료를 받기에 적합한지 그리고 정신분석적 정신치료를 받으라고 충고받아야 하는지를 묻는 질문에 나는 답을 한다. 벗어나고 싶은 생활의 뚜렷한 정서적 문제에 관해 정신과 의사와 상담하고 싶은 모든 사람은, 융통성이 있고 성실하게 보이는 또는 융통성과 성실의 잠재력을 보이는 모든 사람은 정신분석적 정신치료를 받기에 적합하고 정신분석적 정신치료를 받으라고 충고받아야 한다. 나는 이 말에 의해 모든 유형의 성격신경증 환자(character neuroses), 신경증 환자(neurotics) 그리고 최근 경험에 의해 정신병 환자(psychotics)도 정신분석적 정신치료를 받기에 적합하다고 말한다. 뇌에 뚜렷한 기질적 손상이 있는 증상을 보이는 사람들[동맥 경화증 환자(arreriosclerotics), 노인성정신병 환자(senials), 뇌매독 환자(paretics)]은 정신분석적 정신치료를 받기에 적합한 사람에 포함되지 않는다. 이 말은 이 사람들이 집중정신치료에 의해 호전될 수 없다는 것을 의미하지 않고, 이 사람들이 뚜렷한 인격 변화에 도달할 수 없다는 것을 의미한다. 정신신체병적 증상들(psychosomatic symptoms)을 앓는 사람들은, 정신신체병적 증상들을 심각하게 느끼게 한 정서적 근원들에 고통받는 사람들은 집중정신치료에 적합한 또 다른 집단을 형성한다.

높은 지능지수(high I.Q.)는 정신분석을 받는 전제 조건이 아니다. 이 말은 옳다. 왜냐하면 정신분석적 정신치료에 의해 좋은 영향을 받을 수 있는 정서적 조건 때문에 지적 능력이 감소된 사람이 많기 때문이다. 그러나 천부적 지능은 정신분석적 정신치료가 빨리 되게 할 수 있다.

정신분석적 정신치료를 받는 사람의 나이에 관해 말하겠다. 우리는 아동이나 청소년에게 집중정신치료를 하겠다고 결심하기 이전에 아동이나 청소년의 생활 조건에 책임이 있는 중요한 성인을 만나, 아동이나 청소년을 대하는 방법을 알려 줌으로써 아동이나 청소년이 그들의 문제를 완화하게 도와야 한다. 우리가 아동에게 책임이 있는 성인을 만날 때에 아동을 치료할 필요가 종종 없게 된다. 부모를, 또는 부나 모를 우리는 만나야 하는 사례에서, 우리는 가능하면 그들이 그들의 아동을 정신분석적으로 대하게 그들에게 정신분석을 가르쳐야 한다(35, 87, 132).*

나이 많은 집단(older-aged groups)을 정신분석적 정신치료하는 것에 관해 말하겠다. 30대를 넘은 여자와 40대를 넘은 남자는 융통성

---

* 참고문헌 34에 인용된 아동 분석에 관한 문헌도 참조하라.

이 없고, 그들은 정신분석적 정신치료를 받기 위해 개인의 역사를 오랫동안 훈습(薰習 work through)하여야 한다고 정신과 의사는 생각한다. 정신치료가 이 사람들에게 변화를 일으키는 것은 좋은 것이 아니라고 이 사람들은 생각한다. 왜냐하면 성적 만족(sexual gratification)이 행복한 생활 적응(life-adjustment)의 필수 조건이라고 이 사람들은 생각하기 때문이다(pp. 73-83을 참조하라). 정신과 의사들은 최근에 경험한 것에 의해 이 관점을 바꾸었다. 정신과 의사들은 이 사람들의 긴 개인사를 고려하여야 한다. 이 사람들은 융통성의 정도가 낮다. 그러나 특출한 성숙과 많은 생활 경험에 의해 그리고 그들에게 남겨진 짧은 생활을 위해 좋은 생활 방법을 찾아야 하는 긴박감에 의해 그들의 문제를 극복하려는 의지가 강한, 나이가 많은 사람들은 그들의 이 경향들(낮은 융통성)을 일반적으로 충분히 메운다. 50대 후반에 정신치료를 받기 시작한 세 여자 환자와 한 남자 환자가 그리고 40대 후반에 치료를 받기 시작한 네 여자 환자와 한 남자 환자가 삶에서 뚜렷한 호전을 하게 내가 중요한 역할을 한 것을 나는 만족한다.

최근에, 심리검사(psychological testing)와 필적학(graphology)이 발달하였다. 심리검사와 필적학은 정신과 환자의 인격과 인생관을 정신과 환자를 치료하기 시작하였을 때에 평가할 수 있게 하였다(Rorschach Test, Szondi Test, Murray의 Thematic Apperception Test) (126). New York의 Augusta Slesinger는 그녀의 환자에게 접근하는 정신의학적 기법을 개발하였다. 그녀는 우리가 오랫동안 알 수 없는 정서적 자료에 빨리 도착하게 하는 정신의학적 기법을 개발하였다. 그녀의 방법은 인격 평가와 치료를 개선하였다. 그녀는 환자에게 눈을 감고, 관심을 집중하고, 환자 안에 있는 이미지를 연상하라고 요구하였다. 그녀는 환자에게 환자 안에 있는 내적 그림(inner pictures)

을 보고, 연상하라고 요구하였다. 그녀가 사용한 또 다른 방법은, 만약 당신은 원하는 돈이 있다면 무엇을 하겠습니까? 라는 깜짝 놀랄만한 질문을 환자에게 하는 것이었다. 내가 환자에게 예상하지 않은 놀라운 환자의 대답은 내가 정신분석적 탐색을 할 배경이다. 이 주제에 관한 Slesinger의 책은 곧 출판될 것이다.

정신과 의사는 환자의 치료받고 싶은 욕구를 판단하기 위해 자료를 충분히 수집한 뒤에, 정신과 의사와 환자는 환자의 이 욕구를 이해하기 위해, 환자의 이 욕구가 옳다는 것을 증명하기 위해, 작업을 하여야 한다. 우리는 목이 마를 때에 물을 마시려 하는 성향이, 배가 고플 때에 음식을 섭취하려는 성향이 있다. 마찬가지로, 모든 인간은 태어날 때부터 마음과 신체가 건강하게 되려는 성향이 있다(70, 147). 그러나, 이 성향은 건강하려는 의식적 욕구가 당연한 것으로 인정되어야 한다는 것을 의미하지 않는다. 사람의 내적 구조와 삶에 건강하려는 성향을 방해하는 것이 너무 많이 있다. 이 이유 때문에 정신과 의사는 환자가 정말로 치료를 받아 변화하고 싶어하는지를 확인하여야 한다. 치료를 받아 변화하고 싶은 욕구가 환자에게 없을 때에 치료자가 첫 단계에 할 것은 환자가 치료를 받게 격려하는 것이다.

치료받고 싶은, 건강을 회복하고 싶은 환자의 욕구가 형성되면, 또는 그 욕구가 미래에 발달할 것이 확실히 예상되면, 환자와 치료자는 아래의 문제들에 관해 의견의 일치를 보려고 시도하여야 한다. 환자가 해결하려고 하는 문제는, 장애물은, 계획은 무엇인가? 만약 치료를 고려하여야 하는 환자의 삶에 있는 적어도 한 주요 문제를 환자와 치료자가 의견 일치를 하면, 적어도 그 한 주요 문제를 환자와 치료자가 의견 일치를 하는 때에, 정신치료가 환자에게 가장 도움이 된다는 것은 증명되었다. 이것은 자주 증명될 수 없다. 그러나 시도는 그 방향으로 되어야 한다. 그것이 증명된 뒤에, 집중정신치료의 철학과 방법은 환자를 이해하기 위해 간단히 도입되어야 한다. 이것을 하는 방법은 환자의 장애 정도, 환자의 교육 배경, 환자의 정신의학적, 심리학적, 정신분석적 지식에 달려 있게 된다. 이것을 설명하는 방향은 아래와 같다. 만약 환자가 현재 나타난 증상을 또는 그의 불안 뒤에 있는 원인과 역동을 이해 못하였다면, 환자는 혼란되지 않았을 것이고, 도움이나 조언을 받으려고 정신과 의사에게 오지 않았을 것이다. 환자의 장애를 일어나게 한 중요한 정서적 경험(important emotional experiences)이 부분적으로 "망각되었고"("forgotten"), 회상될 수 없는 사실에 기인한다고 정신과 의사는 환자에게 설명할 수 있다. 이 사실은 환자가 그 자신의 정서적 문제를 어떻게 극복할 수 있는지를 모르는 이유 중 하나이고, 이 이유 때문에 환자는 그 자신의 처절한 아픔을 극복하지 못한다는 것을 정신과 의사는 환자에게 말하여야 한다.

환자가 잘 아는 심인적 성질이 있는 정신신체병적 호소(psychosomatic complaints with psychogenic nature)는 환자가 알 수 없게 완전히 압박하는 또는 부분적으로 압박하는 정서적 문제의 징후(a sign of pressing emotional problems)로 설명될 수 있다. 그 자신의 신체적 증상의 심인적 성질(psychogenic nature of his physical symptomatology)을 자각하지 못한 초심 환자를 치료할 때에, 치료자는 물론 그런 설명을 늦춰야 한다. 그런 설명은 의사가 환자의 호소를 심각하게 취급하지 않는 인상을 또는 의사가 환자의 호소를 환자가 상상한 결과라고 생각하는 인상을 환자의 마음에서 일어나게 한다.

치료적 과정은 분열되어 있는 많은 자료를 이해될 수 있게 만드는 과정이라고 치료자는 환자에게 설명할 수 있다. 분열되어 있는 많은 자료를 이해될 수 있게 정리하는 것은 환자가 치료자 앞에서 그 자신의 경험을 언어로 말하게, 그 자신의 경험을 생각하게, 치료자가 환자에게 하는 것이다. 환자가 그 자신의 대인관계 내용, 역사, 역동을 점점 자각하고 이해하는 것은 환자가 그 자신의 삶의 고통스런 면을 이해하게 하고, 효율적으로 대처하게 하고, 또는 외적 환경이 허락하는 범위 안에서 그 자신의 삶의 고통스런 면을 줄이게도 한다는 이 관념을 정신과 의사는 환자에게 소개하여야 한다. 환자는 그 자신이 호소하는 것과 증상은 그 자신의 문제와 장애에 얽혀 있다는 것을 알고, 그러므로 정신치료 과정에서 나타난다는 것을 이해하여야 한다. 마지막으로, 만약 환자와 정신과 의사가 환자의 생활사를, 특히 대인관계 역사를 철저히 탐색하면 그리고 환자의 대인관계가 의사–환자 관계에 반영되는 것을 철저히 탐색하면, 환자는 그 자신이 호소하는 것과 증상은 그 자신의 문제와 장애에 얽혀 있다는 것을 분명히 알게 된다.

정신 장애(mental disturbance)가 언어적 의사소통을 방해하지 않을 정도로 심하지 않은 사람에게만, 또는 정신 장애가 환자의 청취 능력을 크게 약화시키지 않을 정도로 심하지 않은 사람에게만 우리는 물론 이런 유형의 설명을 할 수 있다. 우리는 정신 장애가 심한 사람에게 "당신의 감정이 나쁠 이유가 없습니다. 또는 당신은 당신이 모르는 직업 생활을 잘못할 이유가 없습니다. 또는 당신은 당신이 모르는 직업에 관심을 갖지 못 할 이유가 없습니다. 정신과 의사도 그 이유를 모릅니다." 라고 말할 수 없다.

정신과 의사가 하는 말을 듣는지 듣지 않는지를 알 수 없게 하는, 말을 하지 않는 환자를 정신과 의사가 치료하는 경우에, 정신과 의사는 환자의 역사와 문제에 관하여 가끔 말함으로써 그리고 환자의 역사와 문제에 관하여 말하는 것이 필요할 때마다 환자의 역사와 문제를 정신치료적 전망에 관한 정보에 연결함으로써 정신치료를 시작할 수 있다.

정신과 의사는 이것을 성공적으로 하기 위해 환자의 가족에게서 얻은 자료를 사용할 수 있다(제12장 환자의 가족 구성원을 만나는 것, pp. 343-357을 참조하라).

표현을 분명하게 못하는 환자(an inarticulate patient)는 가끔 정신과 의사가 면담을 시작하게 한다. 환자는 정신과 의사가 아래의 예에서처럼 불쑥 말한다. 정신과 의사가 환자를 처음 보았을 때에 환자는 복도에 나체로 앉아 있었다. 환자는 정신과 의사에게 "제가 동물처럼 행동하게 한 것이 무엇인지 선생님은 저에게 말씀하실 수 있습니까?"라고 질문을 함으로써 인사하였다. 이것은 환자가 휴식할 수 있는 시간과 긴장을 풀 수 있는 시간을 벌기 위해 인간적 존재에서 벗어나는 것이 좋다고 정신과 의사가 환자에게 말할 수 있는 기회를 정신과 의사에게 주었다. 정신과 의사는 환자가 이 말을 받아들이는 것을 보고, 이 휴식하는 시간이 환자가 동물과 같은 존재로 철수하기 이전에 겪은 고통스런 경험을 통합하기 위해 사용될 수 있다고 환자에게 계속 설명하였다. 정신과 의사와 환자는 이 설명을 환자가 삶에서 견딜 수 없는 손상을 전에 받은, 환자가 아는 사실과 모르는 사실을 공동 탐구(collaborative investigation)하는 것으로써 가장 잘 할 수 있다. 그러므로 첫째 단계는 정신과 의사가 정신병을 앓는 환자(psychotic patient)에게 정신치료의 철학과 방법을 설명하는 단계이다.*

또 다른 장애가 심한 그리고 표현을 분명하게 못하는 환자는 회복하고 싶은 욕구를 일으키려고 노력하는 정신과 의사에게 "선생님은 제

* 여기와 뒤에서 말하는 정신분석적 기법에 관한 모든 문제에 관한 정보를 알기 위해 참고문헌 31, 72, 99와 이 참고문헌들에 인용된 문헌을 참조하라.

가 관심이 적지 않다는 것을 모르시지요?"라고 크게 말하였다. 정신과 의사의 답은 환자의 회복하고 싶지 않은 현재 상태에 관심이 없다는 것 그리고 정신과 의사가 환자를 회복시키려고 하는 과정에 환자가 관심이 없다는 것을 정신과 의사가 안다는 것이었다. 그러므로 정신과 의사는 환자가 "빌린 신념"("on borrowed belief")을 지금 추종한다고, 즉 환자가 치료자의 신념을 추종한다고 환자에게 말하였다. 환자가 삶을 잘 사는 방법에 관심이 없는 것과 잘 사는 방법을 바라지 않는 것의 원인인, 그러나 환자가 비판받고 싶지 않은 경험을 치료자와 환자가 같이 조사하여 좋은 결과를 얻을 수 있다는 치료자의 신념을 환자가 추종한다고 정신과 의사는 환자에게 말하였다.

환자의 장애가 너무 심하기 때문에 환자가 정신과 의사와 소통할 수 없다면, 정신과 의사는 환자의 상태와 환자가 치료받아야 하는 것에 관해 환자에게 또는 환자의 가족에게 물론 말하고 싶을 것이다. 정신과 의사는 환자의 상황과 환자를 치료하는 과정을 믿는 것보다 심각하지 않게 설명함으로써 환자가 치료를 받게 또는 환자의 가족이 환자를 치료시키게 하고 싶을 수 있다. 오늘날 정신과 의사를 보러 오는 사람들은 급성 고통과 어려운 상태에 있기 때문에, 정신과 의사는 그런 틀린 설명으로써 환자가 치료를 받게 또는 환자의 가족이 환자를 치료시키게 하지 않을 것이다. 만약 정신과 의사가 그들의 어려움이 심각하다는 것을 알고 그 어려움을 축소하지 않는다면, 그들은 정신치료를 격려받는다고 느낀다.

환자가 면담을 요청할 때에, 정신과 의사는 진단이나 예후를 빨리 말함으로써 환자에게 인상을 주고 싶어 하는 경향이 있다. 우리는 반대로, 즉 진단이나 예후를 늦게 말하라고 할 수 없다. 첫째로, 경험이 많은 정신과 의사라도 전화로 대화하고 진단적 의견을 구성할 수 있는 사례는 지극히 적다. 그 이외에, 만약 정신과 의사가 면담을 요청하는 사람을 잘 알지 못하면, 정신과 의사는 그 자신의 평가가 전화선 반대 끝에 있는 사람에게 영향을 미치는지를 평가할 수 없다. 정신과 의사는 전화선 반대 쪽에 있는 사람을 엉터리로 진담함으로써 그 사람에게 해를 심각하게 미칠 수 있다. 정신과 의사는 예상한 진단적 개념으로 그 자신의 그 이후에 판단한 것을 축소할 수 있다. 더구나, 정신과 의사는 빨리 인상을 받았지만, 환자는, 일반적으로, 정신과 의사가 환자의 복잡한 문제를 평가하지 못한 것을 나타내는 표시로 보고 분개할 수 있다.

정신치료가 발달한 현재의 상태에서, 개인 면담시간이라도 근거가 충분한 진단적 설명을 하지 않는 것이 현명할 때가 많다. 조현병의 진단은 정신병을 모르는 많은 평범한 사람의 마음 안에서 그리고 불행히도 많은 정신과 의사의 판단에서도 정신치료적으로 이해하기 어려운 병으로 이해되어 있다고 나는 특별히 생각하고 있다. 정신병을 모르는 많은 평범한 사람은 오직 충격치료(shock treatments)와 정신외과(psychosurgery)만이 조현병 환자의 인격의 정서적 통합(emotional intergrity)과 발달을 희생시키더라도 조현병 환자의 고통을 완화할 수 있다고 믿는다. 나의 정신의학적 학파의 정신과 의사가 부여한 "조현병"("schizophrenia")의 진단과 정신과 의사와 환자가 어려운 일에 직면하고 있다는 것을 아는 것은 공존한다. 그러나 이 조현병의 진단은 예후적 실의(prognostic discouragement)의 정신에서 절대로 부여되지 않는다. 그러나 조현병 환자는 정신치료에 의해 치료될 수 없다고 들은, 교육을 조금 받은 환자나 가족에게 이 진단은 큰 실망을 느끼게 할 수 있다.

치유될 수 있는 정신병리적 본질과 치유될 수 없는 정신병리적 본질에 의해 세워진 옛 정신의학적 진단의 용어는 정신의학적 이해와 기술과 지식이 최근에 발달한 것에 비춰 개정되었다. 새 분류가 아직 완성되지 않았기 때문에, 정신 장애(mental disorder)의 진단은 치료적 준거체계를 오랫동안 틀리게 믿게 하였다.* 환자와 그 가족이 내가 진단한 것을 그들에게 말하라고 나에게 강요할 때에, 나는 사실을 환자와 그 가족에게 설명하기 위해 지난 몇 년 동안에 규칙을 만들었다. 그래서 내가 그들에게 내가 진단한 것을 말하지 않는 것이 기만적 회피가 아니라는 것을 그들은 이해할 수 있다.

정신치료적 과정을 설명한 뒤에 치료의 결과에 관한 기대를 간단히 토론하겠다. 정신치료의 이상적 목표와 정신치료에서 실제로 얻게 될 기대는 앞 장(chapter)에서 서술되었다. 정신치료의 이상적 목표와 정신치료에서 실제로 얻게 될 기대를 나는 정신과 의사를 위해 토론하였다. 정신과 의사는 첫 면담을 끝맺을 때에 내가 앞 장에서 정신치료의 목표와 기대에 관해 말한 것의 단축된 변이(abbreviated variations)를 환자와 환자의 가족들에 연결하여 토론할 때에 사용할 수 있다. [제10장 "치료의 종결"("Termination of Treatment") pp. 307-316을 참고하라.]

정신과 의사는 치료의 방법과 치료의 전망을 토론할 때에 환자가 치료를 실제로 결정한 것과 치료에서 실제로 발생할 것을 고려하여야 한다. 정신과 의사는 치료의 방법과 치료의 전망을 환자와 자세히 토론하여야 한다. 정신과 의사는 치료의 방법과 치료의 전망을 정신병 환자

* 새 분류를 완성하려는 노력은 미국정신의학회(American Psychiatric Association)의 지원으로 행하여지고 있다.

와 토론할 수 없을 때에 치료의 방법과 치료의 전망을 그 정신병 환자의 보호자와 자세히 토론하여야 한다. 그 토론은 정신과 의사를 선택하는 것을, 환자가 외래로 치료받을 것인지 입원 치료를 받을 것인지를, 얼마나 많은 시간이 필요한지를 잠정적으로 추산한 것을, 한 주에 몇 회 면담을 할 것인지를 그리고 치료비가 얼마인지를 포함하여야 한다.

정신과 의사의 선택은 치료자가 특별한 환자의 욕구에 적합한지 아닌지의 관점에서 고려되어야 한다. 19세기에서 20세기로 넘어갈 때에, Sigmund Freud가 정신치료의 방법과 기법을 맨 처음 발달시켰을때에, 치료자의 인격의 유형은 정신치료와 관계 없고 정신치료 도구가 필요한 것 전부라고 정신분석가들은 생각하는 경향이 있었다. 그때에 정서적으로 안정되어 있는, 정신치료 도구를 사용할 수 있게 훈련이 잘 되어 있는, 정신 통합(integrity)과 의료적 책임을 보이는 모든 정신과 의사들은 모든 유형의 환자를 치료할 수 있다고 사람들은 생각하였다. 정신분석적 정신치료의 성공과 실패는 정신과 의사와 환자의 사이에 공감(empathic quality)이 있는지 없는지에 달려 있다는 것을 우리는 안다. 환자의 인격과 의사의 인격을 조심스럽게 평가한 것과 환자의 정신병리를 조심스럽게 평가한 것은 정신치료를 결정하는 것에 도움이 된다. 이미 앞에서 토론한, 환자와 의사의 정신병리와 성격구조의 문제는 물론 포함되어야 한다. 환자에게 자문(consultation)을 하기 위해 첫 면담을 한 치료자는 그 특별한 환자를 치료할 수 있다고 느끼는지 느끼지 않는지를 자신에게 질문하여야 한다. 그러므로 환자가 자문에 의한 치료를 받고 싶은지를 치료자는 환자에게 질문하여야 한다. 분석가를 선택하는 것에 관한 토론은 분석가가 남자인지 여자인지, 불행한 편견의 문화적 시대에 있는지, 치료자의 민족이나 종교를 고려하는 것이 포함되어야 한다. 이 질문에 대한 환자의 첫 반응은 언제나 여러 이유로 긍정적(affirmative)이 될 것이다. 첫째로, 일반적 마음의 병을 앓는 환자는 부정적 답을 함으로써 의사의 감정에 손상을 주는 것을 두려워할 것이다. 둘째로, 환자는 그 자신을 이 특별한 정신과 의사에게 보낸 사람의 권고에 따라 행동하는 경향을 보일 것이다. 마지막으로, 환자는 또 다른 새로운 만남과 또 다른 새로운 결정을 두려워할 것이다. 정신과 의사는 환자의 긍정적 답에 의해, 환심을 받는 것에 의해, 그의 판단이 영향받는 것을 허용하지 않아야 한다. 환자는, 모든 것이 같다면, 맨 처음에 자문한 동료에게 지지받는 것에 의해 결정하게 된다는 것을 정신과 의사는 명심하여야 한다.

경계선 상태에서 외래로 치료를 받을 것인지 입원 치료를 받을 것인지는 정신과 의사가 아래의 것을 고려하여 결정하여야 한다. 정신과 의사는 그 결정을 환자의 "자유"(paient's "freedom")에 맡기지 않아야 한다. 정신이 안정된 사람에게 "자유"("freedom")가 의미하는 것은 환경의 기준과 기대에 맞춰 살 수 없는 정신적으로 능력이 없는 사람에게 견딜 수 없는 강박적 부담일뿐이다(70). 그러나 입원 치료로 인해 마음의 초기의 장애를 더 심하게 느끼는 환자가 있다. 정신과 의사는 이 편견을 즉시 없앨 수 없다. 이 경우에 정신과 의사는 할 수 있다면 환자를 입원시키지 않아야 한다. 정신과 의사는 책임과 일이 증가한 것 때문에 보상받을 수 있다. 왜냐하면 정신과 의사는 치료 기간의 나쁜 불필요한 지연을 변화시킬 수 있기 때문이다(69).

환자의 셋째 집단은 상태가 입원 치료를 받아야 할 정도가 아니지만 입원 치료를 강력히 원한다. 그들은 타인의 돌봄을 받음으로써 책임을 일시적으로 지지 않으려는 또는 의존하려는 사람들이다. 정신과 의사는 모든 특별한 사례에서 어떤 방법이 중요하게 될지를 그리고 어떤 방법이 치료적으로 타당하게 될지를 조심스럽게 결정하여야 한다.

정신과 의사는 환자가 심각한 병 때문에 일시적으로 입원한 것이 병을 호전시킬 것인지 입원한 흔적을 추가할 것인지를, 가벼운 장애의 사례에 치료적으로 타당한 호전이 일어나게 할지 너무나 지나치게 돌보아 주는 것이 될지를 조심스럽게 결정하여야 한다. 치료 과정 중 어떤 때에 입원이 되어야 하는 또는 입원이 되지 않아야 하는 어떤 환자를 외래로 치료하는 것의 책임을 지는 것을 치료자가 주저하는 것은 치료자가 환자를 입원시키는 결정을 하는 것에 영향을 주지 않아야 한다. 정신과 의사는 그 자신의 야심 때문에 환자를 입원시킬 것인지 입원시키지 않을 것인지를 소홀히 처리하지 않아야 한다.

환자가 회복되기 이전에 치료의 소요 시간을 예측하는 것은 어렵다. 현재, 여러 정신의학연구소에서, 정신과 환자에게 소요되는 치료 기간을 단축하려고 하였다(5, 6, 118). 이 책은 환자를 치료하는 것을 다룬다. 환자를 회복시키는 것이 목표인 치료는 통찰치료(insight)이다. 통찰치료는 사회적 회복(social recovery)과 대립된 치료이다(서론 pp. 11-21을 참조하라). 환자를 회복시키려는 이 목표는 정신치료적 기술과 지식의 현재 상태에서 오직 장기적 집중정신분석적 정신치료(long-term, intensive psychoanalytic psychotherapy)에 의해서 달성될 수 있다. 장기적 집중정신분석적 정신치료는 심한 신경증(강박관념적, 공포적 상태의 신경증), 성격 분석(character analyses), 정신병(psychoses)을 치료한다. 이 상태의 사례는 정신과 의사가 잠정적 예후적 예언을 할 수 있다. 그렇지만 이 예언은 구속력이 있을 수 없다. 이것은 이해될 수 있어야 한다. 정신과 의사는 6주부터 3개월 4개월까지 치료 시험기(a trial period of treatment)를 제안할 수 있다. 치료 시험기 이후에 정신과 의사는 치료 기간에 관한 잠정적 예측을 하기 위해 준비할 수 있다.

환자를 위해 그리고 치료자를 위해, 시험기를 두고 치료를 시작하는 다른 이유가 있다. 이 시험기에 정신과 의사와 환자는 처음에 평가한 치료의 가능성이 타당한지를 검토할 수 있고, 정신과 의사와 환자의 사이에 있는 치료 상황을 처음에 평가한 것이 타당한지를 검토할 수 있다.

시험기 동안에, 정신치료는 원칙적으로 되어야 한다. 정신치료 방법이 적용되는 중에 정신치료는 원칙적으로 진행된다. 그러나 우리는 심한 불안이 가득 찬 자료를 지나치게 깊이 파헤치지 않도록 조심하여야 한다. 치료자는 치료를 계속 함으로써 환자가 그 자신의 불안을 처리할 수 있게 환자를 도울 수 있다고 확신이 될 때까지 너무 많은 불안을 표현하라고 치료자가 환자에게 요구하는 것은 위험하고, 그렇지 않다면 현명하지 않다.

치료자는 환자를 치료하기 위해 필요한 시간을 잠정적으로 평가할 수 있는 준비가 되어 있다고 느끼고, 추정한 시간을 환자에게 또는 환자의 보호자에게 말할 때에 아래의 사항을 명심하여야 한다. 치료자는, 한편으로는, 집중정신치료의 부수적 요구에 관해 전혀 들어보지 않은 환자에게 터무니없는 엉터리로 들리는 내용을 말함으로써 환자를 놀라게 하고 싶어하지 않는다. 치료자는, 다른 한편으로는, 환자를 실망시킬 수 있는 틀린 개념에 의해 오도되는 치료 기간을 강력히 말하고 싶어하지 않는다. 위에서 말한 가능성이 일어나지 않고 그리고 정신과 의사의 시간 추정이 지나치게 낙관적이란는 것이 분명하게 될 때에, 환자와 치료자가 지불하여야 할 값은 대단히 높을 수 있다. 환자가 치료를 불신하고 치료에 실망하는 것은 치료적 공동 작업이 생산을 계속하지 못하게 할 수 있다. 대략 말하면, 정신과 의사는 신경증을 앓는 환자에게 1, 2년보다 많지 않은 잠정적 시간을 말할 수 있고, 더 심한 환자,

정신병 환자에게 2년보다 많은 잠정적 시간을 말할 수 있다.

정신치료적 면담의 빈도에 관하여 말하면, 정신분석가들은 환자들이 주 5회 내지 6회 정신치료적 면담을 하여야 한다고 생각하였다. 전쟁하기 전에, 전쟁하는 중에, 전쟁이 끝난 이후에, 정신의학의 인적 자원의 부족 때문에 많은 정신과 의사는 1주에 면담하는 회수를 줄였다. 이 결과, 많은 정신과 의사는 1주에 면담하는 회수를 줄인 것이 정신치료적 과정에 해가 아니라는 것을 발견하였다. 환자가 정신과 의사에게 애착하는 것과 정신과 의사에게 의존하는 것은 왕성하지 않을 수 있고, 복잡하지 않을 수 있다. 그러므로 정신과 의사가 환자를 1주에 하는 면담 회수가 적을 때에, 환자가 정신과 의사에게 애착하는 것(attachment)과 정신과 의사에게 의존하는 것(dependence)을 해결하는 것은 비교적 어렵지 않게 된다.

어떤 유형의 환자, 예를 들면, 조울성 인격장애자(manic-depressive personalities)를 치료할 때에, 치료 회수의 감소는 치료를 성공적으로 이끌기까지 한다. 주 2회 내지 3회 면담을 하는 것은 훈련을 받지 않았거나 내관(introspection)하는 천부적 능력이 없는 사람이 환자에게 유리한 치료를 하게 한다(71). (pp. 143-150을 참고하라.) 1주에 면담하는 회수를 줄이어 치료하는 것은 정신치료가 강력하지 않다(less intensive)는 것을 의미하지 않는다. 정신치료의 강도가 감소하는 것(reduction in intensity)을 정신과 의사는 관찰을 민감하게 함으로써 방지하여야 한다. 일반 환자의 정신치료적 발전은 주 3회 면담하는 것과 주 5회 내지 6회 면담하는 것의 차이를 보이지 않는다는 것을 나는 나의 개인적 경험에 의해 발견하였다. 나는 문제가 심각한 환자를 치료할 때에 주 4회 면담하고 정신치료적 과정이 정상적일 때에 곧 주 3회 면담으로 줄인다.

정신분석적 치료를 하는 정신보건소(psychoanalytically oriented mental hygine clinics)에서, 환자는 주 1회 면담을 받는다. 이 조건에서도 나는 희망적 결과를 많이 본다. 일반적으로, 정통적 치료는 50분 내재 60분 동안 면담한다. 그 치료에 비해, 주 1회 면담하는 이 치료는 90분 동안 면담하는 것이 좋은 결과를 맺게 한다. 이 시간 계획에 의해 치료하는 정신과 의사는 수용적이어야 하고, 민감하여야 하고, 의도적이어야 한다. 그러나 이 시간 계획에 의해 치료하는 정신과 의사가 기여하는 것은 매우 많은 보상을 받을 수 있다.*

가능하다면, 치료자는 동시에 여러 환자를 시작하지 않아야 한다. 치료자는 둘째 환자에게 관심을 집중함으로써 첫째 환자의 기본 자료에 관심을 집중하는 것을 방해받지 않고, 첫째 환자의 기본 자료에 관심을 집중하는 것이 좋다. 치료자는 두 새 환자에게 정신치료를 시작하는 시간의 간격을 2주 내지 4주 두어야 한다. 치료자는 새 환자에게 치료를 시작하는 것을 늦추는 것을 합의하고 그렇게 함으로써 두 새 환자에게 정신치료를 시작하는 시간의 간격을 넓혀야 한다. 두 새 환자에게 정신치료를 시작하는 시간의 간격을 넓히기 위해 치료자는 새 환자와 합의하여야 한다.

치료를 시작하기 전에 치료비를 토론하고 정해야 한다. 정신치료자가 치료비를 정하는 것은 다른 전문가가 치료비를 정하는 것보다 더 중요하다. 왜냐하면, 환자나 환자의 가족이 불확실한 오랜 기간 동안 계속 치료비를 내는 의무를 감당하기 때문이다. 치료비를 결정하는 것은

* 젊은 정신과 의사는, 1주에 적은 회수의 면담을 하기 전에, 훈련을 받기 위해 여러 환자를 주 3회 내지 5회 면담하는 것이 강력히 권장된다.

아래의 요인에 의해 결정되어야 한다. 정신의학적 봉사는, 즉 사람이 그의 삶에 있는 정서적 문제를 극복하게 돕는 것은, 만약 성공하면, 값을 정할 수 없는 고귀한 것이고, 만약 실패하면, 쓸모 없는, 값싼 것이다. 그러나 치료자는 생활비를 정신의학적 봉사에 의해 번다. 그러므로 치료비는 특정 시간에, 특정 장소에서, 정신의학적 봉사에 대한 시장 가격에 의해 정해진다. 정신의학적 봉사를 하고 받는 치료비는, 환자의 경제 정도에 의해 그리고 정신과 의사가 일반적 치료비를 받는 환자의 수와 환자의 경제 정도가 낮기 때문에 낮은 치료비를 받는 환자의 수의 비율에 의해, 정해진다.

면담 약속이 되었지만, 의사가 또는 환자가 약속을 지키지 않은 것에 대한 초기 이해에 의사와 환자는 도달하여야 한다. 의사가 지키지 않은 면담은, 만약 중요하다면, 다시 계획되어야 한다. 환자가 정당한 이유 때문에 지키지 않은 면담도, 만약 중요하다면, 다시 계획되어야 한다. 의사와 환자는 약속한 면담을 할 수 없는 때에 서로 가능한 빨리 알려야 한다는 것을 의사와 환자는 이해하여야 한다. 타당한 이유 때문에 약속을 지키지 못한 환자는 약속을 지킬 수 없다는 것을 비록 미리 알릴 수 없었더라도, 예를 들면, 갑자기 병을 앓았든지, 가족이 갑자기 사망하였든지, 등등으로 약속을 지킬 수 없다는 것을 치료자에게 비록 미리 알릴 수 없었더라도, 치료비를 요구받지 않아야 한다. 만약 환자가 부당한 이유 때문에 면담을 반복적으로 빠뜨리면, 치료자는 환자에게 경고를 하여야 하고, 그 이후에는 치료비를 요구하여야 한다. 어떤 경우에는 의사는 치료의 중단을 고려하여야 한다. 왜냐하면 환자가 약속을 지키지 않는 것은 환자가 중요한 정신치료적 공동 작업에 관심이 없다는 것을 나타내는 것이기 때문이다. 치료비를 지불할 수 없는 환자는 명목상의 치료비를 지불하고 또는 무료로 치료를 받아야 한다.* 치료자가 환자의 경제적 상태를 고려하지 않고 정신치료를 받기 위해 경제적 희생을 하지 않는 환자는 정신치료가 될 수 없다는 옛 정신분석적 개념은 우리의 현대 문화의 틀린 가르침에 의해 생성된, 불행한, 옳지 않은 개념이다. 이것은 아무 것도 지불함이 없이 어떤 것을 얻고 싶어하지 않는 환자의 지존심을 유지하기 위해 가능한 명목상의 대가를 환자가 치료자에게 지불하게 하는 것이 바람직하다는 것을 부정하려는 것이 아니다. 이 말은 물론 건강보험제도나 또는 그와 유사한 제도에서 치료받는 사람들에 관하여 말하지 않는다. 전문적 봉사를 요구하고, 그 받은 봉사의 대가를 경제적으로 갚을 수 있는 사람들은 그 봉사의 대가를 물론 갚아야 한다. 생활비를 벌 수 있는 나이에 도달하지 않은, 부모가 치료비를 지불하는 젊은 환자들의 치료 상황은, 그들의 부모가 관심을 기울이고 책임을 지는 상황이 아니고, 실제로 그들이 관심을 기울이는, 그들이 책임을 지는 상황이다. 이것을 그들에게 강조하기 위해, 그들이 버는 적은 돈으로 또는 그들의 부모에게서 받는 용돈으로 치료비의 일부를 지불하게 하는 것은 현명한 방법이다.

돈에 대한 태도가, 이 문화에서, 정신과 환자의 문제들 중 하나이기 때문에, 나는 집중정신치료의 경제적 면을 광범위하게 토론하였다. 환자는 돈에 대한 태도를 솔직히 철저히 치료자와 토론할 수 있어야 한다. 환자는 치료자의 입장에서 그리고 치료자와 환자의 상호 관계에서

* 현재, 지역사회와 군사원호청이 운영하는 (정신분석적 정신치료를 하는) 정신보건소(mental hygine clinics)와 정신분석연구소가 운영하는 저가 치료소(low-cost clinics)가 증가한다. 이 정신보건소와 저가 치료소는 개업의가 치료할 수 없는, 치료할 대책이 없는, 많은 환자를 돌보려고 한다. 지역사회에서 운영하는 가정지원센터, 청소년 상담센터, 청소년 상당복지센터, 아동상담소, 가족상담소 등이 있고 각 학교에 학생 상담소가 있다.

돈의 문제에 대한 명확한 태도의 배경을 치료자와 열린 마음에서 철저히 자유롭게 토론할 수 있어야 한다.

몇몇 저명한 정신과 의사는 환자의 잘못으로 약속된 면담을 하지 않은 경우에 그 빈도와 그 이유를 불문하고 그 면담의 치료비를 환자가 치료자에게 지불하게 하여야 한다고 주장하였다. 이 주장은 의사가 환자의 잘못으로 약속된 면담을 못하고 시간을 허송하였기 때문에 의사가 벌 수 있는 돈의 일정 부분이 축소되었다는 사실에 기초하여 설명되었다. 이것은 사실상 그렇다. 그러나 정신과 의사의 특권은 제공되지 않은 봉사의 대가를 받지 않는, 일반적으로 우리가 인정하는 우리 문화의 관습에서 예외가 아니라고 나는 느낀다(참고문헌 93을 참조하라). 돈을 버는 시간의 예상 못한 손실이 장애물(handicap)이라는 것을 나는 물론 안다. 위에서 말한, 환자의 잘못으로 약속된 면담을 못하고 시간을 허송하였기 때문에 의사가 벌 수 있는 돈의 일정 부분이 축소된 사건에서 정신과 의사의 자존과 전문직의 존엄이 방해받지 않는 길을 나는 모른다. 더구나, 생산적 인격이 되게 하기 위해 그와 같은 자유로운 시간을 환자가 가질 수 있는 것이 가장 기본적인, 가장 중요한 것일 수 있다.

제6장

정신치료 방법에 관한 서론

집중정신치료의 의미와 목표는 앞의 여러 장에서 정의되었다. 정신치료의 원칙은 치료자가 환자를 첫 면담할 때에 환자가 치료자에게 요구하는 것에 의해 토론되었고 치료자가 환자를 첫 면담할 때에 적용되었다. 나는 정신치료의 발달 과정에 맞춰 정신치료 방법을 이제부터 토론하겠다. 전에 말한 바와 같이, 정신치료는 정신과 의사와 환자가 환자의 문제와, 그 문제를 경감할 수 있는 수단을 찾아 내기 위해 만나는 순간부터 시작한다.

정신치료 과정은 정신과 의사와 환자의 합동 작업에 의해 기능을 발휘한다. (The functioning of the psychotherapeutic process is implemented by the mutual collaboration of psychiatrist and patient.) 이미 말한 바와 같이, 정신과 의사가 사용하는 첫째 정신치료적 도구는 환자가 표현하는 것을, 이를 테면, 환자가 자발적으로 호소하는 것과 환자가 사실에 기초한 전기와 정서적 전기를 연결한 것을, 특히 아동기부터 발생한 사실에 기초한 전기와 정서적 전기를 연결하여 보고하는 것을, 환자가 최근에, 예전에, 개인적으로 대인관계를 경험한 것을, 이를 테면, 공상한 것을, 꿈꾼 것을, 망상한 것을, 환각한 것을 이해하는 것이다. (As previously mentioned, the first psychotherapeutic tool used by the psychiatrist is listening intelligently to patients' communications, such as spontaneous complaints and reports about connecting factual and emotional biographical data, especially from childhood, and about recent and previous private interpersonal experiences, such as reveries, dreams, delusions, and hallucinations.) 정신과 의사가 하는 일의 또 다른 필요한 것은 직접적인 단순한 의미가 많은 정보에 관한 질문을 환자에게 함으로써 환자가 자료를 내놓게 환자를 자극하는 것이다. 그러므로 우리는 환자가 연상적 사고를 하게, 연상적 사고를 내놓게 환자를 격려하여야 한다. 치료적 면담 동안에 일어나는 중요하지 않은 사고와 신체적 감각을 환자가 관찰하게, 환자가 관찰한 것을 우리에게 보고하게 우리는 환자를 격려하여야 한다. 치료자는 환자에게 의미 있는 해석을 함으로써, 적합한 때에 환자에게 옳은 해석적 질문을 함으로써, 환자의 해석적 사고를 조사함으로써, 점진적으로 얻은 정보의 연결되지 않은 듯이 보이는 조각들과 통찰을, 치료자가 환자를 위해, 환자와 함께, 앞에서 말한 방법으로 묶음으로써, 환자가 그 자신의 은밀한 의미를 이해한 것을 분명히 나타내는 것에 대한 그 자신의 내적 반응에 치료자가 관심을 기울임으로써, 환자가 자각한, 이해한 정서적 경험을 여러 잡다한 방법으로 환자가 훈습하게 안내함으로써, 해석을 치료자의 도구로 계속 사용한다. (The therapist continues to utilize his tools by offering meaningful interpretations; by investigating patients' interpretive thinking through asking correct interpretive questions at the proper time; by tying together both with and for patients the seemingly disconnected pieces of information and insight gradually obtained with the help of the aforementioned procedures; by paying close attention to his own inner reactions to patients' manifestations as an additional access to the understanding of their implicit meaning; and by guiding patients in repeatedly working through in various and sundry connections the emotional experiences which have come to their awareness and to their understanding.)

치료자가 환자의 문제와 직접적 관계가 있는 정보를 지적으로 듣고 환자에게 질문하는 것의 첫째 목적은 환자들이 그들의 삶의 고통스런 면들과 그 자료에 관하여 아는 모든 것을 언어로 나타내고 생각하라고 격려하는 것이고, "망각된 듯한"("forgotten") 것의 부분을 회상시키는 것이다. 둘째 목적은 환자가 어려워하는 것과 환자의 인격의 구조의 타당한 그림을 치료자가 얻어 환자에게 전달하려는 것이다.

치료자가 환자에게 해석하고 해석적 질문(interpretive questions)을 하는 목적은 환자가 해리된 억압된 경험과 동기를 자각하게 하려는 것이고, 환자가 모르는, 억압된, 해리된 자료가 어떻게 표현되는지, 언어화된 의사소통과 행동, 태도, 몸짓 같은 행동 양식에 색이 어떻게 입혀지는지를 환자가 보게 하려는 것이다.

환자와 정신과 의사가 작업하여야 하는 가장 중요한 정신치료적 자료는 의사-환자 관계가 실제적 면과 왜곡된 면에서 변화하는 것에서 온다. 이 자료는 긍적적 전이, 부정적 전이, 병렬적 왜곡을 포함한다. (The most important psychotherapeutic material with which patients and psychiatrist must work stems from the vicissitudes of the doctor-patient relationship in its real and in its distorted aspects. This material includes positive and negative transference and parataxic distortions). 이 자료는 환자가 치료자에게 안전한 행동을 하는 것을 포함한다. 이 자료는 환자가 정신치료 방법을 의식적으로 방어하는 것과 정신과 의사에게 무의식적으로 "저항하는 것"을 포함한다. 환자가 정신치료적 과정의 효과를 무의식적으로 저항하는 것과 정신과 의사가 환자에게 정서적 반응을 한 것 그리고 환자가 정신과 의사에게 정서적 반응을 한 것에 대한 정신과 의사의 정서적 반응을 포함한다(30,38,72,99). (It also includes security operations in relation to the therapist, as a conscious defense against psychotherapeutic procedures and unconscious "resistance" against the psychiatrist and the effectiveness of the psychotherapeutic process and the emotional reactions to the patient and to his productions on the part of the psychiatrist.)

제7장

연상, 사소한 사고, 신체적 감각, 이것들이 정신치료에 사용된다

1. 연상

정신과 의사가 환자에게 적합한 의미 있는 질문을 함으로써 환자가 제시하는 정보를 지능적으로 청취하는 방법에 관해 나는 앞의 여러 장에서 말하였다. 나는 앞의 여러 장에서 말한 도구를 사용하는 것에 관하여 지금 말하고 싶다. 그 도구는 환자의 연상을 장려하는 것(the encouragement of the patients' associations)과 사소한 사고와 신체적 감각을 관찰하는 것(the observation of marginal thoughts and physical sensations)이다. 환자의 연상을 정신과 의사가 장려하는 것과 환자의 사소한 사고와 신체적 감각을 정신과 의사가 관찰하는 것은 정신치료적으로 타당한 정보의 근원이다.

"자유연상"("free associations")은 정신분석적 치료의 최초 개념의 핵심 부분이다(30, 37, 72, 99). 환자의 연상적 사고(associative thinking)는 환자가 정신분석적 면담을 하는 동안에 환자에게 일어나는 모든 사고, 감정, 환상을 인습적 제한을 받지 않고 자유롭게 표현하라고 격려받는 의미의 "자유롭게"("free"), 연상적 사고를 하는 것이다. 그러나 연상적 사고의 내용은 예전에 느낀 일련의 사고, 감정, 연상에 의해 결정되기 때문에 자유롭지 않다. C. G, Jung은 이것을 그의 연상에 관한 실험적 연구에 의해 증명한 첫 사람이다. 그러므로 환자가 마음에 떠오르는 것을 선택하지 않고, 목적에 맞추지 않고, 지침을 따르지 않고, 의심하지 않고, 마음에 떠오르는 대로 말하라고 분석가가 환자에게 요구하는 것이 정통적 정신분석의 가장 중요한 부분이라고 우리는 말할 수 있다. 이것은 환자가 분열된 또는 억압된 자료를 자각하게 하는 그리고 자각한 그 자료의 내용, 역동, 발생을 토론하게 하는 가장 적합한 방법이다.* 억압하는 과정과 해리하는 과정(repressive and dissociative processes)에 관한 정신분석적 지식의 현재 상태에서, 나의 경험에 의하면, 환자의 자유연상을 집중정신치료의 중심이 되게 하는 것은 시간을 낭비하는 것이다. 경계선 환자를 치료할 때에, 분명한 정신병 환자를 치료할 때에, 이 방법은 통합되지 않은 분해된 사고(disintegrated thinking)를 하게 할, 분해된 사고를 많이 하게 할 위험이 있다. 이 이유 때문에, 정신병 환자가 연상을 자유롭게 하게 정

* 억압하는 것(repression)과 동의하지 않는 감정을 간접적으로 해리하는 것(dissociation)은 밖을 향하는 사건(outward events)을 또는 내적 사고와 감정(inner thoughts and feelings)을 자각하지 않게 하기 위해, 그 사건, 그 사고와 감정이 회상되지 않게, 의식되지 않게 하기 위해 우리가 주로 사용하는 과정(main processes)이다. 그러므로 용어 "억압하는 것"("repression")과 동의하지 않는 감정을 간접적으로 "해리하는 것"("dissociation")은 이 목적에 도달하기 위해, 그러므로 (환자가 치료자의 설명을 듣고 이해하는) 해석적 정신치료(interpretive psychotherapy)를 받기 위해 하는 모든 작전(operations)을 다루기 위해 이 책에 사용되었다. 이와 같은 또는 비슷한 동기로 사용되는 기제를 알기 위해 참고문헌 36, 37, 54, 78a, 147을 참조하라.

신과 의사는 내버려두지 않아야 한다. 이것은 정신병 환자가 자유연상을 하지 못하게 하는 것을 물론 의미하지 않는다. 만약 자유연상이 정신병 환자가 할 수 있는 모든 것이면, 자발적 자유연상이 격려되지 않아야 하는 것은 물론 아니다.

환자가 정신과 의사와 자유로운 소통을 하지 못하게 인습적으로 방해하는 것이 있다. 그 때문에 Freud는 자유연상 방법을 추천하였다. 그 동안에 환자가 정신과 의사와 소통을 하지 못하게 하는 방벽은 Freud의 가르침에 의해 그리고 Freud의 가르침이 문화의 양식을 변화하게 한 것에 의해 무너졌다. 난처한 상황을 만드는 비인습적인 것의 은밀한 것에 관한 문화적 평가에 사회학적으로 결정적 역할을 한 다른 변화도 물론 소통을 하지 못하게 하는 방벽을 무너뜨렸다. 정신분석적 치료가 잉태된 지난 1900년 동안, 사람들은 가장 "난처한"(most "embarrassing") 자료, 즉 성적 자료(sexual matters)를 우리가 오늘날 말하는 것 만큼 자유롭게 말하지 않았다. 대체로, 사람들은 성적 자료를 현대의 "난처한" 화제, 이를 테면, 적개심과 애정(feelings of hostility and tenderness)보다 쉽게 표현한다(pp. 143-150을 참조하라). 사람들은 일반적으로 그렇고, 마음의 병을 앓는 환자는 정신과 의사를 대할 때에 특별히 그렇다. 환자가 정신과 의사를 대하는 상황은 널리 퍼져 있는 정신분석적 치료의 요구를 환자가 알고 있는 것에 부분적으로 기인한다. 그러므로, 일반적으로 자유연상을 격려하는 그런 방법은 환자가 비인습적 자료에 관하여 말하지 않으려는 것을 정복하는 도구로서 꼭 필요한 것은 아니다. 만약 환자가 말하기를 꺼려하는 것이 있다면, 그 원인은 흔히 여러 다른 것에서 온다. 환자가 말하기를 꺼려하는 것의 원인은 "저항"("Resistance")(pp. 184-201)과 "의도적 방해"("Intentional Blocking")(pp. 202-204)에서 토론될 것이다. 자유연상은 이런 유형의 꺼리는 것을 보살필 수 없을 뿐만 아니라 잘못 사용될 수 있다. 이것의 확증을 우리는 여러 환자가 자유연상하는 동안에 연상하기를 꺼리는 특정 내용을 의도적으로 소통하지 않으려고 할 수 있다고 자발적으로 한 말에서 찾을 수 있다.

자유연상의 사용을 많이 제한하는 둘째 이유는 환자가 생산하는 것을 강조한 결과이다. 정신분석적 정신치료를 하는 의사의 관심은 환자가 자료를 해리하는 동기에 있고, 환자가 억압한 내용보다 환자가 억압된 자료를 자각하고 억압한 자료에 반응하는 것(response to repressed material)에 있다.

그 결과, 정신과 의사의 관심은 환자가 해리한 것(dissociations)의 내용과 억압한 것(repressions)의 내용을 조사하는 것에 초점을 맞추기보다 환자의 자아방어(ego-defenses), 즉 환자가 안전을 느끼기 위해 작전하는 것(security operations)에 초점을 맞췄다. 다시 말하면, 자유연상은 환자가 억압한 사고와 감정에, 환자가 해리한 사고와 감정에, 그것들의 내용의 의미를 의사와 환자가 이해하는 가장 좋은 방법으로 사용되었다. 그러나 자유연상은 오늘날 비교적 유용하지 않다. 환자가 자유연상하는 것을 우리가 격려하기보다 환자가 직접적인 정보를 우리에게 제공하게 하고 그 직접적인 정보를 청취함으로써, 이 자료를 억압(repression)하게 하는 역동과 자료를 해리(dissociation)하게 하는 역동을 우리는 비교적 잘 발견할 수 있다.

자유연상의 중요성을 과대평가하는 것에 포함된 한 위험은 환자의 현재의 삶에서 실제로 중요하나 중요하지 않게 보이는 사실에 치료자가 충분히 관심을 기울이지 않을 수 있는 것이다. 병의 역사적 자료를 탐색하는 것과 환자가 모르는 그러나 지금도 대인관계적 과정을 탐색하는 것은 모든 정신장애의 정신병리를 이해하기 위해 굉장히 중요하다. 그러나 우리는 환자의 현재의 대인관계를 조사하는 것을 경솔하게 취급하지 않아야 한다. 환자의 현재의 대인관계는 환자의 자아방어와 안전을 느끼기 위한 활동(ego-defenses and security operatios)의 중요한 정보원(source of information)이고, 자아방어와 안전을 느끼기 위한 활동 배후에서 동기를 일으키는 불안의 중요한 정보원이다. 그 때문에 정신과 의사는 현재의 대인관계를 말하라고 환자에게 압력을 넣어야 한다["꿈"(pp. 267-285)을 참조하라]. 만약 토론할 화제를 환자가 마음대로 선택하게 하는 경향이 정신과 의사에게 있으면, 이 자료는 자주 무시될 수 있다.

현재의 일상생활에서 일어나는 환자의 작은 사건들은 분석가가 환자의 정신병리를 이해하기 위해 중요하다. 이것은 아래의 경험에 잘 설명되어 있다. 환자는 일상생활에 나타나는 현재의 자료나 과거의 자료를 보고하지 않으려고 회피한다. 그 대신, 환자는 특수하지 않은 감정과 정서를 끝없이 자유연상한다. 환자는 이 연상의 흐름을 중단하고 싶고, 일상적으로 일어나는 사건에 관한 정보를 제공하고 싶기 때문에, 약속 시간에 언제나 늦는 버릇에 관해 자기경멸적 말을 함으로써 일상생활을 말하기 시작하였다. 환자는 약속 시간을 지키기 위해 집을 일찌기 출발하여야 하지만 일찌기 출발할 준비를 거의 하지 않는 이유를 생각하였고, 빨리 옷을 입지만 언제나 서둘렀고, 시간 약속을 지켜야 할 때에 압박을 느꼈다고 환자는 계속 말하였다. 그녀는 외출 준비를 할 때마다 외출하기 전에 옷방과 옷장을 정리하여야 하였다. 그녀는 물건들을 정리할 시간이 없으면, 어지러운 상태로 두고 외출하면, 외출한 대부분의 시간에 불쾌하였다. 이 불평은 강박관념 증상이 없는 사람이 하였기 때문에 놀라운 것으로 보였다. 마침내, 그녀의 방과 그녀의 물건을 정리하라고, 그녀의 방과 그녀의 물건을 어지러운 상태로 두고 외출하지 말라고 그녀의 어머니가 그녀에게 감정적 인상을 주며 말한 것을 그녀는 말하였다. 환자가 외출한 동안에 사고가 일어났다. 또는 그녀는 언제나 병을 앓았다. 그녀가 없을 때에 사람들은 그녀의 어지러운 집을 보았고, 그녀와 그녀의 양육을 판단하였다. 그녀의 일상생활에서 그녀의 방과 그녀의 물건을 어지러운 상태로 두고 외출한 사건이 반복 일어난 이후에 그녀는 어머니에게 그리고 어머니가 상상한, 유명하지 않은 사람에게 인정을 받으려고 한 것과 인정을 받지 못할까 봐 두려워한 것을 처음으로 깨달았다. 그녀는 그녀의 생활을 끊임없이 그늘지게 한 가벼운 불안을 대면할 수 있었다. 그녀는 그녀의 불안감이 나타나지 않게 하기 위해 중요하지 않은 감정을 길게 늘어 놓는 것을 인지하였다.

또 다른 예는 강박관념 환자(obsessional patient)가 치료받은 역사에 있다. 전날에 한 일을 보고하라고 정신과 의사가 환자에게 끊임없이 압력을 가하였기 때문에 환자는 분석 작업의 과정을 불평하였다. 그 불평이 정신과 의사에게 중요하게 보이지 않았다. 그렇지만, 전날에 한 일을 보고하라고 정신과 의사가 환자에게 끊임없이 압력을 가하였기 때문에 환자는 분석 작업의 과정을 오랫동안 불평하였다. 환자는 "저는 전날에 한 일이 없기 때문에 선생님에게 말씀을 드릴 수 없습니다", "선생님은 저의 하루가 얼마나 공허한지 모르십니까? 선생님은 아무 것도 발생하지 않은 것을 모르십니까? 저는 발생하지 않은 것을 어떻게 선생님에게 말씀을 드릴 수 있습니까?"라고 환자는 불평을 반복하였다. 환자의 그 증상이 환자의 하루하루가 공허한 원인이라고 마침내 정신과 의사는 환자에게 지적하였다. 그리고 정신과 의사는 환자에게 질문하였다. 왼쪽 스타킹을 먼저 신을까 오른 쪽 스타킹을 먼저 신을까를 한 시간 이상 생각하는지를, 청색 옷을 입을지 초록색 옷을 입을지를 또 한 시간 이상 생각하는지를, 정신과 의사를, 가족 구성원들을, 환자의 생활의 기타 중요한 사람들을 미워하는 감정과 사랑하는 감정을 여러 시간 동안 공상하는지를 질문하였다. 정신과 의사는 환자가 의존욕을, 의존욕을 피하는 방법을, 환자의 의존심을 선동한 사람들을 배열하는 것을 찬동하는 방법과 찬동하지 않는 방법을 하루 종일 공상하는지를 탐색하였다. 환자가 더러운 물질을 만지는 것, 환자가 의존하고 싶은 사람을, 환자가 미워하는 사람을 감시하는 것 등 모든 금기를 하지 않기 위해 많은 시간을 아직도 더 사용하여야 한다고 정신과 의사는 환자에게 말하였다. 환자는 이것을 인정하였다. 그녀가 그녀의 공허한 날에 관해 말하고 싶어하지 않는 것은 그녀가 그녀의 공허한 날을 가득 채운 강박적 행위를 보고하는 것을 주저하는 것이었음을 그녀는 이해하였다. 그 뒤에, 그녀는 그녀의 일상생활의 강박관념적 내용을 정신치료적으로 탐색하는 것이 중요하다는 것을 이해하였다. 그녀가 정신과 의사를 미워하는 요소들은 그녀의 강박적 선입견이 나타날까 봐 그녀가 불안을 느낀 것과 관계가 있다는 것을 그녀는 회상하였다. 치료는 환자의 일상생활을 가득 채운 강박적 선입견을 주로 토론하는 것이었다. 치료가 진행되어, 강박적 인격의 성향이 나타났다. 그녀는 그녀의 불안을 점진적으로 대면하였다. 마침내 그녀는 그녀의 강박적 증상을 해결하는 첫 발을 내딛기 시작하였다.

정신과 의사는 일상생활에서 일어나는 의미 있는 자료를 토론하는 때에, 환자가 의도적으로 말하지 않는 중요한 역사적 자료를 자세히 알려고 관심을 기울이지 않기 위해 조심하여야 한다. 환자는 일상생활에서 일어나는 의미 있는 자료가 실제로 중요하지 않다고 판단하기 때문에, 또는 환자들은 의식을 하든 못하든 일상적 자료보다 불안한 내용이 많이 있는 자료를 토론하고 싶지 않기 때문에 중요한 역사적 자료를 의도적으로 말하지 않을 수 있다.

자유연상을 정신치료 방법으로 무분별하게 많이 사용하는 것은 자유연상을 사용하지 않는 것보다 일반적으로 의미가 적다고 생각되었다. 이것은 정신치료를 하기 위해 연상적 사고(associative thinking)를 사용하지 않는 것을 절대로 의미하지 않는다. 연상적 사고는 환자나 치료자가, 또는 환자와 치료자가 토론하고 있는 특정 요점들을 분류하기 어렵다는 것을 환자가 아는 경우에, 또는 분명하게 되지 않은 문제를 더 이해할 필요가 있는 정보를 모를 때에, 또는 환자의 사고의 흐름이 건조하고 이 상황을 직접적 질문으로 고칠 수 없다면, 특별히 사용하는 것이 좋다고 권고된다. 이 문제의 예는 이 장(this chapter)의 끝에 제시될 것이다.

2. 사소한 사고, 신체적 감각

그런 사례에 쓸모 있다고 우리가 말하는 다른 도구는 환자가 문제와 일반적 화제를 면밀히 토론하는 때에 일어날 수 있는 사소한 사고(marginal thoughts)에 관심을 기울이라고, 그 사고를 언어화하라고 장려하는 것이다. 환자가 신체적 감각과 증상이 일어나는 대로 신체적 감각과 증상을 관찰하게, 서술하게, 비슷한 감각들이 또는 비슷한 증상들이 현재 일어난 때와 환경과 비슷한 감각들이 또는 비슷한 증상들이 전에 일어난 때와 환경에 환자가 관심을 기울이게 훈련이 되어야 한다고 치료자는 환자에게 말하였다.

아래의 보고는 이 세 정신치료 도구를 성공적으로 사용할 수 있게 설명할 것이다. 젊은 여자 환자는 전신이 마비된 것을 느끼고(sense of general paralysis), 무감각과 메스꺼움을 느끼고 그리고 동시에 갑자기 열이 오르는 것(hot flushes)을 주기적으로 경험한다고 호소하였다. 전신 마비, 무감각, 메스꺼움, 갑자기 열이 오르는 것이 진행되는 동안에 그녀의 시각은 몽롱하게 되었고, 대상과 사람은 왜곡되어 보였고, 큰 대상은 작게, 작은 대상은 크게 보였다. 그런 발작이 면담하는 동안에 처음 일어났다. 그때에 치료자는 환자에게 발작이 처음 일어난 때(onset)에 관하여 질문하였다. 환자는 발작이 처음 일어난 때를 알 수 없었다고, 발작이 무엇과 연결되어 일어났는지를 알 수 없었다고 말하였다. 그 뒤에 환자는 이 발작이 언제 처음 일어났고, 어떤 것과 연결되어 발생하였는지를 질문받았다. 환자는 망설이다가 집에서 대학교 캠퍼스로 환자의 조부가 환자에게 준 새 자동차 Cadillac을 운전하고 갈 때에 이 발작이 처음 발생하였다는 것을 회상하였다. 환자는 그때 16세이었다. 정신과 의사는 이 정보를 얻은 뒤에, 환자가 그 이후에 침묵하는 것을 무너뜨리기 위해 갑자기 열이 오르는 것에 관한 생각이 마음에 떠오르는 것을 말하라고, 언제 열이 갑자기 올랐는지를, 열이 무엇과 연결되어 갑자기 올랐는지를 연상하라고 환자에게 말하였다. 환자는 이 말을 들은 이후에, 많은 자료를 내놓았다. 그 자료들은 재산을 아끼지 않는 조부의 태도를 보고 환자가 당황한 것을 나타내었다. 조부가 환자에게 돈을 낭비하는 것은 환자를 다른 사람과 다르게 만들었다. 조부가 환자에게 돈을 낭비하는 것은 환자를 같은 시대에 사는 사람의 눈에, 학과 친구의 눈에 띄게 만들었다. 환자는 면담시간에 갑자기 열이 오른 때와 그때 상황을 생각나는 대로 말하라고 요구받았다. 그때를 환자는 말할 수 있었다. 발작은 그녀가 그녀의 환경보다 나쁜 환경에 있는 사람들을 방문한 것을 말하고 있던 때에 일어나기 시작하였다. 환경이 좋은 사람들은 행복하다고 그녀의 가족이 그녀에게 가르쳤지만, 그녀는 그녀보다 나쁜 환경에 있는 사람들을 방문하는 중에 그 사람들이 전혀 불행하지 않다는 것을 발견하였다. 그녀는 많이 놀랐다. 환자는 다시 침묵하였다. 정신과 의사는 환자의 마음에 생각이 더 있다는 것을 느꼈고, 그 때문에 생각나는 대로 더 말하라고 환자에게 요구하였다. 환자는 더 말하지 않았다. 그 때문에, 치료자는 환자가 생각나는 대로 연상하는 동안에 그녀가 생각한 중요하지 않은 것들에 관하여 질문하였다. 환자는 조금 머뭇거리었다. 환자는 그다음에 다른 생각을 하였다고 응답하였다. 그 다른 생각은 정신과 의사가 불행하지 않고 약간 통통하다는 것이었다. 이 발견도 그녀의 어머니가 그녀에게 가르친 것과 정반대이었다. 왜냐하면, 여윈 것은 어머니의 말에 의하면, 행복하게 되는 도중에 있는 것이기 때문이었다.

그다음 일련의 면담에서 갑자기 열이 오르는 것이 반복되는 것에 대하여 그녀가 연상한 것은 아래의 사실을 분명히 의미하였다. 갑자기 열이 오르는 것은 병존하는 증상과 함께, 그녀가 그녀의 조부와 그녀의 부모가 각각 그들의 방식대로 그녀에게 심어 준 틀린 가치 체계를 불쾌하게 여기었다는 사실을 분명히 의미하였다. 그녀는 그녀의 조부와 그녀의 부모의 틀린 개념을 인지하였기 때문에 당황하였고, 얼굴을 붉히었다. 그녀가 그녀 자신의 환경을 희미하게 인지하였다는 것과 그녀의 가족이 틀리게 가르쳤기 때문에 그녀의 판단이 삐뚤어졌다는 것을 그녀가 이해한 것은 그녀를 크게 당황하게 하였다. 그녀는 치료받기 전에 그녀가 조부와 의견을 달리하는 것을, 부모와 의견을 달리하는 것을 몰랐다. 그녀는 조부와 의견을 달리하는 것을, 부모와 의견을 달리하는 것을, 오직 신체적 증상으로 나타내었다. 가족이 그녀에게 보복적 부인을 할 것이라고 그녀는 생각하였다. 그 때문에 그녀의 불안은 발생하였고, 그 불안 때문에 그녀는 가족의 가치 체계를 거부하지 못하였다. 그녀는 이 불안을 제거하기 위해 충분한 자존심을 발달시키는 것을 치료에 의해 학습하였다.

우연히, 그녀의 신체적 증상은, 위에서 보고된 바와 같이, 치료자에 의해 해석되지 않았고, 환자에 의해 해석되었다. 정신과 의사는 정신신체병적 증상(psychosomatic symptoms)을 그 증상의 원인보다 그 증상이 나타나는 모습에 의해 해석하였다. 이 화제를 자세히 설명한 것을 보기 위해 pp. 215–235를 보라. 환자의 신체적 증상의 기질적 원인일 수 있는 가능성은 철저한 신체검사에 의해 제거되었다.

이 예는 이 장에서 토론된 세 치료 도구를, 즉 방향이 정해진 연상(directed associations), 사소한 사고를 관찰하는 것(observation of marginal thoughts), 증상이 발생한 때와 맥락에 관심을 기울이는 것(attention directed to the timing and context in which the symptomatology arose)을 사용함을써 신체적 증상을 해결하는 것과 최초의 불안을 해결하는 것을 보여 준다.

기억과 다른 정신치료적으로 도움이 되는 자료를 끌어내기 위해 사용할 수 있는, 환자의 의사소통을 이해하기 위해 사용할 수 있는 많은 방안이 있다(Augusta Slesinger의 책 p. 57을 참조하라). 정신과 의사는 이 부속물들 중에서 어느 것이 그가 사용할 수 있는 유용한 도구인지를 스스로 찾아야 한다. 그런 방안을 선택하고 사용하는 것은, 첫째로 의사의 인격과 환자의 인격에 달려 있고, 둘째로 의사와 환자의 상호 관계에 달려 있다.

나 자신의 경험에서 나온 한 예를 말하겠다. 나는 정서적으로 의미 있는 아동기 기억들을 끌어낼 때에 내가 토론하고 있는 정서적 경험의 거의 확실한 책임이 있다고 생각한 대인관계 상황을 다시 만드는 것이 아주 많은 도움이 된다는 것을 나는 자주 발견한다. 이때에, 나는 환자에게 환자의 별명 뿐만 아니라 그 대인관계 상황에 관여하고 있는 듯이 보이는 중요한 사람의 별명도 묻는다. 물론, 많은 다른 정신과 의사가 하는 것처럼, 나도 그 경험이 발생한 방이나 장소를 서술하라고 환자에게 요구한다. 그다음에 나는 검토하고 있는 사람에 관해 상상하기 위해 나 자신이 다른 사람과 환자들이 있는 비슷한 환경에서 개인적으로, 직업적으로 경험한 것을 떠올린다. 나는 나의 경험을 시각적으로 떠올린 다음에 중요한 의미 있는 사람의 음색, 즉 음성, 억양, 어휘를 상상한다. 예를 들면, 나는 나의 환자 Bill(Bill은 외아들이다)의 아버지 Robert에게 "조용히 하십시오. 여보! Bill은 어머니의 사랑보다 더 믿을 수 있는 것이 없다는 것을 압니다. 그래서 Bill은 어머니가 하지 마라고 말하면 할 생각을 꿈에서도 하지 않습니다. Bill은 저의 아버지의 좋은 두뇌를 유전 받았습니다. 그래서 당신은 Bill에게 다르게 충고하지 마십시오."라고 말하는 지나치게 걱정을 많이 하는 (Bill의) 어머니이고 지배적인 (Robert의) 부인을 인용할 수 있다. Reich(128)도 참조하라.

환자가 아동기를 보낸 외상적 환경의 구조에 반응한 것은 "당신은 그것을 어떻게 아셨습니까?"일 수 있다. 그러면, 그가 전에 억압한 분노, 또는 원한, 또는 슬픔, 또는 불안은 의사의 재구성에 의해 회상될 것이다.

제8장

해석과 그 적용

해석(interpretation)은 앞에서 여러 가지로 토론되었다. 그 해석을 적용하는 것에 관하여 나는 계속 자세히 토론하겠다. 우리는 우리의 대인관계 경험을 인식하는 만큼, 안정될 수 있다고 나는 이미 말하였다. 이 말이 옳다고 우리가 가정하면, 우리가 정신치료를 할 때에 기본적으로 하여야 하는 것은 환자가 해리된 자료(dissociated material)와 억압된 자료(repressed material)를 알게 하는 것이다. 환자가 해리된 자료와 억압된 자료를 알게 되는 것은 해석에 의해 된다.

정신과 의사는 환자의 해리된 자료와 억압된 자료를 해석에 의해 자각의 언어(language of awareness)로 전환한다. 환자는 환자의 해리된 자료와 억압된 자료의 내용과 역동을 의식하지 않고, 환자의 해리된 자료와 억압된 자료를 다른 경험과 연결하지 않고, 환자의 해리된 자료와 억압된 자료의 역사적 또는 정서적 배경과 관계가 있는 여러 의미를 밝히지 않고, 정신과 의사에게 말한다. 정신과 의사는 환자의 해리된 자료와 억압된 자료를 해석에 의해 환자에게 공개한다. 정신과 의사가 해석에 의해 환자에게 공개한 것은 환자의 예전 삶에 있던 실제적 사건이, 환자의 예전 삶에서 발생한 사건이 자주 아니다. 정신과 의사가 해석에 의해 환자에게 공개한 것은 오히려 환자의 예전 삶에서 발생한 사건과 함께 발생한 정서적 반응이거나, 이 사건에 의해 발생한 정서적 반응이다. 그 결과로, 이 연결 고리와 이 사건과 동반하는 정서적 경험들을 해석적 명료화(interpretive clarification)하는 것이 필요하다. 사건 자체는 해석적 명료화가 자주 필요하지 않다(6, 30, 37, 38, 40, 41, 46, 72, 84, 99).

이것은 진리인 것처럼 보인다. 왜냐하면 한 사건이 두 사람에게 전혀 다른 정서적 의미일 수 있기 때문이다. 이 다른 정서적 반응은 각 사람의 역사와 배경에, 각 사람의 인격 구조에, 각 사람의 생활 양식에 달려 있다. 그러므로, 만약 각 사람의 인격에 특수한 대인관계적 준거체계(interpersonal frame of reference)를 철저히 고려하여 정신치료를 하지 않는다면, 해석적 정신치료(interpretive psychotherapy)는 타당하게 될 수 없다. 적합한 자료를 보고함으로써 또는 해석적 질문을 함으로써 하나의 또는 다른 해리 내용을 자각하게 하는 것은 일반적으로 치유적 효과(curative effect)를 일으키지 않는다.

Freud는 "망각된" 내적 사건과 외적 사건("forgotten" inner and outward event)을 회상하라고 강요한 것이 치료적 효과를 일으키는 것을 처음 발견하였을 때에, 단순한 해석(a single interpretation)이 치유적 작용(curative job)을 할 수 있다고 믿었다. 그러나 Freud와 그의 문하생들은 이 개념을 그들이 그 이후에 치료적 경험을 한 것과 일치하게 하기 위해 이 개념을 개정하여야 하였다. 현재, 정통적 정신분석가(classical psychoanalysts)와 정신분석적 치료를 하는 정신과 의사(psychoanatically oriented psychiatrist)는 정신치료적 노력에 의해 알게 된 환자의 경험들이 환자의 여러 잡다한 의사소통에 반복되는 것을 안다. 치료받는 환자에게 모습을 들어낸 해리된 억압된 자료는, 치료받는 환자의 여러 관계에서, 무엇보다도 환자와 정신과 의사의 관계에서, 결합되어야 하고 그리고 훈습되어야 한다. 환자가 그 자료를 자각하고 이해한 것이 마침내 환자의 대인관계적 경험의 기본 양식을 건설적 치유적 통찰을 한 것으로 전환될 때까지, 그 해리된 그리고 억압된 자료는 환자와 정신과 의사의 관계에서 결합되고 극복되어야 한다(30, 38, 72, 99).* (The dissociated and repressed material which reveals itself to patients under treatment, in various connections−above all, in the realm of their relationship with the psychiatrist−must be tied together and worked through repeatedly, until awareness and understanding are finally transformed into constructive and curative insight into the basic patterns of a patient's interpersonal experiences.)

일반적으로, 마음의 병을 앓는 환자(mental patients)는 정신과 의사의 도움을 받지 않고, 또는 적어도 신념을 가르침(indoctrination) 받지 않고, 적합한 치유적 해석 작업(adequate curative interpretive work)을 할 수 없다. 이것이 모든 독자에게 자명하지 않기 때문에, 아래의 것이 제시된다. 아동기 기억상실(childhood amnesia)에 관하여 내가 앞에서 말한 것은 필요한 것을 변경하면 성인의 기억상실에 적

* 정통적 정신분석과 정신분석적 정신치료의 가르침에 관한 좋은 정보를 얻기 위해 참고문헌 79를 보라. 정신분석 이론과 치료의 현재 상태에 관한 정보를 얻기 위해 참고문헌 5, 63, 64, 109를 보라.

용될 수 있다. 너무 고통스런 경험과 너무 많은 불안을 일으키는 기억을 하는 것(recall)은 환자가 살아오는 동안에 해리되었거나 억압되었기 때문에 통합(integration)될 수 없었다. 그러나 억압은 또는 해리는 자료가 사라진 것(disappearnce)을 의미하지 않고, 이 자료가 회상되지 않는 것(avoidance of its recall)을 의미한다. 그것은 이 자료가 소화되지 않은 상태로 환자의 마음에 이물(foreign body)처럼 남아 있는 것을 의미한다. 대부분의 시간에, 환자들은 정신과 의사의 도움 없이 이 해리(dissociations)를 해결할 수 없고, 이미 "망각된" 자료(previously "forgotten" material)를 통합할 수 없다. 이것은 고통을 다시 경험하는 것이 두렵기 때문이고, 또는 해리된 억압된 사건(dissociated and repressed happenings)을 회상하는 때에 일어나는 불안을 경험하는 것이 두렵기 때문이다. 많은 사람은, 정신과 의사의 지도를 받아 해리를 해결하는 방법을 학습하면, 해리를 마침내 자력으로 해결할 수 있게 된다. 치료자는 훈련을 받으면 그리고 경험이 쌓이면, 환자에게 해석할 수 있게 된다. 환자의 해리된 자료가 또는 억압된 자료가 표현의 수단을 찾는 때와 장소를 환자는 모른다. 치료자는 그때와 그 장소를 이해하기 위해 학습하였다. 환자의 의사소통에 있는 틈새(gap in the patient's communications)에 정서적 자료가 남아 있는, 사라지지 않는 때를 환자는 모르지만, 치료자는 알았다. 환자와 얽혀 있지 않은 정신과 의사는, 환자가 해리를 하게 하는, 억압을 하게 하는 고통과 불안을 두려워하지 않기 때문에, 환자가 무심코 하는 이야기에도 방심하지 않아야 한다.

나는 오해가 일어나지 않게 하기 위해, 정서적 경험을 자각하지 않게 하는 정신병리적 효과를 여기에서 말하는 이 시점에서, 모든 해리 과정 또는 모든 억압 과정은 정신병리적(psychopathological)이라고 말하려는 의도가 없다는 것을 밝히고 싶다. 해리 과정 또는 억압 과정의 반대 과정도 정신병리적이다. 사람은 정신생물학적 존재(psychobiological existence)를 습득하였기 때문에 성공적 해리(successful dissociation), 성공적 억압(successful repression), "선택적 무관심"의 과정(process of "selective inattention")에 의존한다(147). 우리가 정신병리적 문제를 갖게 하는 것은, 우리가 고통을 받지만, 불안을 느끼지만, 그 고통과 그 불안을 인지하는 것을 방해받을 때에, 과도한 정서적 경험을 하는 것이다(75,76,78,117). (It is the surplus of painful and anxiety-arousing emotional experience that creates psychopathological problems when barred from awareness.)

불안을 일으키는 사고와 감정을 환자가 자각하지 못하게 하는, 억압과 해리를 하게 하는 과정은 정신병리가 발달하게 하는 원인이고, 정신병리를 알리는 표시라는 것을 정신분석에 기초를 둔 모든 역동 정신치료 학파는 동의한다. 그래서, 모든 역동 정신치료 학파는 억압된 정서적 자료를 해석적 회상을 하는 것(interpretive recall of repressed emotional material)을 집중정신치료의 중요한 부분이라고 생각한다.*

그러나 해석이 되는 발생적 준거체계(genetic frame of reference)에 관한, 환자가 억압과 해리를 할 내용(content matter for repress-

* 정신과 의사와 정신분석가는, 정통적 정신분석과 정신치료의 가르침을 전부 검토하기 위해 참고문헌 16, 30. 31, 79, 99를 보라. 타전공을 한 지식인은, 정통적 정신분석적 사고를 알기 위해 참고문헌 93, 107을 보라. 정신분석 이론과 치료가 최근에 발달한 것에 관한 정보를 얻기 위해 참고문헌 5, 6, 10, 63, 64, 84, 85, 102, 107, 108, 120, 147, 152를 보라. 옛 비Freud 정신분석학(the older non-Freudian psychoanalysts)이 검토한 이론과 치료는 참고문헌 109, 161을 보라.

ion and dissociation)을 선택하는 것에 관한 의견은 정신분석 학파마다 크게 다르다. 정신분석가들의 발생적 준거체계는 개인이 유아기(infancy)와 아동기(childhood)에 발달한 역사가 중요하다는 Freud의 이론에 기초한다. 그러나 환자가 유년기에 경험한 사건과 정서적 경험을 Freud의 정신성적 개념(psychosexual concepts)과 H. S. Sullivan의 대인관계적 해석(interpersonal interpretations)(37, 55, 63, 64, 137, 147, 149, 151)은 다르게 해석한다.* 환자는 억압할 내용과 해리할 내용을 환자의 생활을 지배하는 문화적 기준에 의해 선택한다. 환자를 이 기준에 고착시키는 것은 환자의 주변에 있는 중요한 사람이 수용하는 것이고, 환자의 집단에 있는 중요한 사람이 환자를 수용하는 것이다.

많은 사람들은 이 기준에 대립하는 감정, 사고, 행동을 지각하고 경험하는 때에 위협을 느낀다. 이 "금지되는" 경험("forbidden" experiences)을 환자는 수용하지 않을 수 있다. 이 금지되는 경험은 타인들이 인정하지 않을 것이라는 예감(sense of expected disapproval)과 연결될 것이다. 그러므로 이 금지되는 경험은 불안을 일으킬 것이다. 문화가 인정하지 않는 경험에 불안을 일으키는 특성이 있기 때문에, 환자는 이 금지되는 경험을 인지하지 않으려 하고, 이 금지되는 경험을 해리(dissociate)하려고 하거나 억압(repress)하려고 한다(54, 73, 147, 150).

19세기에서 20세기로 넘어가는 때에 Freud는 억압(repression)

---

* Fairbairn의 연구(26, 27)는 Freud의 개념부터 Sullivan의 개념까지 변환을 재미있게 표현하였다.

을 발견하였고 가르치기 시작하였다. 이때에, 성적 환상과 성적 경험(sexual fantasies and experiences)은 우리가 인지하지 않으려고 하는, 해리하려고 하거나 억압하려고 하는 중요한 본성과 현상(main entities and phenomena)이었다. 현재, 모든 두 사람 사이에 있는 적개심(hostility), 증오심(antagonism), 악의(malevolence)는 서구 문화에서 인정받지 않는 것 같고, 인간의 모든 다른 인정될 수 없는 경험과 행동보다 더 많은 억압을 받는 것 같다. 이것은 사람들이 점점 전쟁을 많이 잔혹하게 하는 것처럼 우리 시대의 교양인들이 일반적으로 인정하는 적개심의 현상에 반작용하려는 것 때문일 수 있는가?

나의 경험에 의하면, 이 문화의 습성에 의해 사람들에게, 치료자에게, 우호적 감정을 보이기 위해 그 자신의 적개심을 알려고 하지 않는, 말하지 않으려고 하는 환자를 정신과 의사는 자주 만날 것이다. 그들 자신의 친절(friendliness)을 깨닫고, 표현하고, 그래서 그들의 친절이 타인에게 수용되는 것을 그들이 두려워하는 것은 그들이 대인관계를 어려워하는 것의 단서를 자주 제공할 것이다. 나는 이 화제를 다른 관계에서 장황하게 토론하겠다.

물론, 우리 문화와 다른 문화에 억압과 해리의 대상일 수 있는 여러 잡다한, 우리가 인정할 수 없는, 사고와 감정이 많이 있다. 그 여러 사고와 감정은 성인이 유아적 의존을 과도하게 하는 것(infantile overdependence of adult), 대인관계를 과도하게 소유하는 것(interpersonal overpossessiveness), 마법적 사고를 하는 것(magic thinking), 자신이 위대하다고 생각하는 것(ideas of grandeur), 등등이다. 여러 영역과 여러 문화에서 우리의 사고와 감정의 내용들이 억압과 해리가 되기 때문에 우리의 사고와 감정에 보편성(universality)이 없다는 것을 설명하기 위해 이 예들을 들어 설명하는 것은 충분한 것 같다. 그렇지만, 내가 하나씩 예를 들어 설명하는, 모든 사고와 감정을 억압하는 과정은 또는 해리하는 과정은 내가 예를 들지 않은 다른 모든 사고와 감정의 영역에 병존하는 억압 과정(concomitant repressive processes)을 제외한다고 말하려는 것이 아님을 우리는 이해하여야 한다. 이것은 대부분의 정서적 경험들이 발생적으로 또는 역동적으로 서로 영향을 주는 관계에서 온다. 그리고 이것은 성(sex)과 적개심(hostility)이 서로 빈번히 영향을 주는 관계에서 온다. 정신과 의사는 해석하기 전에, 환자들의 병을 발생시키는 유전 인자(genetics)나 병을 앓게 하는 해리와 억압을 일으키는 내용에 관한 선입견에 머물지 않고 환자에게 귀를 기울이어야 한다. 정신과 의사가 환자에게 귀를 기울이는 것은 정신과 의사가 정확한, 타당한 해석을 하게 한다.

불행히도, 많은 정신치료자는 모든 환자에게 병을 앓게 하는 유전 인자(genetics)나 해리와 억압을 하는 내용을 선택하게 하는 법칙이 있다는 선입견을 갖고 해석적 정신치료(interpretive psychotherapy)를 시도할 수 있다. 고통을 받는 의존적인 환자는 정신과 의사의 기대를 받기 때문에, 정신과 의사의 말을 따르고 싶기 때문에, 정신과 의사를 기쁘게 하고 싶기 때문에, 정신과 의사가 찾고 있는 것을 자주 할 수 있다. 그러나 이 해석이 옳다는 증거는 없다. 그러나 이 해석은 인간 본성의 내재적 능력을 증거한다. 마음의 병을 앓는 환자들은 이 내재적 능력이 있기 때문에, 병에서 회복하기 위해 노력하는 모든 정신치료적 상호 작용에 내재해 있는 역동(helpful dynamisms)을 이용할 수 있다. 이것은 해석의 타당성과 관계 없이 가끔 발생한다고 말할 수 있다.

1. 무엇을 해석하는가?

a) 내용 또는 역동

앞의 여러 장(the preceding chapters)에서, 환자와 정신과 의사의 대인관계적 행동(interpersonal operations)의 변화에, 환자의 부정적 전이(negative transference)가 나타나는 것에, 환자가 안전을 느끼기 위해 하는 작전(security operations)에, 정신과 의사가 해석적 관심을 맞추는 것이 효과가 있다고 나는 말하였다. 나는 이 화제를 다음 두 문단(sections)에서 자세히 다루겠다.

일반적으로 환자가 저항하는 방법과, 안전을 느끼기 위해 취하는 방법의 일부에 초점을 맞추었다(pp. 184–201). 환자가 나타내는 것의 밑에 있는 병을 앓게 하는 발생적 경험(genetic experiences)과 역동적 과정(dynamic processes)을 탐색하고 해석하는 것에 우리는 특별히 관심을 기울이어야 한다. 왜냐하면 이 역동적 과정과 환자가 나타내는 것의 내용은 환자가 자각할 수 있는 범위 밖에 있기 때문이다(pp. 135–191). 이미 말한 바와 같이, 현재의 정신분석적 정신치료의 발달 경향은 첫째 유형의 해석을 둘째 유형의 해석으로 대치하는 것이다. 효과적인 발생적 역동적 해석(genetic and dynamic interpretation) 다음에, 내용의 치료적으로 적합한, 숨어 있는 의미를 이해하는 것은 문제가 저절로 풀리게 대단히 자주 한다. 이것은 제1부에 나온 예에 의해 설명되었다(p. 53). 그러나 발생과 역동을 강조하는 때가, 또는 내용을 해석하는 것에 관심을 기울일 때가 언제인지에 관한 확정된 규칙은 없다. 상황에 따라, 환자에 따라, 해석하는 방법은 환자의 정신 병리의 성질(the nature of the psychopathology)에 의해, 즉 환자의 특수한 방법["역동"("dynamisms"), "기제"("mechanisms")]의 성질에 의해 정해져야 한다. 해석하는 방법은 환자가 과거와 현재에 불안을 만들어내는 정서적 경험을 처리하는 방법에 의해 결정되어야 한다.

원래, 해석적 정신치료(intepretive psychotherapy)는 오직 신경증 환자에게 사용하기 위해 개발되었다(31, 37). 해석적 정신치료는 다른 유형의 정신 장애(other types of mental disorders)에 적용될 수 있기 위해 아직도 개발되고 있다(65). 여러 정신병리적 본질(psychopathological entities)을 명료화하는 것은 불안이 일어나는 것을 자각하지 못하게 하는 방어기제의 다양성을 보는 것이다. 이것은 여러 장애를 독특한 정신치료 방법으로 치료하게 한다. 우리는 여러 장애를 독특한 정신치료 방법으로 치료하는 것을 명백한 용어로 설명하기 위해, 현재까지 알려진 치료 방법의 특성을 설명하기 위해, 다음의 것을 말할 수 있다. 견딜 수 없는 정서적 고통과 불안에 연결된 경험에 신경증 환자가 반응한 것은 신경증 환자가 그 경험을 자각하지 못하게 하고 그 경험을 일으킨 사건을 자각하지 못하게 한다. 그러므로 환자는 병을 앓게 된 경험(pathogenic experiences)을 정신과 의사에게 말할 때에 해리된 경험의 특성과 억압된 경험의 특성을 사용하기 쉽다. 환자는 이것을 하고 있을 때에, 그 자신의 의사소통이 진정으로 무엇을 의미하는지를 이해 못할 것이다. 만약 치료자가 그 의미를 환자에게 말하지 못하면, 즉 환자가 의사소통하는 것의 의미를 치료자가 환자에게 해석하지 않으면, 환자는 그 자신이 의사소통하는 것의 의미를 이해 못할 것이다.

그렇지만 Freud가 "무의식의 언어"("the language of unconscious")라고 부른 지식의 확산은 교양 있는 일반 신경증 환자가 그 신경증 환자 자신이 나타낸 것의 은밀한 의미에 관심을 점점 많이 기울이게 하였다. 정신과 의사들과 그들의 환자들이 그 환자들이 나타낸 것의 숨은 은밀한 의미를 알게, 이해하게 하기 위해 Freud가 정신과 의사들과 그들의 환자들을 가르쳤을 때에 Freud는 일반 신경증 환자가 그 자신이 나타낸 것의 은밀한 의미에 관심을 점점 많이 기울이게 된다는 것을 예측하였다. 이 사실은 정신치료자가 내용을 해석하는 것에 관심을 기울이지 않고 역동을 해석하는 것에 관심을 기울이게 한 원인이었다(130).

조현병 환자에게 그 환자의 정신역동(dynamics)과 조현병이 발생한 원인(genetics)을 해석하는 것은 필요한 치료 방법(the approach)이다. 조현병 환자가 과도한 정서적 고통을, 불안을 느끼고, 타인의 불신을 받고 그 느낌과 불신에 반응하는 한 방법은 외부 세계에 관심을 기울이던 것을 거두어들이는 것이고 그 자신의 개인적 내적 세계에서, 즉 그에게 귀를 기울인 정신과 의사의 사고와 감정의 수준에서 삶을 살지 않고 다른 수준에서 삶을 사는 것이다. 그러므로 그는 그 자신의 개인적 언어로, 또는 조현병을 앓지 않는 청자(nonschizophrenic listener)에게 엷은 암시처럼 들리는 방식으로 자신을 많이 표현한다. 그러나 조현병을 앓는 환자는 그의 의사소통이 청자에게 신비롭게 들리더라도, 일반적으로 이 개인적 세계에서 내적 경험을 의사소통하는 것의 의미를 안다. 조현병 환자의 내적 경험을 듣고 있는 정신과 의사는 조현병 환자가 나타내는 것의 의미를 해석하여야 한다. 그러나 환자가 나타내는 내용의 의미를 이해하고 싶어 하는 경우는 지극히 드물다. 그렇지만 환자는 그 자신의 갈등과 증상의 발생적 역동적 배경과 의미를 자각하고, 이해하고 싶어한다(114, 160). 만약 정신과 의사가 조현병 환자의 개인적 언어(private language)를 이해한다면, 정신과 의사는 이해한 것을 적절한 반응으로 보여야 한다. 그러나 이미 앞에서 말한 바와 같이, 조현병 환자에게 조현병 환자가 한 말의 내용의 의미를 "가리키는 것"("to point out")은 쓸데 없는 것이다. 조현병 환자가 한 말은, 조현병 환자 자신의 사고와 표현을 하는 조현병적 방식의 준거체계 안에서 보면, 비밀이 아니다. 그러나 이 말에 의해, 나는 치료자가 환자의 모호한 그리고 간접적인, 또는 상징적인 조현병적 의사소통과 통찰의 내용을 재구성하는 것을 배제한다고 주장하고 싶지 않다. 치료자가 환자의 모호한 그리고 간접적인, 또는 상징적인 조현병적 의사소통과 통찰의 내용을 재구성한 것은, 환자가 치료자의 합리적 언어로 분명하게 직접적으로 재구성된 것을 들을 때에만, 환자에게 자주 치료적으로 의미있게 된다. 만약 정신과 의사는 조현병적 의사소통의 의미를 이해하지 못하면, 무엇을 하여야 하는가는 제1부에서 토론되었다(pp. 50-54)(68).

조적 기분과 울적 기분의 교대(manic depressive mood swings)에 의해 불안을 견디려고 노력하는 환자들은 세 영역-병의 내용, 병인, 역동-그리고 더 중요한 것, 환자들과 정신과 의사의 관계에서 작용하는 것의 의미에 관하여 해석적 도움을 적극적으로 받아야 한다. 더구나, 정신과 의사는 조적 기분과 울적 기분이 교대하는 고통을 받는 환자들이 정신치료적 과정에 대단히 천천히 들어간다는 것을 고려하여야 한다. 조울증 환자들이 정신치료적 과정에 대단히 천천히 들어가는 것은 조울증 환자들의 대인관계가 대단히 엷은 것에 기인한다. 이것은 대인관계의 경험을 옳게 관찰, 입력, 보고할 수 있는 능력의 부족에, 자신의 사고와 감정을 깊이 생각하고 이해할 수 있는 능력의 부족에, 행동을 틀리게 하는 경향에 기인한다(71, 92).

정신치료자는 정신병질적 인격 장애자(psychopathic personalities)를 정신치료할 때에 해석을 조심스럽게 하여야 한다. 정신병질적 인격 장애자들은 해석을 진정으로 수용하지 않으면서 말로만 동의한다고 강박적으로 말을 함(compulsively paying lip service)으로써 그들 자신의 불안전(insecurity)을, 즉 그들의 불안과 자기멸시(anxiety and self-contempt)를 대항(counteract)하려고 한다. 그들은 정신과 의사의 기분을 진정시키기 위해 고안된 지적 책략(intellectual maneuver)대로 해석을 민첩하게 하고 싶어한다. 그들은 정신과 의사를 즐겁게 하고 싶지 않기 때문에 해석을 빨리 한다. 그들이 지적으로 민감한 것(intellectual alertness)과 타인의 기대에 민감한 것(their marked sensitivity to the expectations of others)은 그들이 그들 자신의 행복을 위해 그들의 지적 책략을 아주 잘 갖추어 사용하게 한다. 거짓으로 이해한 것(pseudo-understanding)과 실제로 치료를 받아 타당한 통찰을 한 것(actual therapeutically valid insight)은 크게 다르다. 그러나 이 다름은, 통찰과 치유에 도달하는 길은 사람들이 이용할 수 없는 어려운 길이 아니라고 믿는 정신과 의사들이 최근에 이해한 견해와 일치하지 않는다. (However, this does not indicate agreement with the current view of those psychiatrists who believe that the road to insight and cure is not accessible to these people.) 그러나 정신과 의사는, 환자들이 정신과 의사의 많은 해석을 건설적으로 이용하는 것을 어려워하는 것을 모르고, 환자들에게 너무 많은 해석을 함으로써, 환자들이 진정한 통찰을 얻지 못하게 하지 않아야 한다. (But the psychiatrist must safeguard against interfering with these patients' gaining real insight by offering them too many interpretations without realizing the specific difficulties in their making constructive use of them.) 해석하는 때와 회수를 세심하게 고려하는 것은 다른 유형의 정신장애 환자를 치료할 때보다 정신병질 환자를 치료할 때에 더 본질적(more of the essence with psychopaths)이다. 아마도 이 예는 치료받고 있는 환

자에게 독특한 유형의 정신장애를 평가하고 그럼으로써 해석하는 방법을 선택하여야 한다는 나의 관점을 충분히 설명할 것이다.

이 책에서 대체로 설명된 그리고 계속 설명될 해석 작업(inerpre-table work)에 적용할 수 있는, 일반적으로 타당한, 항상 옳은 규칙은 없다. 마지막 분석시간에, 해석을 어떻게 하는지에 관한 질문은 정신과 의사의 인격과 환자의 인격에 달려 있고, 정신과 의사와 환자의 정신치료적 공동 작업(psychotherapeutic collaboration)의 일반적 성질에 달려 있다. 모든 문화의 두 사람 사이에 일어나는 직업적이 아닌 사교는 그들의 문화에서 일반적으로 수용되는 규칙의 지배를 받는다. 그러나 같은 유형의 사교를 하는 모든 두 사람이 사회적으로 인정되는 규정을 엄격히 따라도 그 두 사람의 대인관계는 어렵게 되기 쉽다. 이 차이는 대인관계하는 두 사람의 인격의 특성에 의해 결정된다. 정신치료 과정에 참가하는 두 사람, 즉 마음의 병을 앓는 환자(mental patient)와 정신과 의사의 사이에서 벌어지는 정신치료적 교환도 마음의 병을 앓는 환자의 인격과 정신과 의사의 인격에 의해 결정된다.

그러므로 나는 내용과 역동을 해석할 수 있는 두 가능성을 두 예를 들어 설명하겠다. 두 가능성을 두 예를 들어 설명하는 것은 내가 나의 정신분석적 경험의 현재 단계에서 정신치료적 과정의 이 부분의 원칙과 대인관계적 분위기를 전달하려는 의도에서 할 수 있는 모든 것이라고 나는 느낀다. 나는 조현병 환자를 정신치료하는 과정에서 발생적 해석을 하여야 하는 것을 설명하기 위해 첫째 예를 선택하였다.

한 여자 환자는 6세 어린 여자 동생(younger sister)을 심하게 질투하고 부러워하기 때문에 고통을 받는다. 그녀는 어느 날 정신과 의사의 치료실에 들어왔다. 환자는 거울을 보았고, 짜증나는 것처럼 머리를 흔들었고 "저의 여자 동생 Lizzie는 간호사가 되기 위해 훈련을 받고 있습니다"라고 말하였다. Lizzie는 우리가 오늘날 아는 바와 같이 인습적으로 인정받는 매우 아름다운 미국 소녀의 매력을 지녔다. 그녀의 이 속성은 대도시의 여성인, 환자의 어머니를 기쁘게 하였다. 환자는 체격이 좋고, 매력적이고, 지성적으로 보이고, 젊다. 그러나 그녀의 외모는 그녀의 인습적 사고를 하는 어머니의 마음에 들지 않았다. 환자는 매우 예쁜 여자 동생이 태어날 때까지 외딸이었다. 환자는 다섯 오빠의 귀여움을 받는 여자 동생이었고 아버지와 어머니의 총애를 받는 자녀이었다. 여자 동생이 태어났다. 여자 동생은 환자가 태어나 6년 동안 가족의 귀여움을 받은 환자의 역할을 빼앗았다. 가족의 가장 중요한 사람, 어머니는 여자 동생이 태어난 때부터 어머니의 애정과 관심을 환자에게서 새로 태어난 환자의 여자 동생에게로 옮겼다. 여자 동생은 성장할 때에 가족의 자산이 되겠다고 말하였다. 여자 동생은 어머니를 빛나게 하였다. 환자는 6세 때에 가족의 귀여움을 받는 자리를 여자 동생에게 빼앗겼다. 환자가 6세 때에 가족의 귀여움을 받는 자리를 여자 동생에게 빼앗긴 것은 환자가 나중에 마음의 병을 앓게 한 인자들 중 하나이었다.

환자는 불만이 가득 찬 상태에서 거울을 보고 있었다. Lizzie가 좋은 직업을 얻기 위해 수련 중에 있다는 환자의 말과 환자가 정신병원에서 시간을 보내는 것은 환자가 어려서 받은 외상적 경험을 표현한 것이었다. 환자가 "나는 Lizzie가 부럽다. 왜냐하면 Lizzie는 예쁘고 나는 예쁘지 않기 때문이다. 왜냐하면 Lizzie는 직업이 있고, 나는 직업이 없기 때문이다"라고 말하고 있는 것 같았다.

이 표현을 해석하라는 요청을 받는다고 느낀 정신과 의사는 환자의 몸짓과 언어적 의사소통(gestural and verbal communication)의 위에서 말한 의미를 환자에게 설명하려고 하였다. 이 생각은 틀린 생각이었다. 위에서 말한 바와 같이, 조현병 환자는 그 자신이 소통한 것의 사실적 내용을 모두 잘 알고 있다고 믿는다. 즉, 이 환자가 정신과 의사에게 말한 것은 환자가 "나의 여자 동생이 나보다 더 예쁘고 더 쓸모가 많다"라는 것을 알고 있다는 것이었다. 그녀의 여자 동생이 그녀보다 우월하다고 그녀가 생각하는 것에 의해 어렸을 때부터 그녀 자신 안에서 발생한 병적으로 부끄러워하는 것과 질투하는 것의 의미(the implication of the pathogenic envy and jealousy)를 환자는 자각하지 못 할 수 있다. 그러므로 만약 해석이 되려면, 환자가 의사소통하는 것의 후자, 즉 질투하는 것의 의미만 해석되어야 한다.

이 해석이 되어야 하는지 되지 않아야 하는지는 환자가 이것에 관해 소통하는 때와 이것이 정신치료의 전체 과정에서 그리고 의사-환자 관계에서 차지하는 장소에 달려 있게 된다. 발병적 해석(genetic interpretation)을 할 수 있게 때가 무르익지 않으면, 정신과 의사의 반응은 정신과 의사가 환자의 소통의 사실적 의미를 이해한다는 증거가 잠간 동안 될 뿐이다. 예를 들면, 정신과 의사는 "당신의 모습보다 Lizzie의 모습을 좋아하지 않는 사람이 많이 있습니다"라고 말할 수 있다. 그러나 이 말은 환자의 여자 동생을 보지 않은 정신과 의사가 할 말이 아니다. 이 말은 의미 없는, 환자를 안심시키는 말(a sign of meaningless reassurance)이라고만 환자는 볼 수 있다. 환자를 안심시키는 말은 환자와 치료자의 치료적 관계에 해가 될 수 있다. 만약 치료자의 개인적 지식(personal knowledge)이 치료자의 말을 지원하면, 환자의 말이 의미하는 것과 정신과 의사가 환자에게 훗날 해석할 때에 사용할 환자의 준거체계(frame of reference)를 정신과 의사가 만들었다는 것을 정신과 의사의 말은 환자에게 증명한다. 유용한 답의 다른 유형은 "당신은 이 병원을 퇴원할 때에 무슨 훈련을 받겠다고 또는 무슨 직업에 종사하겠다고 계획할 것인가?"일 수 있다. 이 질문의 어느 답도 환자가 그 자신과 여자 동생을 비교하여 얻은 좋지 않은 결론을 정신과 의사가 표현한 것을 환자가 들었다고 느끼게 할 것이다.

이 사건이 발생한 이후 여러 달 동안 환자는 여자 동생을 부러워한, 질투한 증거를 제시하였다. 그러나 환자는 발병 이전 아동기(in her premorbid childhood days)에 불안이 너무 많았기 때문에, 여자 동생을 부러워하는 것과 질투하는 것을 깨달을 수 없었다. 이 불안은 "금지된" 감정("forbidden" feelings), 이를 테면 여자 동생을 부러워하는 것을 환자가 자각함으로써 심하여졌다. 환자의 가정환경에서 그런 감정은 완전히 수용될 수 없었다.

마침내, 변화와 회복을 하고 싶은 환자의 욕구는 충분히 커졌다. 환자는 여자 동생을 부러워하고 질투하는 것을 대면할 수 있게 되었다. 치유적 통찰에 대한 가족의 관심과 도덕적 평가를 수용할 수 있는 가족의 능력에 좌우되지 않고 환자가 치유적 통찰에 관심을 갖는 것과 환자 자신의 도덕적 평가를 수용할 수 있는 것은 환자의 변화하고 싶은 욕구와 함께 작용한다. 건강하려는 이 경향에도 불구하고, 다른 여인을 부러워하고 질투하는 환자의 생활 양식은 환자와 여자 치료자의 관계에서 강력히 반복되었다. 그러므로 환자는 통찰한 것을 정신과 의사에게 인정하는 것은 너무 어려웠다. 환자가 통찰한 것에 관한 정신과 의사의 의견을 환자가 듣는 것은 더더군다나 어려웠다. 그러므로 환자가 통찰한 것에 관해 정신과 의사가 의견을 말하는 것은 때가 아직 안 된 상태에서 말하는 것이다. 환자가 여자 동생을 부러워한 것에 관해 정신과 의사가 환자와 토론하는 것은 환자가 여자 동생을 부러워한 것을 수용할 때까지 연기되어야 한다. 이 토론은 다음과 같이 일어났다.

정신치료적 면담들 중 한 면담을 하는 때에 환자는 정신과 의사의 치료실에서 Britannica 백과사전(*Encyclopedia Britannica*)을 발견하였다. 환자가 정신과 의사에게 읽어 줄 수 있는 화제를 찾으라고 환자는 정신과 의사에게 요구하였다. 환자가 정신과 의사에게 읽어 줄 화제를 정신과 의사는 찾았다. 그다음에 치료자는 그 백과사전에서 환자가 정신과 의사에게 읽어 줄 화제를 찾으라고 말하였다. 환자는 네덜란드의 화가 Memling을 찾았다. 환자가 Memling을 선택한 것은 우연히 아니라고 정신과 의사는 확신하였다. 그러나 환자가 Memling을 선택하게 무엇이 하였는지를 알 수 있는 단서를 정신과 의사는 찾을 수 없었다. 정신과 의사는 더듬었다. 정신과 의사는 Memling의 최초의 그림들(any of the original Memlings)을 본 적이 있는지를 환자에게 질문하였다. 환자는 이 질문을 받고 아래의 이야기를 강력히 하였다. 환자, 환자의 부모, 오빠, 여자 동생 Lizzie는 Bruges에 있는 미술관(art museum)에서 Memling의 최초의 그림들을 본 적이 있다. 그들이 그 미술관을 떠날 준비가 되었을 때에 환자의 오빠는 사용하지 않은 철로 위에 자동차를 주차하고 국제 자동차 입국 허가증을 처리하러 갔다. 열차가 경적을 울리지 않고 그 자동차에 접근하였다. 그 자동차에서 환자의 오빠를 기다리는 환자의 가족은 놀랐고, 그래서 생각과 행동을 할 수 없게 되었다. 환자는 그때 17세 이었다. 환자는 운전석에 앉아 시동을 걸었고, 열차가 그 자동차에 도달하기 전에 그 자동차를 그 철로 위에서 끌어 내었다. 환자의 부모는 두려움에서 갑자기 벗어났다. 부모는 Lizzie를 껴안았고 키스하였다. 환자의 이야기는 여기에서 끝났다.

작은딸이 구출되어 기쁜 그리고 마음이 놓이게 된 부모는 그들의 생명을 구해준 큰딸에게 고마움을 표현하지 못한 것을 말하여야 한다고 환자는 생각하지 않았다. 이때는 환자의 부모의 행동으로 환자의 안에 부러움과 질투(envy and jealous)가 발생하였다는 것을 정신과 의사가 환자에게 지적한 때이었다. 환자가 정신과 의사를 부러워하며 정신과 의사와 경쟁을 하였기 때문에, 이 사건이 일어나기 전에 부모의 행동에 의해 환자의 안에 부러움과 질투가 발생하였다는 것을 환자가 인정하고 싶어하지 않은 것을 정신과 의사는 환자에게 지적할 수 없었다. 그러나 정신과 의사는 이것을 환자에게 지적할 필요가 없다. 왜냐하면 환자는 예전에 해리된 그녀 자신의 감정(previously dissociated feelings)을 충분히 자각할 수 있는 증거를 제시하였기 때문이다. 사실상, 환자는 정신과 의사가 반복하는 말을 동의하는 방법으로 환자 자신의 이야기를 하는 것 같았다. 그러므로 치료자는 환자가 보고한 말들 중 마지막 말, "그다음에 저의 부모는 Lizzie를 껴안았고 키스하였습니다"를 반복 말하였다. 이 말은 환자에게 전하여 질 수 있었다. 이 말은 환자에게 언어화된 해석보다 적절한 반응에 의해 전하여 질 수 있었다. 환자가 여자 동생을 부러워하고 질투한 사실을 마침내 수용하였다는 것을 의사는 "들었다"(had "heard"). 그 이후부터, 환자와 의사의 정신치료적 공동 작업(psychotherapeutic collaboration)은 환자가 여자 동생을 부러워하고 질투한 것에 관하여 환자와 의사가 아는 역동적 지식이 포함될 수 있었다. 환자는 그 자신이 치료자와 그 이외 사람들에게 그런 감정을 병렬적으로 느끼는 것(parataxic repetition of such feelings)을 볼 수 있었다. 이 "금지된" 감정("forbidden" feelings)을 환자가 자각한 것은 환자가 환자의 불안의 뿌리들 중 하나를 자각한 것이었다.

토론하고 있는 것과 직접적 관계가 없지만, 환자가 거울에 비쳐진 환자 자신의 이미지를 보기 싫어하는 것은 환자가 환자 자신의 모습을 싫어하는 것을 의미하고, 가족이 환자를 판단한 것과 직접적 관계가 없고, 환자가 환자 자신과 환자의 여자 동생을 좋지 않게 비교한 것과 관계 없다는 것을 나는 말하고 싶다. 부모의 정서적 장애의 그리고 부모가 수용할 수 없는 감정의 먹이(a prey of their emotional difficulties and their unacceptable feelings)인 다른 환자처럼, 환자는 자신이 추하다고 스스로 판단하였기 때문에, 자신이 "추하다"("ugly")라고 생각하였다. 만약 환자가 다른 이유 때문이 아니고 Lizzie를 부러워하였고 질투하였기 때문에 환자가 자신이 추하다고 생각하였다면, 자신이 추하다는 감정은 이 첫 사건이 맨 처음에 발생한 때처럼 희미하였을 것이다.

다음 두 예는 두 신경증 환자가 보고한 것의 내용을 해석하고 싶은 욕구를 설명한다. 두 신경증 환자는 그들의 문제의 성질을 이해할 수 있는 중요한 단서가 있는 의사소통의 내용이 의미하는 것을 모른다. 환자가 이야기한 내용의 의미를 정신과 의사가 이해할 수 있는 특수한 방법을 나는 설명하기 위해 이 두 예를 선택하였다. 첫째 환자는 아래에 있는 반복적 경험(following repetitional experience)을 설명하였다. 그는 가끔 심호흡을 하여야 한다고, 공기를 가슴에 가득히 넣고 오랫동안 품고 있어야 한다고 느꼈다. 이 느낌과 동시에, 그는 그의 몸에 연결된 것은 제거되어야 한다고 느꼈다. 그는 그의 모든 경험을 즐거워하며 서술하였다. 그의 부인이 셋째 아이를 임신하였을 때에 그가 한 그의 모든 경험을 그는 즐겁게 보고하였다.

정신과 의사는 환자가 어떤 것을 보고할 때에 환자의 음성의 헝클어진, 음모를 꾸미는, 흥분한 어조(the puzzled, intrigued, and gleeful tone of voice)에서 그 음성의 의미가 즉시 이해될 수 있는지가 매우 중요할 수 있다는 것을 지각하였다. 정신과 의사는 환자의 그 음성이 무엇을 의미하는지 모르기 때문에 그 의미를 알 수 있는 단서를 얻기 위해 신체가 하는 말(the language of the body)을 알기 위해 권유되는 방법을 사용하였다. 의사는 환자의 신체적 경험을 체험하려고 하였다. 의사는 심호흡을 하였다. 의사는 공기를 가슴에 가득히 오랫동안 넣고 있었다. 의사는 그 자신의 신체에 붙어 있는 것을 제거하려고 하였을 때에 그 자신의 신체에 붙어 있는 것을 찾을 수 없었다. 의사가 그 자신의 신체에 연결되어 있는 것으로 지각할 수 없는 신체의 일부를 환자는 그 자신의 신체에 연결되어 있는 것으로 지각할 수 있었다. 그 자신의 신체에 연결되어 있는 것으로 지각할 수 있는 신체의 일부를 제거하는 것에 관해 환자가 말하여야 한다고 의사는 결정하였다. 그래서 환자가 그 자신의 음경을 말하고 있다고 의사는 가정하였다. 의사는 그 가정을 한 뒤에, 환자가 그 자신에게 연결되어 있는 그 자신의 신체의 일부를 제거하는 것은 환자가 그 자신의 신체에 있는 어느 한 체강(cavity)에 공기를 가득 넣고 그때에 느껴지는 것을 즐기는 것을, 어떤 것을 이해할 수 없기 때문에 느끼는 불안을 즐기는 것을, 그 어떤 것을 알고 싶은 것을 즐기는 것을 의미한다고 의사는 이해하였다. 환자는 그 자신이 임신한 여자(pregnant female)라고 느끼려 하였다. 이 해석은 옳다는 것이 증명되었다. 우리가 비밀이었던 사실이 폭로되었을 때에 사실을 수용하듯이 환자는 이 해석을 강력히 수용하였다. 환자는 그의 부인을 부러워한다고 즉시 말하였다. 그의 부인이 셋째 아이를 임신한 것은 그의 부인이 누리는 특권이었다. 이 출산을 부러워하는 것(birth-envy)은 그 뒤에 환자의 정신병리의 중요한 요인으로 밝혀졌다.

나는 토론하고 있는 해석의 기법이나 또는 환자의 특수 문제 이외에, 정신과 의사가 그 자신의 문화에 의해 환자의 문제를 이해할 수 있는 위험에 관심을 두고 싶다. 부계 문화(patriarchal culture)에서는 남자가 여자보다 우월하고 여자가 남자의 우월을 부러워한다고 우리는 생각하는 경향이 있다. 여자가 남자를 부러워하는 것(women's envy of men)과 남자가 여자의 출산을 부러워하는 것(birth-envy)은 같은 것이다. 여자가 남자를 부러워하는 것은 여자가 남근을 선망하는 것에 생물학적 뿌리를 두었다고 Freud는 이해하였고 그리고 여자가 남자를 부러워하는 것의 문화적 결정 인자를 Freud는 그 뒤에 이해하였다. 이것의 전형적 예는 환자의 경험에 의해 제공되었다(14, 37, 53, 55, 75, 83, 103, 115, 159). 정신과 의사들은 여자를 부러워하는 것이 또는 출산을 부러워하는 것이 있는 남자 환자를 발견할 수 있기 위해, 그 남자 환자를 잘 알 수 있기 위해, 그것의 정신병리적 부수물을 발견할 수 있고 잘 알 수 있기 위해 이 문화의 편견(the preudices of this civilization)에서 벗어날 수 있어야 한다(pp. 73-83과 pp. 326-331의 3항 "임신과 출산"을 참조하라).

동료들과 한 대화에서, 학생들과 한 대화에서, 동료들과 학생들이 환자의 신체적 경험에 관한 신비한 의사소통을 이해하기 위해 환자의 신체적 경험을 의도적으로 모방하는 것을 일반적으로 모른다고 나는 생각하였다. 그러므로 나는 치료 역사의 둘째 예(a second example of a treatment history)를 제시하겠다. 이 예에 있는 이 고안(device)은 나에게 분명히 도움이 되었다. 자신이 좋아하는 자세는 앉아 두 다리를 꼬는 것이라고 환자는 흥분한 어조로 말하였다. 환자가 이 말을 할 때에 그가 강조한 것에 눈 맞춤 이상의 것이 틀림없이 있다고 나는 느꼈다. 나는 앉아 두 다리를 꼬려고 하였다. 나는 앉아 두 다리를 꼴 수 없다는 것을 알았다. 그러나 나는 앉아 두 다리를 꼬는 과정에서, 환자의 문제에 정신을 집중하였다. 그때에 나 자신이 말려든다는 느낌이 감소되지 않으면, 나 자신이 환자에게 말려든다는 것을 나는 느꼈다. 나는 이것을 느끼자, 환자가 그 자신과 그리고 그와 동성인 사람에게 얼마나 많은 관심을 갖는지를 환자에게 질문하였다. 환자는 공공연한 동성애자이었고, 그의 동성애를 지금까지 정신과 의사에게 말하지 않으려고 하였다는 것이 점점 밝혀졌다.

이 경험은 건강하려는 성향(man's tendency toward health)이 사람에게 언제나 있다고 환자가 전에 설명한 것이다. 그러나 환자의 인격에 있는 나쁜 의식적 성향(adverse conscious trends)은 그의 인격의 효능을 때때로 떨어뜨린다. 환자는 그 자신이 동성애자라는 것을 정신과 의사에게 의식적으로 숨기려고 하였다. 그러나 그는 마음에 드는 그 자신의 좋은 자세에 관해 분명한 말을 하고 싶게 되었다. 그래서 그는 증상을 벗길 수 있는 기회를 치료자에게 주었다. 환자에게 있는 어떤 것이 환자가 하고 있는 것을 환자가 희미하게 깨닫게 하였다. 환자의 건강하고 싶은 동기는 중요한 정보를 정신과 의사에게 말하고 싶지 않은 욕구보다 강하였다. 다른 맥락에서 이미 공공연히 비난받은 직접적 모방 대 비지시적 동일시(directive imitation versus nondirective identification)에 의해 환자의 발현(manifestations of a patient)을 파악하려는 이 의도의 치료적 합법성(therapeutic legitimacy)을 독자가 이해할 것이라고 나는 믿는다(제1부, pp. 35-37).

어떤 조현병 환자의 보고는 환자 자신이 통찰한 것을 의사가 재구성하는 것(reformulation of a patient's own insights by doctor)이 치료적으로 유용하다는 것을 설명한다. 이 환자는 외아들이었고, 가족의 우상이었고, 친척들의 우상이었다. 이것은 남자 동생이 태어날 때까지 출생 후 4년 동안 지속되었고, 남자 동생이 태어나자 그 자리를 남자 동생에게 빼앗겼다. 그가 과도하게 받던 관심과 애정은 갑자기 그리고 그가 모르는 이유로 남자 동생에게 넘어갔다. 그는 무력(helpless)

과 절망(desperate)을 느꼈다. 그는 마침내 어느 날 남자 동생을 요람에서 떨어뜨렸고, 남자 동생을 창문 밖으로 던질 생각으로 4층 아파트의 열려 있는 창문가로 옮겼다. 맨 마지막 순간에 그는 남자 동생을 창문 밖으로 던질 수 없었다. 어머니는 갓난아기가 우는 소리를 듣자 갓난아기에게 무슨 문제가 발생한지 알기 위해 그리고 갓난아기를 안정시키기 위해 아기의 방에 들어갔다. 어머니는 아기의 형이 아기를 불안하게 하였다는 것을 알았고, 아기의 형을 꾸짖었다. 아기의 형이 갓난아기를 괴롭힌 이유가 아기의 형에게 있을 것이라고 어머니는 전혀 생각하지 않았다.

환자가 경험한 것의 가장 나쁜 부분은 환자가 동생을 죽이고 싶어 하였기 때문에 받은 고충을 어머니가 통찰하지 못하였다는 것을 환자는 이 사건을 정신과 의사에게 말하는 동안에 잘 알고 있었다. 그러나 그가 경험한 이 부분에 관한 그의 말은 그가 그 상황에서 한 부분을 그의 어머니가 이해하였다는 증거가 없는 애매모호한 것이었다. 치료자가 환자의 그 말을 재구성한 것은 환자가 한 말이 환자가 실제로 경험한 것을 말하는 것인지 아동기에 환상한 것을 말하는 것인지를 생각하지 않고 여기에 제시되었다. 치료자는 환자가 보고한 것을 다른 말로 환자에게 이해하기 쉽게 말함으로써, 어머니가 작은 남아에게 가장 필요한 환자의 어린 시기에 어머니가 환자를 완전히 실망시켰다고 말함으로써 환자가 한 경험의 가장 나쁜 부분에 관심을 맞춰야 한다.*

환자가 한 말을 치료자가 재구성한 것이 유익한 다른 예는 우리의 한 동료가 조현병을 심하게 앓는 소녀(a severely disturbed schizophrenic girl)를 경험한 것에서 온다. 이 여자 환자는 오랫동안 치료받은 정신과 의사에게 "저는 침대에서 일어났다가 앉았다가를 반복하였습니다. 저는 크게 당황하였습니다. 제가 이렇게 하는 동안에 스파이

크가 박힌 운동화를 신어야 한다고 선생님이 저에게 왜 말하는지를 저는 몰랐습니다"라고 보고하였다. 이 환자는 병원의 가장 심한 환자가 있는 병동에서 한 단계 상위 환자가 있는 병동으로 최근에 이동하였다. 이때에 그녀는 자위행위(manual masturbation)를 하지 않겠다고 결심하였다. 대분분의 조현병 환자들이 그들 자신의 성(sex)을 혼란스러워하듯이 그녀는 그녀 자신의 성을 혼란스러워하였다. 이 두 사실에 관한 정보를 환자로부터 이미 제공받은 정신과 의사는 환자가 한 말을 환자를 위해 다음과 같이 재구성하였다. 정신과 의사는 "당신은 성적 흥분(sexual excitement)을 하였고, 당신이 침대에서 벌떡 일어났다가 털썩 앉았다가를 하였고, 안정되었습니다. 우리가 그 방식으로 뛰기 위해 우리가 남자["spikes"]이어야 하는지 남자가 아니어야 하는지가 당신은 확실하지 않았습니다. 당신은 그것에 관하여 당신에게 말할 정신과 의사가 필요하다고 느낍니다."라고 환자에게 말하였다.

내용을 해석할 것인지 역동을 해석할 것인지를 명확하게 하기 위해

---

* 정신과 환자의 의사소통을 비언어적으로 해석하는 방법과 언어적으로 해석하는 방법은 John Rosen이 최근에 보고한 조현병 환자를 정신치료하는 방법과 다른 방법을 구성한다는 것을 독자는 아마 알게 될 것이다. John Rosen은 조현병 환자의 의사소통을 리비도 이론(libido theory)에 따라, 환자의 발달사의 정신성적 개념(psychosexual concept of the patient's developmental history)에 따라, 즉각적으로 확고하게 해석적 반응을 하였다(p. 296을 참조하라). Rosen의 보고에 의하면, 사실상, 내가 제시한 해석적 암시(interpretive suggestions)를 사용할 때보다 Rosen의 방법은 환자를 급성 정신병적 장애의 상태(acute psychotic disturbance)에서 대단히 빨리 벗어나게 하였다. 그러나 환자를 혼란된 정신병 상태에서 벗어나게 하는 충격법(method of shocking)이 치료의 후기 과정을 방해할 수 있는 문제를 병의 전체 과정에서 발생시킬 수 있는지를 보여주는 자료는 충분히 없다.

Rosen이 환자를 급성 정신병적 증상(acute psychotic symptomatology)에서 벗어나게 하는 것은 Rosen이 참가적 행동(participant action)으로 환자의 망상 세계에 일시적으로 들어가 환자의 망상적 파트너의 역할을 하는 동안에 해석하는 것 때문인 것 같다(135, 136).

제시된 많은 예는 정신과 의사가 조현병 환자에게 정신분석적 정신치료를 한 경험에서 왔다. 이것(조현병 환자에게 정신분석적 정신치료를 하는 것)은 이것을 저술한 저자에게 합리적인 것 같다. 왜냐하면 정신과 의사들이 맨 처음에 조현병 환자에게 정신치료를 하고 안 것은 지금 신경증 환자에게 적용될 수 있다고 이 책 저자는 생각할 수 있기 때문이다(149). 서론에서 말한 이유들 이외에 이 과정을 정당화하는 다른 것이 있다. 정신병을 집중정신치료하기 시작한 때를 우리가 모르는 것은 내관이 발달한 사람들(introspectively gifted people)을 정신치료한 경험에서 온다. 현재, 내관이 발달한 사람들은 입원 환자들과 외래 환자들의 가장 큰 퍼센트를 차지한다.*

b) 전이와 병렬적 왜곡

나는 무엇을 해석하는가를 계속 토론하면서 환자와 정신과 의사의 관계가 지속적으로 변화하는 것(the vicissitudes in patients' relationships with the psychiatrist)을 먼저 더 고려하겠다. 즉 나는 전이 현상(transference phenomena)을 고려하겠다. 가장 일반적인 의미의 "전이"("transference")는 환자가 어렸을 때에 맺던 대인관계 방식을 지금의 파트너(present-day partner)와의 대인관계에서 반복하는 것을 의미한다. 전이는 모든 사람에게 발생하고, 전이는 모든 환자에게 발생한다. 그러므로 우리는 사람이 어렸을 때에 대인관계

---

* 이 관점은 Melanie Klein의 개념과 정반대이다. Melanie Klein의 영국정신분석학파(British psychoanalytical school)는 Melanie Klein이 조울증 환자(manicdepressive patients)를 치료한 경험을 해석한 것에서 학파의 기초적 보기(basic lead)를 취하였다(92).

를 형성한 역사를 탐색함으로써 사람의 심리의 일부를, 환자가 어렸을 때에 대인관계를 형성한 역사를 탐색함으로써 환자의 정신병리의 일부를, 이해하려고 노력한다. 어떻게 우리의 파트너가 인격이 형성되는 어렸을 때를 지냈는지에 관한 중요한 정보와 지식을 우리는 이 방식으로 얻는다. [제5장 "첫 면담"("The Initial Interview") pp. 93-126에서 환자가 병을 앓은 역사를 수집하는 것(history-taking)을 참고하라.]

우리의 파트너가 어렸을 때에 한 대인관계 방식을 치료 과정에 자연스럽게 특별히 적용하는 의미의 전이는 우리의 파트너가 어렸을 때에 대인관계한 경험을 그의 지금 파트너에게, 즉 치료자에게 전이하는 것을 의미한다. 사람들이 어렸을 때에, 그들의 아동기에 그들의 부모와 대인관계하던 중요한 대인관계 양식이 그들이 성장한 뒤, 지금 그들의 가정의(family doctor), 치과 의사, 목사, 등등과 대인관계하는 양식에 영향을 미칠 것이다. 정신과 의사를 포함한 자질을 갖춘 모든 조력자에게 조언을 구하는 것을 단순히 예상하는 것도 전이 반응(transference reactions)을 발달하게 할 수 있다(133). 아래에 있는 이유들은 치료적 목적을 달성하기 위해 정신과 의사와 환자의 중요한 대인관계를 조사(investigation)하게 한다. 첫째로, 정신과 의사는 환자의 정신치료적 경험을 적극적으로 관찰하는 자(active observer)이고, 정신치료에 참여하는 자(therapeutic participant)이다. 그러나 정신과 의사는 환자의 정신치료적 경험을 환자와 공유하지 않는다. 그러므로 정신과 의사는 환자에게 말려들지 않는, 환자를 관찰하는 자로서 환자의 전이된 대인관계적 경험을 그 경험이 일어나는 상태에서(*in statu nascendi*) 자유롭게 해석적 조사(interpretive investigation)를 할 수 있다. 둘째로, 환자가 어렸을 때에 한 중요한 경험(patients' early firmative experiences)과 치료자에게 전이된 현재의 대인관계하는 양식(present interpersonal patterns as transfred onto the therapist)은 자세히 조사될 수 있다. 이것은 치료자가 환자에게 중요하기 때문이다. 셋째로, 중요한 것은 환자가 정신과 의사에게 반복하는 특성을 깨달을 수 있는 능력이 없기 때문에 또는 환자가 그 특성을 최초에 한 근본적 경험을 기억할 수 없기 때문에 정신과 의사에게 반복하는 것이다.

물론, 이 망각된 경험을 해석적 조사(interpretive scrutiny)하는 것이 특별히 중요한 이유는 앞에서 이미 말한 해리된 자료와 억압된 자료를 환자가 자각하게 하는 것이 치료에 일반적으로 중요하기 때문이다. 어렸을 때에 해리된 경험들(dissociated early experiences)은 인격의 해리되지 않은 나머지 부분의 성장과 성숙에 참가할 수 없다. 그러므로 환자들이 마음속에서 평가한 것과 해석한 것은, 사람들이 어렸을 때에 경험한, 그러나 지금 해리되어 있는 경험은, 그 경험 뒤에 사람들의 증가한 판단 능력과 평가 능력의 영향을 받지 않는다(해리된 억압된 기억에 관한 제5장 "첫 면담"을 참조하라). 환자들은 이 사실을 모르고 이 사실의 원인을 모른다. 그 결과, 지금의 사람들과 대인관계 상황들은 틀리게 판단될 것이고, 틀리게 평가될 것이고, 환자들의 교정되지 않은 어렸을 때에 해리된 경험들의 방식과 같은 방식으로, 병렬적으로 왜곡될 것이다. 이것은 환자와 정신과 의사의 관계에 뚜렷하게 나타날 것이다.

환자들이 이렇게 대인관계들을 왜곡하는 것은 물론 환자들의 정서적 장애의 일부에 원인이 있다. 그러므로 모든 집중정신치료의 중심 부분은 환자가 어렸을 때에 대인관계한 양식들(patient's early patterns of interpersonal relationships)과 환자가 지금 경험하는 것들(his present experiences)의 연결을 해석적 명료화(interpretive clarification)하는 것이다. 환자의 병렬적 오판들(parataxic misjudgments)은 환자들이 정신과 의사와 대인관계하는 것에 있는 왜곡을 조사함으로써 가장 잘 해결될 수 있다. 나는 이 맥락에서 H. S. Sullivan의 공식을 제시하고 싶다. 환자가 하나의 병렬적 왜곡(*one* parataxic distortion)을 이해한 그리고 그 병렬적 왜곡을 수용한 순간에, 정신치료적 과정이 성공할 것이라는 한 가닥의 희망이 어렴풋이 보인다(147).

용어 "정신분석"("psychoanalysis")은 전이(transference)와 저항(resistance)의 문제를, "무의식"("unconscious")과 어렸을 때의 발달사(early develpmental history)를 인지하는 모든 유형의 정신치료에 적용될 수 있다고 Freud는 말함으로써 이 문제(병렬적 왜곡)가 특별히 치료적으로 중요하다는 것을 강조하였다(51). 그러나 많은 정신과 의사들이 이해한 전이 현상의 해석을 지금 이해하는, 이미 말한 준거체계의 수정(modification of the frame of reference pp. 30-34)도 그들의 해석 방법의 수정을 강력히 요구한다.

환자들이 아동기에 부모에게 Oedipus적 애착을 하는 것을 인지하고, 전이된 사랑과 미움의 성적 감정을 치료자와 함께 재경험을 함으로써 해결하는 것을, 정통적 정신분석가들은 강조하였다. (Great emphasis has been placed by classical psychoanalysts upon patients' recognizing and resolving their Oedipal attachments to the parents of their childhood through re-experiencing with the doctor their transferred sexual feelings of love and hatred.) 그러나, 만약 Oedipus 콤플렉스가 보편적이라고 생각되지 않으면, 만약 해결되지 않은 Oedipus 콤플렉스가 정신장애의 병리에 보편적으로 존재하는 병인적 요인(etiological factor)이 아니면, Oedipus 콤플렉

스 환자가 정신과 의사에게 전이한 Oedipus적 사랑과 미움을 해석하는 그림(interpretive picture)에서 언제나 찾아야 하는 이유는 없다. 제8장 pp. 143-150을 참조하라. 이 말은 환자 자신의 성과 성이 같은 부모를 사랑하고 환자 자신의 성과 성이 다른 부모를 미워한 신경증 환자와 정신병 환자의 많은 발달사를 정신과 의사가 찾을 수 없다는 것을 의미하지 않는다. 그러나 이미 말한 발달사의 정신성적 개념의 개정(revision of the psychosexual concept of the developmental history)에 의해, 우리는 사랑이 언제나 성적이지는 않음을 발견한다. 그러므로 미움도 성적 경쟁의 성질이 아니다(pp. 34와 148을 참조하라). 나의 경험으로는, 자녀가 가장 사랑하는 부모와 친근하고 싶은, 가장 사랑하는 부모에게서 사랑을 받고 싶은 것과 자녀가 미워하는 부모의 권위적 힘을 부러워하고 분개하는 것에 우리가 인지할 수 있는 성적 뿌리(sexual roots)가 없다. 그렇지만, 자녀가 가장 사랑하는 부모와 친근하고 싶고 가장 사랑하는 부모에게서 사랑을 받고 싶은 것과 자녀가 미워하는 부모의 권위적 힘을 부러워하고 분개하는 것은 자녀가 아동기에 부모와 성적 Oedipus적 덫(sexual Oedipal entanglements)에 걸린 것이기보다 건강한 사람의, 신경증을 앓는 사람의, 정신병을 앓는 사람의 아동기 역사에서 보다 많이 발견된다(14, 60, 109).

환자가 어렸을 때에 부모에게 애착한 것(early attachments to their parents)에 관한 보고가 틀린 성적 해석(sexual misinterpretation)이 되기 쉽다. 그러나 정신과 의사는 환자가 어렸을 때에 부모에게 애착한 것에 관한 보고를 평가할 때에, 환자가 정신과 의사에게 느낀 우호적 감정을 표현하기 어려워할 수 있다는 것과 환자가 정신과 의사에게 우호적 감정을 표현하는 것을 정신과 의사가 수용하지 못하는 문제가 정신과 의사에게 있다는 것을 명심하여야 한다. 서양 문화 생활을 하는 사람들은 성적 애착(sexual attachment)을, 사랑에 빠지는 감정(falling in love)을, 등등을 말하는 것을 어려워하는 것 같지 않다. 그러나 앞에서 이미 말한 바와 같이 우리 대부분은 대인관계의 좋아하는, 사랑하는, 무성적 애정(the friendly, tender, asexually loving aspects of our interpersonal relationships)을 말하는 것을 두려워하고, 그렇지 않으면 꺼린다(제1부와 pp. 148-150). 성인이 대인관계를 말하는 때뿐만 아니라 성인 환자가 아동기에 부모에게 애착한 것을 말할 때에도 그렇다. 더구나 정신과 의사가 우호적으로 주고 받는 것(a friendly give-and-take)을 두려워하는 것은, 인정되지 않으면, 이 틀린 개념을 일으킬 수 있다.

더구나, 정신과 의사에게 치료를 받으러 온, 교육을 받은, 정신분석 책을 읽은, 이 시대의 환자는 치료자가 Oedipus 콤플렉스에 관해 듣고 싶어할 것이라고 추정하는 개념과 타협하려고 할 것이다. 환자들이 어렸을 때에 부모와 관계한 것을 틀리게 제공한 것과 환자들이 제공한 자료를 정신과 의사가 틀리게 해석한 것은 위에서 말한 이 두 원천에서 결과한 것일 수 있다. 정신과 의사가 환자와 정신과 의사 자신의 관계를 엄밀히 검토하기보다 Oedipus 콤플레스를 토론할 수 있는 경향이 제1부 "정신과 의사"에서 토론되었다.

이 추정(deductions)을 따르는 정신과 의사는, 진정한 또는 추정되는 Oedipus적 원천에서 기인한 사랑과 미움을 느낀 것을 포함한 환자와 정신과 의사의 관계의 변화에 물론 관심을 기울일 것이다. 그러나 정신과 의사는 정신분석의 초창기에 환자에게 자주 하였던 것처럼 환자가 정신과 의사에게 이 감정을 다시 느끼게 강요하지 않는다(155).

전이 경험에 관한 해석은 환자가 어렸을 때에 경험한 것이 감정양식에 영향을 미치는 것을 그리고 동시에 일어나는 병렬적 왜곡을 주로 강조하고, 환자가 치료자를 사랑하는 것과 미워하는 것을 치료자는 조금 강조한다. (Interpretive emphasis regarding transference experiences is now placed mainly on the investigation of the patterning influences of the transferred early experiences and on the concomitant parataxic distortions, less so on the experiences of love and hatred for the therapist per se.) 이미 해리된 경험이 치료자에게 반복되는 때마다 환자들은 이 경험을 자각하고, 환자들이 그들의 생활 연령의 경험 수준에서 현실 검증하는 과정을 돕기 위해 치료자는 이 경험을 이용하였다(31, 38, 39, 40,72, 99, 133, 141, 156).

모든 "전이" 반응("transference" reaction)은 많은 단어로 지적되지 않아야 한다. 만약 현실에서 대인관계적 문제를 인지할 수 있는, 판단할 수 있는 환자의 능력을 전이 반응이 애매하게 만들려고 또는 늦추려고 위협하는, 반복 나타나는 왜곡을 동반하면, 그 전이 반응은 많은 단어로 지적되지 않아야 한다. 그러나 우리는 전이 반응이 일어나는 때를 인지하기 위해 정신을 차려야 한다. 전이 반응이 일어나는 때를 우리는 인지하기 위해 정신을 차리는 것은 항상 굉장히 중요하다. 이 과업은 복잡하다. 환자와 정신과 의사의 대인관계를 정신과 의사가 자세히 인지하고 토론하는 것을 주저하는 것은 정신과 의사가 정신과 의사와 환자의 대인관계를 볼 수 없게 하는 유일한 원인이 아니다. 방해하려고 위협하는 객관적 사실이 있다. 환자가 "전이"("transference")만 또는 정신과 의사에게 느끼는 "진정한" 감정("real" feelings)만 나타내는 경우는 드물다. 전이와 진정한 감정은 대부분 시간에 혼합되어 있다. 이 사실은 정신과 의사의 과업이 복잡한 한 이유이다. 이 사실은 환자의 모든 전이 반응을 해체하고 정확히 인지하는 의사의 과업이 복잡한 여러 원인 중 하나이다. 그러나 정신과 의사가 환자의 모든 전이 반응을 성공적으로 해체하고 정확히 인지하는 것은 치료적으로 대단히 중요하다. 이 말은 의사와 환자의 반복적 특성을 보이는 관계에 나타나는 모든 발현(manifestations)에 해당한다. 사랑과 미움으로 반응하는 것 이외에 전이된, 과도하게 의존하는, 미숙한 태도(immature attitudes of transferred overdependence)에 초점을 맞춰야 한다. 그 태도는 직접적으로 치료적으로 이용되든 또는 지연되어 치료적으로 이용되든 정신과 의사는 그 태도에 초점을 맞춰야 한다.

앞에서 말한 바와 같이, 환자의 전이 감정을 정신과 의사가 이해하는 것은 가끔 정신치료 방법을 안내한다. 만약 정신과 의사가 환자의 전이 감정에 민감하고 환자의 전이 감정의 지시를 따르면, 정신과 의사에게 전이된 애정 반응은 전체 정신치료 과정의 대부분의 시간에 자동적으로 해결될 것이다. 환자의 해리는 정신분석이 나타나기 시작한 초기의 정신분석 문헌에 자주 언급된 큰 정신치료 과업을 구성하지 않을 것이다(31).

치료자는 환자가 치료자를 좋아하는 것을 말하지 않고 환자가 치료자를 미워하는 것에 많은 해석적 관심을 기울이어야 한다는 제안이 최근에 출판된 정신분석 문헌에 점점 많이 나왔다(128). 나는 이 제안을 진정으로 찬동한다. 치료자는 정신분열성 환자들(schizoid people)과 조현병 환자들(schizophrenic people)이 밀접한 대인관계를 두려워하는 것과 갈망하는 것을 명심하는 것이 좋다. 그들은 치료자가 그들과 치료자의 관계를 긍정적으로 표현하는 것에 의해 이익을 얻지 못할 것이다. 그러나 만약 그들과 의사의 관계의 미워하는 면 또는 악의가 가득 찬 면이 그들에게 지적되면, 그들은 다른 환자들이 도움을 받는 것처럼 때때로 도움을 받을 것이다.

일반적으로 말하면, 관계의 양쪽 중 어느 한쪽을 치료적으로 처리하는 것은 유효하다. 만약 치료자가 환자들이 환자들과 치료자의 관계의 어느 한쪽을 편안하게 받아들이면, 환자들의 적개심의 반응에서 결과한 경험을 해석하는 것은, 환자들의 적개심에서 나온 반응의 부수적 결과인 경험을 해석하는 것은 환자들이 치료자를 사랑하는 관계의 부수적 결과처럼 필요없는 것으로 판명될 수 있다. 일반적으로 말하겠다. 만약 환자들이 그들 자신의 일시적 증오심에 의해 마음이 편치 않게 되지 않는다고 지각한 치료자와 작업을 하면, 그때에, 환자들은 진정으로 미워하는 장면에서, 미워하는 전이 장면에서, 그들 자신의 증오심에 관하여 치료자에게 말하게 된다(제1부, pp. 58-61을 참조하라).

환자의 적개심을 적극적으로 해석하는 것이 필요하게 된다. 만약 환자의 적개심이 환자가 환자와 치료자의 관계에서 환자의 안전을 조작하는 일부이면, 그때에 치료자는 환자의 적개심을 적극적으로 해석하여야 한다. 환자의 발현(manifestation)보다 저항을 우선 해석하여야 한다고 Freud는 말하였다(제1부와 pp. 184-201). Freud의 이 말은 환자의 적개심을 적극적으로 해석하는 것에도 유효하다. 환자가 그 자신의 안전을 위해 조작하는 것을 맨 먼저 해석하라는 Sullivan의 말이 여기에서 같은 맥락으로 설명되어야 한다(p. 307). 환자가 저항하는 것과 안전을 위해 조작하는 것은 다음 항목에서 토론된다.

전이 반응(transference reactions)과 병렬적 왜곡(parataxic distortions)의 개념의 발달과 이 전이 반응과 병렬적 왜곡을 정신치료적으로 사용하는 것의 발달에 관한 이해를 명료화하기 위해 고안된 설명이 아래에 있다.

어떤 환자가 어느 날, 화창한 봄날과 햇볕과 새들의 지저귐에 관하여 말하는 것으로 정신치료 시간을 시작하였다. 치료자는 이것보다 환자가 분노를 터뜨린, 치료적으로 더 중요한 자료를 말하라고 환자에게 제의함으로써 환자의 말을 중단하였다. 환자는 의사에게 "당신들은 우리가 당신들과 보다 더 자발적으로, 더 직접적으로 이야기하게 되어야 한다고 말하였습니다. 그리고 우리가 당신들의 제의를 따르면, 당신들은 우리의 말을 중단하려고 합니다"라고 말하였다. 전에 지극히 위축된, 자기를 나타내지 못하는 이 환자가 옳다는 것을 치료자는 그 즉시 깨달았다. 치료자는 환자가 옳다는 것을 인정하였고 사과하였다.

6개월 뒤에, 환자는 정신치료적 면담을 받기 위해 정신과 의사의 치료실에 들어왔다. 그때, 환자는 꽃병을 보았다. 그녀는 "굉장히 예쁜 꽃병입니다. 꽃병에 반사된 다채로운 햇빛을 보십시오"라고 말하였다. 다행히 의사는 첫 사건을 기억하였다. 의사는 이 사건을 명심하였고, 환자가 치료자의 꽃병에 햇빛이 다채롭게 반사하는 것에 관하여 말한 것에 대한 치료자의 반응을 시험하고 있다고 의사는 가정하였다. 환자는 치료자가 말한 것을 실제로 말하고 싶어하였는지를 알고 싶었다. 환자가 날씨와 햇빛에 관하여 말하는 것을 의사는 중단하게 하였고 의사는 환자의 말을 중단하게 한 것을 환자에게 사과하였을 때에 환자는 치료자가 환자에게 사과를 진정으로 하고 싶어 사과하였는지를 알고 싶었다. 치료자는 환자의 이 의문을 개방할 수 있었다. 환자는 이 의문을 이해하기 시작하였다. 모든 사람들이 환자의 부모가 하였던 것처럼 신뢰성 없는 행동으로 환자를 슬프게 하지 않는다는 것을 알게 되었다. 즉 환자가 의사와 같이 토론함으로써 사실을 검증한 것(her reality testing through an experience with the doctor)은 환자가 다른 사람들에게 중요한 병렬적 틀린 평가(a significant parataxic misevaluation of other people)를 하지 않게 하였다.

전이 현상(transference phenomena)이 처음 발견되었을 때에,

환자가 이 유형의 말을 하는 것은 환자가 긍정적 전이를 하는 것(patient's positive transference)으로 확실히 해석될 수 있다고 정신분석가들은 이해하였다. "환자는 의사를 좋아한다. 환자는 의사를 사랑한다. 환자는 의사의 꽃병을 예쁘다고 말함으로써 의사를 좋아하는 감정을 표현한다"가 정신분석가의 해석적 결론이었다.

정신과 의사는 모든 특정 사례에서 환자의 이런 유형의 말이 옳은지 틀리는지를 생각하지 않고 그와 같은 말에 중요한 치료적 의미가 있는지를 조사하는 것에만 지금 관심을 많이 기울인다. 이 사례에서는 이것이 사실로 입증되었다.

둘째 예는 여자 환자가 어머니에게 해결되지 않은 확고한 관계를 느끼기 때문에 치료자를 대할 때에 병렬적 왜곡을 작동하는 것(the operation of a parataxic distortion)을 설명한다. 밤에 파티에 갈 계획을 하고 있다고 이 환자는 정신과 의사에게 면담시간에 말하였다. 의사는 환자의 결정이 의미하는 호전(progress)이기 때문에 즐거웠다. 의사는 "좋습니다"("Fine")라고 환자에게 반응하였다. 그다음 면담시간에, 의사는 환자가 파티에 가지 않았다는 말을 들었다. 의사는 환자가 파티에 가지 않은 이유를 환자에게 질문하였다. 환자의 대답은 어머니가 잘하던 방식과 똑같은 방식으로, "좋습니다"("Fine")라고 의사가 환자에게 말하였기 때문이었다. 어머니는 환자가 이것 저것 여러 가지를 하는 것을 좋아하지 않을 때에 하지 말라고 환자에게 솔직히 말하지 않았다. 그러므로 환자는 의사가 "좋습니다"("Fine")라고 한 말의 뒤에 있는 의사의 동기를 불신하였다. 이것을 말한 뒤에 환자는 그녀 자신의 반응의 병렬적 특성(parataxic character)을 이해하였다. 환자가 의사의 동기를 해석하고 그 해석에 반응으로 파티에 가지 않은 것은 특수한 유형의 전이, 즉 "행동화"("acting out")를 설명한다. 행동화 과정을 치료적으로 접근하는 것에 대한 일반적 토론은 204-215에 있다.

셋째 예는 그의 눈이 파란 여자 정신분석가를 수염이 귀 밑과 턱에 길게 있다고 그리고 눈이 갈색이라고 보는 남자 환자이다. 즉 환자가 정신분석가를 왜곡한 그림(picture)은 눈이 갈색인 그리고 귀 밑부터 턱까지 수염이 있는 죽은 아버지의 모습과 일치하였다. 환자는 정신과 의사의 용모를 왜곡하였고, 동시에 의사의 반응과 행동도 환자가 아동기에 아버지에게서 경험한 것과 비슷한 것으로 틀리게 해석하였다. 환자가 아동기에 경험한 것 대부분은 전혀 개정되지 않았고 재평가되지 않았다. 왜냐하면 환자의 그 경험 대부분은 환자가 의사에게 치료를 받기 시작한 때까지 해리되어 있었기 때문이다. 이 전이 경험을 해석적 명료화한 것(the interpretive clarification of this transference experience)은 환자가 아동기에 경험한 것 대부분을 개정할 수 있었다. 따라서 환자가 아동기에 경험한 것 대부분을 해석적 명료화에 의해 개정한 것은 환자의 대인관계적 현실(interpersonal reality)을 전반적으로 재평가한 일부가 되었다.

환자가 아동기에 경험한 것과 환자가 치료자를 만나 경험한 것의 결합으로 만들어진 전이 과정과 병렬적 왜곡의 중요성을 나는 보이기 위해 지금까지 여러 예를 제시하였다. 정신치료자는 환자가 제시하는 문제와 환자가 최근에 겪는 위기 상황(crises situations)을 조사할 수 있을 때에 조사를 함으로써 환자의 전이 경험(transference experiences)을 해석적 조사(interpretive investigation)하여야 한다고 나는 이미 생각하였다. 아래의 예는 그 해석적 조사를 어떻게 할 수 있는가를 설명한다. 30대 후반의 여자 환자가 정신과 의사에게 치료받으러 왔다. 그녀는 넷째 번 외도를 끝내었다. 치료자를 대하는 그녀의 태도는 치료자의 권위 앞에서 복종적이 아니면, 존경하는, 영웅시하는, 치료자의 의견을 지나치게 수용하는 것이 특징이었다. 이 태도는 우월하다는 감정과 교대로 나타났다.

이 여자 환자는 어려서부터 부모의 결혼 생활에 대단히 민감하였다. 그녀는 어머니에게 대항하였고 아버지를 보호하였고 편들었다. 또는 그녀는 아버지에게 대항하였고 어머니를 보호하였고 편들었다. 즉 그녀는 아버지와 어머니에게 부모 역할을 하였다. 물론, 그녀는 아버지와 어머니에게 부모 역할을 하였고, 그와 동시에 유아의 역할을 단순히 하고 싶었지만, 아버지와 어머니의 결혼 생활이 어렵기 때문에 유아의 역할를 부정하였다. 그러므로 그녀는 아동이 되고 싶은, 권위를 받아들이고 싶은, 성인을 칭송하고 싶은 열망과 가족 집단 안에서 아버지와 어머니에게 부모의 역할을 실제로 우월하게 할 수 있는 사람이 되는 것을 결정할 수 없었다.

그녀의 이 두 태도는 그녀와 모든 연인의 관계에 반복되었다. 그녀는 상호 평등(mutual equality) 위에서 관계를 맺을 수 없었다. 그녀는 부모가 그녀에게 요구한 부모의 우월한 특성이 있는 사람(superior parental figure)의 역할을 어떻게 하는지를 알았다. 그녀가 아동기에 갈망한 권위를, 아동기에 그녀를 거부한 권위자의 역할을 칭송할 준비가 되어 있는 순종하는 아동은 부모의 우월한 특성이 있는 사람의 역할을 어떻게 하는지를 알았다. 그 결과, 그녀는 이 두 태도 중 어느 하나를 그녀가 하게 하는, 아직도 그녀가 그녀의 나이의 수준에서 성숙한 상호 관계를 할 수 없게 하는 인격의 사람들 또는 배경의 사람들 또는 나이에 있는 사람들에게 항상 사로잡혔다. 이것 때문에 그녀는 이와 같은 정신병리적 모형(psychopathological prototype)대로 정신과 의사와 관계를 맺었다. 그 이후, 그녀는 이 전이 경험을 매개로 그녀가 아동기에, 그 이후에, 최근에 발생한 그녀의 대인관계의 문제를 자각하였다. 그녀가 아동기에, 그 이후에, 최근에 발생한 그녀의 대인관계의 문제를 통찰한 것은 이 대인관계 양식을 치료적으로 해결하는 중요한 출발점이 되었다.

전이 반응이 치료적으로 중요한 마지막 예는 독점한 어머니의 사랑과 아버지에게 집중적으로 받은 관심을 여자 동생의 출생으로 박탈당한 환자이다. 그때에 환자가 상호 관계(mutual relationship)를 할 수 있었던 유일한 성인은 여자 가정교사이었다. 그러므로 환자는 이 여인(가정교사)에게 소유적인, 매달리는 관계(markedly possessive, clinging relationship)를 갖게 되었다. 이 환자는 정신과 의사의 치료실로 치료를 받기 위해 오는 도중에 관찰한 자신의 (아래에 있는) 분명히 모순적인 행동을 정신과 의사에게 설명하라고 요구하였다. 환자는 "대체로 저는 선생님(정신과 의사)을 만나고 싶지 않은 것 같습니다. 그리고 저는 선생님이 다른 환자를 만나고 있다는 사실을 생각하고 싶지 않습니다. 저는 선생님이 저에게만 오직 속해 있다고 생각할 수 있기를 바랍니다"라고 말하였다. 환자가 정신과 의사에게 요구한 해석적 조사(interpretive investigation)는 환자가 정신과 의사와 면담하는 동안에 환자의 특수 간호사가 다른 사람들과 시간을 보내는 것 때문에 환자가 정신과 의사를 만나고 싶어하지 않았다는 것을 밝혔다. 그러므로 환자가 정신과 의사를 만나고 싶지 않은 이유는 환자가 정신과 의사의 유일한 환자라고 생각할 수 있기를 바란 것과 같았다. 두 상황에서 고독한 성인 환자는 외로운 여아가 그녀 자신과 가정교사의 관계에서 발달시킨 매달리는 소유의 양식(the pattern of clinging possessiveness)을 반복하고 있었다.

환자는 그 자신이 정신과 의사에게 요구한 해석을 처음 들었을 때에 당황하게 되었고, "선생님은 어떻게 그런 끔직한 말씀을 하십니까?"

라고 말하였다. 그 뒤에, 그녀는 조용해졌고, 의사가 옳다고 말하였고, 카우취에 누웠다. 환자는 정신과 의사에게 안락을 굉장히 크게 느낀다고 말하였다. 정신과 의사는 환자가 환자의 대인관계에서 일어나는 것을 볼 수 있게 하였다. 그 이후에, 환자는 "제가 대인관계에서 일어나는 것을 본 것이 대인관계에서 일어나는 것이 없어졌다는 것을 의미하지 않는다는 것을 저는 잘 압니다. 그러나 적어도 저는 대인관계에서 일어나는 것을 압니다. 제가 대인관계에서 일어나는 것을 본 것은 첫 걸음을 뗀 것입니다"라고 말하였다. 환자가 정신과 의사에게 요구한 해석은 환자의 행동에 대한 평가적 태도를 은밀히 요구한 것이다. 이것은 환자의 정서적 반응에 결정적 기여를 하였을 것이다. 이 가정은 굉장히 정당한 것 같다. 왜냐하면 환자들은 정신과 의사를 환자들의 양심을 확장하는 대표자로, 환자들을 도덕적으로 안내하는 자로 사용하는 경향이 있기 때문이다. 이 경향은 환자에 의해 즐겁게 된, 아첨을 받은 정신과 의사가 환자에게 역전이를 하게 하는 함정들 중 하나이다. 이 역전이는 치료할 문제(therapeutic issues)를 희미하게 만들 수 있다. (제1부를 참조하라). 환자가 상황을 지적으로 이해한 것(intellectual understanding)이 문제를 한 번에 없어지게 하지 않는다는 환자의 말의 정당성은 "훈습의 과정"("The process of Working Through")에서 증명될 것이다(p. 235-243).

의사-환자 관계의 현실적 부분과 병렬적 부분을 해석적 치료에 이용하는 것에 관하여 말을 끝마치기 전에 할 말이 있다. 그 말은 치료를 종결할 때에 의사-환자 관계에 관한 것이다. 삶에 있는 정서적 문제를 해결하는 과정에서 타인에게 유용하였던 모든 사람은 외롭게 겪는 고통을 덜 느끼게 된 사람의 마음속에서 중요하게 되고 그 사람의 마음속에 중요한 사람으로 남게 된다. 우리가 그 도움을 친구에게서 받았든지 전문적 상황에서 받았든지 도움을 준 사람은 우리의 마음속에서 중요하게 되고 마음속에 중요한 사람으로 남게 된다. 그런 평가는 병렬적이 아니어야 한다. 그런 평가는 환자의 모든 공정한 평가와 모든 정당한 정서적 반응처럼 우리가 많이 건설적으로 사용할 수 있는 것이다. 그러므로, 정신과 환자가 의사에게 전이한, 의사에게 진정으로 느끼는 과도한 애착(overattachment)의 정신치료적 해결은 정신과 환자가 의사를, 정신과 환자와 의사의 관계를 잊게 되는 것이라는 Lou Andreas Salome의 말에 의해 표현된 정통적 정신분석의 관점을 나는 동의하지 않는다(7). 내가 이 장(this chapter)을 시작할 때에 말한, 의사와 환자가 서로 좋아하는 것을 의사가 두려워하는 것은 이 비현실적 개념에 책임이 있다고 나는 믿는다.

환자에게 도움이 될 수 없었던 정신과 의사에게 환자가 분개하는 것은, 특히 만약 정신치료적 노력이 무용하다는 것이 증명된 뒤에도 정신치료 과정이 너무 오랫동안 계속되었다면, 정신치료적 노력은 도움이 될 수 없었던 만큼 현실적일 수 있다. 환자의 정당한 비판과 분노 앞에서 정신과 의사가 두려워하는 것과 불안전을 느끼는 것은 이 욕구가 좌절된 환자들의 반항(antagonism)의 정당성을 부정하려는 의사의 뿌리에 있을 수 있다. 그 반항을 "병렬적"("parataxic")이라고 또는 환자의 저항이나 부정적 전이의 결과일 수 있다는 감정이라고 이름을 붙이는 것은 놀란 정신과 의사의 강력한 방어일 수 있다.

환자가 정신과 의사에게 과도하게 의존하는 상태는 여기에서 그리고 p. 79, p. 149, p. 308에서 토론되었다. 만약 치료자가 그 자신의 욕구를 위해 환자가 치료자에게 의존하는 것을 즐기지 않고 환자를 치료자에게 의존시키지 않는다면, 환자가 정신과 의사에게 과도하게 의존하는 상태는 환자의 성장(growth)과 성숙(maturation)에 따라 약화될 것이다. 의사-환자 관계의 이 현실적 부분들을 언어화하고, 명료화하고, 수용하는 것은 분명히 정신치료 과정의 일부분이다. 의사-환자 관계의 병렬적 부분들은 해석적 명료화가 되기 위해 의사-환자 관계의 현실적 부분들은 언어화되어야 하고, 명료화되어야 하고, 수용되어야 한다. 이 화제는 이미 제1부(p. 80-81)에서 토론되었다. 이 화제는 제10장 pp. 307-316에서 다시 토론될 것이다.

c) 안전을 위한 작전, 저항

대부분의 정신과 환자의 중심 문제는 불안과 불안전을 느끼는 것(feelings of anxiety and insecurity)과, 수용받고 싶은, 권위를 인정받고 싶은 욕구(need for acceptance and prestige)와, 불안과 불안전을 느끼지 않기 위해, 수용되기 위해, 권위를 인정받기 위해 방어하는 것(defenses)으로 구성되었다. 그러므로 환자가 환자와 치료자의 관계에서, 환자와 타인의 관계에서, 사용하는 방어를 철저히 조사하는 것은 정신분석적 정신치료의 가장 중요한 부분이다. 환자들은 그들의 특수 정신병리에 의해 여러 유형의 방어를 한다. 이를 테면, 환자들은 감정을 느끼지 않고 상황을 받아들이고(isolating techniques), 또는 "그들 자신의 욕구를 속죄 행위에 의해 약화시킨다"(procedures of "undoing")(54). 앞에서 말한 바와 같이, 증상들은 그들의 불안이 표현된 것이고, 그 불안을 방어하는 것이다. 나는 이 주제를 뒤에서 자세히 토론하겠다. 사람들이 치료적이 아닌 상황에서 사용하는 특수 방어를 정신병 환자들은 정신과 의사를 대할 때에 사용한다. 그 특수 방어 중에서 오직 서너 방어만 말하겠다. 그 방어는 사고의 흐름이 갑자기 변화하는 것이고, 어조(tone of voice)가, 말의 속도가,

신체의 긴장이, 신체 활동이 변화하는 것이고, 피곤한 것, 당황하는 것(embarrassment), 합리적(plausible)이고 싶은, 완전(perfect)하고 싶은, 사과(apologetic)하고 싶은 것이다. 정신치료 상황에서, 치료자는 환자의 방어가 반복되는 것(the repetitional)에, 환자가 "전이"("transference")하는 것에, 환자가 방어하는 것의 특성에, 관심을 기울이어야 한다. 그다음에, 이 방어 기법들이 치료를 지연시키는 것에, 환자와 의사의 대인관계에, 환자와 타인의 대인관계에 파괴적 분열적 영향을 주는 것에, 치료자와 환자는 관심을 기울이어야 한다. 마침내 환자들은 이 방어 기법들이 작용하는 것을 인지하게 될 것이다.

이런 이유들 때문에, 나는 앞의 여러 장(chapters)에서 환자가 자신의 안전을 위해 작동하는 것(patients' security operations)을 조사하는 것이, 환자의 자아가 정신과 의사에게 방어 하는 것(ego-defenses against the psychiatrist)을 조사하는 것이, 정신치료 과정(psycho-therapeutic process)을 조사하는 것이 중요하다는 것을 반복해서 강조하였다. 정신치료 방법의 중요성을 Freud는 정신분석 기법에 관한 그의 저서(37, 38, 40)와 "불안의 문제"("The Problem of Anxiety")(54)에서 맨 처음 강조하였다. 자아심리학(Ego-psychology)과 Sullivan의 작전 개념(operational conceptions)(102, 147, 151)이 정신분석적 이해를 받았고, 최근에 정통 정신분석가들과 다른 정신분석적으로 지식을 갖춘 정신과 의사들에 의해 점점 수용되었다(70a).

아래의 예는 여자 환자가 정신과 의사에게 사용한 복잡한 방어기제와 정신과 의사가 그 방어기제를 치료적으로 이용한 것을 설명한다. 그 환자는 오랫동안 강박적으로 침묵하였다. 그 환자는 정신과 의사에게 정신과 의사의 사생활(personal life)에 관하여 질문하였다. 치료자는 환자가 치료자의 사생활에 관하여 질문한 것을 환자가 치료자에게 애착한 것에 의해 발생한 환자의 호기심이 표현된 것으로 해석하는 함정에 빠지지 않았다. 환자를 지금까지 침묵하게 한 불안이 환자가 말하게 지금 작용하고 있다고 치료자는 이해하였다. 그러므로 환자가 치료자에 관하여 치료자에게 질문한 것에 치료자가 반응한 것은, 만약 환자가 치료자에게 계속 관심을 갖는다면, 치료자는 가까운 미래에 환자의 이 질문에 답을 할 것이라는 것이었다. 그러나 치료자는 환자가 환자 자신의 치료에 호기심을 기울이지 않고 치료자의 개인 문제(personal affairs)에 관심을 기울이는 것에 한동안 관심을 기울이었고, 환자 자신의 치료에 호기심을 기울이지 않고 치료자의 개인 문제에 관심을 기울이게 한 이유에 관심을 기울이라고 환자에게 자극하고 싶었다. 그 뒤에, 환자가 정신과 의사를 대할 때에 느끼는 불안은 환자가 침묵한 이유이었거나 환자의 문제를 토론하지 않고 그 대신 정신과 의사의 개인 문제를 이야기하고 싶어한 이유이었다는 것을, 그 불안은 환자가 어떤 대가를 지불하더라도 방어하고 싶어한 것이었다는 것을 환자가 볼 수 있게 정신과 의사는 할 수 있었다. 환자가 이것을 볼 수 있게 치료자가 한 이후에, 이것은 환자가 사람들과 대인관계를 할 때에 사용하는 양식을 치료적으로 조사하는 출발점이 되었다. 이 환자는 자신을 희생하는, 친절한, 관대한, 자선을 베푸는 삶을 살게 양육되었다. 그 결과, 환자는 희생하는 태도를 환자에게 강요한 사람들에게 분노를 강하게 느끼게 되었고, 적개심을 강하게 보이게 되었다. 그 뒤에, 그녀의 "친절"("kindness")은 반동형성(reaction formation)이 되었다. 그녀는 그녀의 가까운 사람들에게, 그녀의 자비와 관대를 받는 자에게, 분개하지 않고, 파괴적 환상을 하지 않고, 그 대신 친절히 대하게 되었다. 그러나 이것은 그녀가 희미하게 아는 "비밀"("secret")이었다. 그러므로 그녀는 그녀 자신이 비난(disapproval)을 받는 것이 또는 타인의 멸시

(disdain)를 받는 것이 두렵기 때문에 그 "비밀"을 감추었다. 그러므로 환자는 친구에게서 사적 질문을 받든 우연히 알게 된 사람에게서 사적 질문을 받든 그 사적 질문에 답을 하지 않는 강박적 양식(obsessional pattern)을 갖게 되었다. 모든 사적 질문에 대한 그녀의 자동적 반응은 그녀가 친구나 우연히 알게 된 사람의 사적 사건에 관심을 나타내는 사적 질문을 되돌려 하는 것이었다.

환자가 긴 침묵을 한 뒤에 치료자에게 안전을 느끼기 위해 작전하는 것을 치료자가 이해하고 환자에게 해석하는 것은, 환자가 "좋은" 상태를 강박적 상태로 유지하는, 좋지 않은 것을 강박적으로 감추는, 첫 단계를 구성한다. (The interpretation and understanding of her use of the same type of security operation with the therapist, as she emerged from her long silence, constituted the first step toward the patient's resolving her obsessional pattern of being "good" and her compulsive need to hide that she was not.) 그녀가 그녀의 남자 동료(her fellow-men)보다 더 친절하여야 한다고 요구받지 않은 사실을 그녀는 마침내 받아들이었다. 그녀가 이것을 통찰한 이후에, 그녀의 적개적인, 파괴적인 환상(her hostile and destructive fantasies)은 그리고 그 적개심과 파괴적인 환상을 그녀 자신을 강박적으로 부정하는 행동(obsessional self-denial) 뒤에 숨기고 싶은 강한 욕구(compulsive need)는 사라졌다. 그녀가 안전하기 위한 작전을 치료자에게 반복적으로 사용하는 것을 철저히 검토한 뒤에, 환자는 타인과 서로 주고 받기(give-and-take)를 하여야 한다는 것을 이해하였고, 주고 받기를 하게 되었다. 그녀가 안전하기 위한 작전을 치료자에게 반복적으로 사용하는 것을 철저히 검토한 것은 그녀의 파괴적 환상을 사라지게 하였다. 그녀의 불안은 사라졌다. 마침내,

환자는 타인에게 인위적으로 관심을 기울이는 스크린 뒤에 숨어서 강박적으로 안전하기 위한 작전을 하는 것에서 벗어나게 되었다.

환자가 정신치료와 정신과 의사를 대하는 때에 큰 역할을 하는 또 다른 유형의 안전하기 위한 작전은 "저항"("resistance")이라고 알려진 역동적 과정이다. "저항"은 정신병 환자가 그 자신의 본래의 병리적 해리 과정과 억압 과정을 일으킨 원동력(motivating powers)을 자각하지 않고 다시 작전을 하는 것이다. 이 저항은 정신치료 과정에서 적합한 의사소통을 못하게 방해하는 것으로 나타나고, 해석적 명료화를 수용하지 못하게 하는 것으로 또는 해석적 명료화가 치료적 변화를 하지 못하게 하는 것으로 나타난다. 환자의 최초의 해리 과정을, 최초의 억압 과정을 일으킨 근원, 즉 불안(anxiey)은 이 저항을 일으킨 주요 원인이다. 다른 말로 말하면, 환자는, 문제의 자료가 자각될까 봐, 원래 느낀 불안을 해리한 것과 억압한 것이 해석적 분해(interpretive dissolution)에 의해 다시 활발하게 작용할까 봐 두렵기 때문에, 정신치료적 협동과 해석(psychotherapeutic collaboration and interpretation)을 저항한다.

최초의 해리 과정(original dissociating processes)은 환자가 모르는 과정이고, 마찬가지로 저항(resistance)도 환자가 모르는 과정이다. 저항이 일어날 때에 저항을 인식하기 위해 정신을 끊임없이 차리는 것은 정신과 의사의 일이다. 뒤에서 토론될 직접적 관계가 있는 전제(pertinent presuppositions)가 충족될 때에 언제나, 저항의 과정을 해석하는 것은 정신과 의사와 환자가 공동으로 노력하는 것에 포함되어야 한다.

환자가 자유롭게 표현하지 못하게, 치료자와 공동 노력을 하지 못하게, 해석적 명료화를 받아들이지 못하게, 저항적 방해를 하는 것(resistive interference)의 가능한 원인들은 다음과 같다. 첫째로, 환자는 정신과 의사의 제시를 따르는 것을 두려워할 수 있다. 왜냐하면, 만약 환자가 정신과 의사의 제시를 따르면, 환자가 정신과 의사의 제시를 따르는 것은 치료자와 친근한 것을 전제하고 치료자와 친근한 것을 표현하는 것일 수 있고, 치료자를 수용하는 것일 수 있기 때문이다. 이미 밀한 바와 같이, 환자가 정신과 의사의 제시를 따르는 것은 일반적으로 이 문화에 사는 많은 사람에게 위험한 것 같고, 특히 정신분열성 환자와 조현병 환자에게 위험한 것 같다. 우리가 반복해서 보아온 것처럼, 이 환자들은 정신과 의사의 제시를 수용한 뒤에 비난을 들을까 봐 언제나 두려워하고, 타인의 감정과 행위를 비난 한 것이 사람들이 증오하는 반응을 하게 할까 봐 언제나 두려워한다.

또 다른 환자 집단은 정신과 의사에게서 호의를 받음으로써 정신과 의사에게 의무를 지게 될까 봐 두렵기 때문에, 정신과 의사에게 협력하고 싶어하지 않고, 정신과 의사의 이로운 해석적 명료화(beneficial interpreive clarifications)를 수용하는 것을 꺼린다. 그들은, 호의를 베풀고 그 호의를 갚으라고 요구한 또는 의무를 부과한 아버지나 어머니 밑에서 또는 부모 밑에서 성장한 환자들이다.

이것을 예를 들어 설명하겠다. 오랫동안 침묵한 여자 긴장형 조현병 환자(catatonic patient)가 그 환자를 언어화된 의사소통(verbalized communication)을 다시 하게 하려는 정신과 의사의 의도에 어느 날 갑자기 폭발하였다. 환자는 "저는 선생님이 왜 계속 노력하시는지 모릅니다. 선생님은 제가 언어화된 의사소통에 관심이 없다는 것을 모르십니까?"라고 어느 날 갑자기 말하였다. 치료자는 환자가 언어로 의사소통하는 것에 진정한 관심(genuine interest)을 보이지 않는 것을 알지만, 그러나 환자가 언어로 의사소통하는 것에 관심을 갖게 하려고 치료자가 노력하는 것이 가치 있다는 또는 환자가 회복하려고 노력하는 것이 가치 있다는 치료자의 믿음 위에서, 환자가 작전하게 치료자가 환자를 오랫동안 돕는 것이 정당하다고 치료자는 응답하였다. 치료자는 환자의 얼굴에서 환자가 의심하는 것과 두려워하는 것을 보았기 때문에, 환자를 정신치료하는 일을 받아들였을 때에 발생한 직업적 의무와 책임을 완수하는 것 이외에 다른 것에, 환자가 병에서 회복될지 되지 않을지에, 개인적 관심이 없다고 치료자는 환자에게 계속 말하였다. 환자가 치료에 관심을 기울이지 않기 때문에 환자를 치료하려는 치료자의 노력이 실패할 운명이지만, 환자가 밖에서 창조적 삶을 사는 것에 관심을 기울이게 하려고 치료자가 노력한 것이 시간과 에너지의 낭비라고 생각하지 않는다고 치료자는 덧붙였다. 이때에 환자는 긴장을 푼 것 같았고, 치료자의 노력이 환자에게 효력을 나타냈기 때문에 환자가 치료자에게 의무가 없다고 계속 강조하는 치료자의 말을 들을 수 있는 것 같았다.

다음 날, 환자는 정신과 의사와 의사소통(communicative exchange)을 하였다. 한동안 뒤에, 환자는 정신과 의사의 가정이 옳았다는 것을 확실히 증명하였다. 만약 환자가 환자를 치료하려는 치료자의 노력을 받아들이어도 환자가 갚아야 할 채무가 발생하지 않는다는 것을 정신과 의사가 환자에게 확신시켰기 때문에 환자가 정신과 의사와 의사소통할 수 있었다는 것과 정신과 의사의 이 태도는 환자의 주변에 있는 중요한 사람들, 특히 환자의 아동기에 경험한 부모의 태도와 대조적이었다는 것을 확실히 증명하였다. 환자가 의사에게 저항하게 하는 원인의 하나를 보여 주는 이 예는 이미 앞에서 말한 의사-환자 관계에 내재해 있는 현실을 검증하는 기능(function of reality testing inherent in the doctor-pateint relationship)을 동시에 설명한다.

환자를 불안하게 하는 그래서 해석적 명료화(interpretive clarification)를 하려는 치료자의 의도에 환자가 협조하지 않는 것이 증명될 수 있는 다른 방법은 환자의 의식 안에도 있고, 의식 밖에도 있다. 환자는 정신과 의사의 제안이나 해석을 방어적으로 "선택적 무관심"(defensive "selective inattention")을 발달시킬 수 있고, 또는 환자는 질문을 받아도 답을 "전혀 생각하지 않을 수 있고"("draw a blank") 그리고 그 자신의 들을 수 있는 능력이 또는 관심을 집중할 수 있는 능력이 완전히 사라졌다고 느낄 수 있다. 어떤 환자는 정신과 의사를 또는 정신치료 방법을 또는 정신치료의 대상인 그 자신을 경시하거나 조롱함으로써 정신과 의사의 해석적 질문(interpretive quetions)을 가치절하하려고 할 수 있다. 다른 환자들은 웃기는 방법(facetious approach)을 사용하려고 할 수 있다. 지식과 경험을 뽐내는 현학적 환자(sophisticated patient)는 치료자에게 웃기는 방법을 사용할 수 있다. 치료자가 환자의 웃기는 행동 뒤에 있는 동기를, 즉 환자의 저항을 인지하고 그것을 환자에게 말하는 대신, 환자가 웃기는 내용을 치료자가 환자와 쉽게 토론하게 할 수 있는 기술을 환자는 갖고 있다. 비교적 조금 현학적인 환자들은 그들의 문제를 해석적 정신치료(interpretive psychotherapy)에 제시하는 대신, 또는 정신과 의사의 해석적 제시(interpretive suggestions)를 듣는 대신, 정신과 의사에 관해 말함으로써 정신과 의사가 그들의 문제에 해석적 접근하는 것을 회피하려고 할 수 있다.

정신신경증 환자(psychoneurotic patients)를 치료할 때에, 그런 대화는 적절하지 않은 대화라고 치료자는 즉시 환자에게 말하여야 하고, 그런 대화를 하는 것은 저항이라는 것을 치료자는 환자에게 알리어야 한다. 만약 환자가 치료자의 사생활을 선택한 것이 환자의 정신병리의 특수한 단서를 허용한다면, 의사의 사생활에 관심을 기울이는 것 등등 그런 내용에 환자가 관심을 기울이게 의사는 하여야 한다. 자신에 관해 침묵하는 옛 양식을 반복 사용하는 그리고 타인에게 관심을 언어로 표현하는 그런 안전하기 위한 작전(security operation)을 환자가 치료자에게 사용한 사례는 이것을 설명한다(pp. 185-187을 참조하라).

환자와 의사의 관계를, 특히 환자와 의사의 긍정적 관계를 오랫동안 토론함으로써 해석적 정신치료를 지연시키려고 하는 신경증 환자의 의도를 치료자는 환자에게 알려야 한다. 이것을 하는 환자들은 정신과 의사의 사랑과 인정을 받지 못하게 되는 것이 두렵기 때문에 자신에 관해 정신과 의사와 솔직하게 토론할 수 없다는 사실을 정신과 의사에게 알리고 싶어 할 수 있다. 정통 정신분석적 용어에 의하면, 그들의 긍정적 전이는 그들이 저항을 하기 위해 사용하는 것이다. 환자와 의사의 관계를 환자가 말하는 것이 분명히 환자가 저항하는 책략일 때에, 의사는 언제나 환자와 의사의 관계를 환자가 말하지 않게 환자를 설득하여야 한다. 환자가 치료받을 수 있는 상태인지를 치료자가 환자에게 질문함으로써 또는 환자가 아는 것을 치료자가 해석하려고 하는 것보다 지루한 것을 보임으로써 환자와 의사의 관계를 환자가 말하지 않게 치료자는 할 수 있다. 저항적 성향(resistive tendencies)에 의해 분명히 발생한 이런 유형의 전이 산물(transference productions)을 치료자가 해석하는 것은 자주 치료자와 환자가 해석적 왜곡 상황(interpretive disguise)에서 서로 지껄이는 중요하지 않은 것일 수 있다.

그러나 장애가 심한 환자를 의사가 치료할 때에 환자가 의사에 관해 말하는 것은 흔히 환자가 처음에 전혀 말할 수 없는 것을 극복할 수 있는 유일한 길이다. 그런 환자들은 정신과 의사에 관해 특별히 말하지 않을 수 있고, 정신과 의사에 관한 생각이 그들에게 중요하다는 생각을 말하지 않으려고 할 수 있다. 그러나 그들 자신이 타인보다 낫다고 믿고 타인과 어울리지 않는 환자들(very aloof and remote patients)은 처음으로 침묵을 깨고 말을 하기 시작할 때에 의지하여야 하는 회피 수단으로, 정신과 의사에 관한 생각을 정신과 의사에게 말하려고 할 수 있다. 보통 때에는, 그들은 의사의 생활에 관련이 있는 그들의 문제를 그들의 의사에게 말하듯이 그들 자신의 문제와 관련이 있는 것을 간접적 방법으로(allusion), 상상으로(imagery), 비유로(figurative speech) 관심을 갖게 타인에게 할 수 있다. 환자가 정신과 의사에 관해 말하는 것이 환자가 정신과 의사에게 저항하는 것이고 그러므로 그 저항을 하지 못하게 하고 해석을 할 때인지, 그것이 대인관계적 의사소통(interpersonal commnication)을 다시 시작하려는 시도를 하는 때인지를 구별할 수 있기 위해 정신과 의사는 그 자신의 공감적 감수성(empathic sensitivity)에 의존하여야 한다. 후자인 경우에는, 치료자는 치료자에 관한 환자의 말을 환자 자신의 문제에 천천히 접근하는 방법으로 이용하여야 한다. 자신을 표현할 수 없는 환자가 오랜 침묵 끝에 치료자에 관하여 말을 한 때에 의사-환자 관계를 환자가 시작하려는 시도라고 비약하여 결론을 내리는 것은 현명한 것이 아니다. 이 자료를 말하지 못하게 하는 것도 틀린 것이다. 이 두 태도는 어느 것이든 환자를 다시 침묵하게 할 수 있다.

앞에서 예를 든 침묵하는 환자는 정신과 의사가 도시의 중심에서 강의를 하고 있다는 것을 들었다고 의사에게 말함으로써 의사와 다시 말을 하기 시작하였다. 정신과 의사는 정신장애를 앓는 사람들의 부채와 흔히 공존하는 재산, 또는 그 부채로 인하여 발생하는 재산에 관하여 강의하기 때문에 그 강의는 환자의 문제와 아주 밀접한 관계가 있다고 환자에게 말하였다. 정신과 의사는 그 말을 한 뒤에, 그 강의의 제목에 관하여 그리고 그 강의의 제목이 음악에 재능이 있는 이 환자에게 적합하다는 것에 관해 활발히 토론하였다. 그들의 대화에서 정신과 의사는 모든 일들을 환자의 문제와 연결하였다. 정신과 의사가 모든 것을 환자의 문제와 연결한 이후에 해석적 정신치료는 환자의 침묵으로 중단되지 않고 진행될 수 있었다. 궁극적 회복은 수년 지난 뒤에 달성되었다.

저항의 또 다른 오도하는 유형(another misleading type of resistance)은, 환자가 절망하는 것으로, 또는 환자가 극복할 수 없는 슬픔을 느끼는 것으로, 또는 환자가 정복할 수 없는 정도의 정신장애를 앓는 것으로 표현될 수 있다. 환자가 그렇게 느끼면, 정신치료적 노력은 보장되지 않거나 확실히 실패한다. 환자가 저항하는 것을 자각하지 못하고 저항할 때에 사용하는 방법은 다음의 것들, 즉 저항적 침묵(resistive silence), 지난 면담시간에 해석적 명료화를 한 화제(topic)를 회상할 수 없는 것, 예정된 면담시간에 분명히 알맞지 않은 변명을 하며 오지 않는 것, 그럴듯하게 얼버무려 회피하는 것, 중요하지 않은 것을 말하는 것, 환자의 사고를 진정으로 점령한 것에서 환자와 치료자를 떨어뜨리기 위해 "자유연상"("free associations")을 사용하는 것을 포함한다. 이 나중의 것, 저항하는 방법(resistive measures)을 앞의 방법들보다 더 쉽게 정신과 의사는 인지할 수 있다.

치료자는 인격, 나이, 성, 경험, 능력, 이해력, 인내력, 등등이 환자와 같이 일할 수 있는 사람인지 아닌지를 필요 이상으로 치료자와 환자가 토론하는 것은, 불안을 일으키는 자료를 해석적 명료화(interpretive clarification)하는 것을 지연시키기 위해 환자가 자주 사용하는 또 다른 방법이다. 다른 유형의 무익한 논쟁을 하는 것과 정신과 의사를 논쟁에 끌어 넣으려는 모든 시도는 환자가 해석적 명료화를 지연시키기 위해 자주 사용하는 또 다른 방법이다.

환자는 정신과 의사의 관심을 끌기 위해, 반갑지 않은 토론 주제에서 벗어나기 위해, 신체적 증상(somatic symptomatology)을 사용할 수 있다. 일반적으로, 증상의 유형(*type* of symptomatology)은 환자가 회피한 토론 주제가 표현된 것이고, 환자가 회피한 토론 주제에 반응한 것이다. 그러므로 정신신체적 증상(psychosomatic symptomatology)의 발생은 정신신체적 증상의 이중적 의미, 즉 갈등을 일으키는 문제가 표현된 것(expression of conflict-arousing issue)이라고, 갈등을 일으키는 그 문제를 의식 안에서 명료화하지 않으려는 수단이라고, 우리는 생각할 수 있다(pp. 225-227을 참조하라).

독자들이 정신분석적 치료와 교육을 받을 때에 경험할 수 있는 다른 저항의 형태가 있다. 환자들은 의미를 중요하게 만드는 해석적 제시를 지적으로 수용한다고 가끔 쉽게 말한다. (Sometimes patients readily profess to the intellectual acceptance of an interpretive suggestion which seems to make great sense.) 그리고 환자들은 해석적 제시가 정당하다는 것을 지적으로 알 수 있지만 정서적 추구를 할 수 없다고 말함으로써 해석적 제시를 지적으로 수용하는 것을 회피하려고 하고, 무효화하려고 한다. 환자들이 이런 말을 하는 이유는 세 개이다. 첫 이유는, 의미 있는 해석에 예상한 정서적 반응의 분명하지 않은, 사랑이 넘치는 개념을 환자는 마음속에 만들었기 때문이다. (One: the therapist has created in the patient's mind a hazy, romantic conception of the expected emotional response to a meaningful interpretation.) 환자가 해석을 듣고 얻은 타당한 지식과 받은 느낌과, 환자가 해석을 이해한 것에 관하여 느껴야 하는 것의 분명하지 않은 한, 과장된 의미를 환자는 비교

함으로써, 환자가 해석을 듣고 얻은 타당한 지식과 받은 느낌이 틀렸다는 것을 말할 수 있다. (The patient then may debunk a valid experience and acceptance of an interpretation by comparing it unfavorably with the hazy, extravagant connotation of what he allegedly ought to feel in connection with understanding the interpretation.) 둘째 이유는 환자가 새 해석적 명료화를 불안을 일으키는 수용과 통합에 연결시키지 않음으로써 새 해석적 명료화에 정서적 반응이 부족하다고 굳게 믿기 때문이다. (Two: the patient may hold onto the belief in an alleged lack of emotional reaction to the new interpretive clarification, as a means of barring it from anxiety-provoking acceptance and integration.) 셋째 이유는 창조적 통찰(creative insight)을 저항하는 수단으로 정서적 반응이 실제로 해리될 수 있기 때문이다. 해석적 명료화를 수용하는 것과, 대인관계적 작전의 변화를 두려워하는 것과 연결되어 있는 불안을 느끼기 때문이다. 환자의 통찰은 대인관계를 촉진시킬 수 있고 미래에 필요한 것으로 만들 수 있다.

지금까지 말한 일반적 저항 수단과 안전을 위한 작전 이외에 해리를 유지하기 위해, 불안을 제거하기 위해, 각종 정신장애의 환자가 사용하는 모든 특수한 역동성(dynamisms)은 저항으로 그리고 안전을 위한 작전으로 반복해서 나타날 것이다.

예를 들면, 강박증 환자들(obsessional patients)은 반복적, 논쟁적, 조작적(manipulative), 강박적 대인관계를 한다. 그들은 사소한 일을 끊임없이 의심한다. 그들은 사소한 것에 관심을 기울이고, 변화하지 않으려 하고, 타인에게 무뚝뚝하고, 악의가 많다. 그들은 이런 환자들에게 그들의 불안을 보게 하기 위해 고안된 해석적 방법을 치료자가 사용하려고 하는 것을 방해하기 위해, 사소한 것에 관심을 기울이고, 변화하지 않으려 하고, 타인에게 무뚝뚝하고, 악의가 많다.

정신치료자가 환자의 불안을 해석하지 못하게 하기 위해, 조현병 환자들(the schizophrenic)은 그 자신이 잘났다고 믿고 환상 세계에 들어갈 수 있고, 그의 퇴행적 역동과 우호적이 아닌 태도(regressive dynamisms and negativistic attitudes)를 취할 수 있다.

편집증 환자(paranoid person)는 치료자가 그의 불안에 해석적 접근하는 것을 방해하기 위해 정신과 의사에게 비난을 전이하고(transfer of blame), 정신과 의사에게 박해받고 있다고 환상하고, 굉장히 아름답고 굉장히 큰 개인적 세계에 빠진다.

정신신경증 환자(psychoneurotics)는 정신치료적 공동 작업(therapeutic collaboration)을 수용하지 않기 위해 아래의 역동과 증상을, 즉 "선택적 무관심"("selective inattention")을 하고, 해석을 받아들일 수 없다고 주장하고, 정신과 의사의 의사소통을 왜곡하고, 과도한 정서적 반응을 하고 상황을 과장하고, 전이신경증(conversion symptoms)을 앓는다.

강박적 방어를 치료하는 것에 관한 특별한 말을 여기에서 추가할 수 있다. 왜냐하면 강박적 방어를 무너뜨리는 문제는 굉장히 복잡하고 어렵기 때문이다. 강박적 사고를 하는 환자가 중요한 사람이라는 인상을 주기 위해 하는 대인관계적 작전(interpersonal operations)의 특성은 자주 잘 위장된다. 그 작전들 중 대부분은 분명히 자폐적(autistic)이고, 원형적(prototaxic)이고, 마법적(magic)이다(11, 147). 중요한 사람이라는 인상을 타인에게 주기 위해 환자가 하는 마법적 행동은 뿌리가 대단히 깊다. 이 마법적 행동은 자신감의 부족을 위장하기 위해 고안되었다. 이 마법적 행동은 그들의 심리학적 생존을 위해 그들이 하는 중요한 방어이기 때문에, 이 마법적 행동을 무너뜨리는 것은 커다란 불안을 일으킬 것 같은 위협을 느끼게 한다. 만약 정신과 의사가 이 사람들의 저항의 역동적 의미가 무엇인지를 명심하면, 정신과 의사는 정신과 의사를 논쟁에 끌어 넣으려는, 다른 유형의 강력한 투쟁에 빠뜨리려는 이 사람들의 의도에 걸려 들지 않을 수 있다(p. 206을 참조하라).

해석적 정신치료에서, 정신과 의사에게 어려운 문제를 제공하는 또 다른 앞에서 말한 저항기제(resistive mechanism)는 타인의 제의나 요구를 받지 않으려고 하는 환자의 거부증(negativism)이다. 다른 유형의 저항들과 다르게, 타인의 제의나 요구를 받지 않으려고 하는 거부증은 일반적으로 해석에 의해 치료될 수 없다. 거부증은 합리적 논쟁으로 무너지지 않는다. 환자가 정신치료적 공동 작업을 거부하는 것에 대한 치료자의 유일한 치료적으로 유용한 반응은 정신과 의사가 "그것을 우리는 오늘 할 수 없습니다. 저는 당신이 가까운 미래에 이것을 말할 수 있기를 바랍니다."라는 종류의 말을 하는 것이고, 또는 "그것을 우리는 오늘 할 수 없습니다. 저는 당신이 가까운 미래에 질문에 답할 수 있기를 바랍니다."라는 종류의 말을 하는 것이고, 또는 "그것을 우리는 오늘 할 수 없습니다. 저는 당신이 가까운 미래에 이 해석에 대한 당신의 반응을 바랍니다."라는 종류의 말을 하는 것이다. 이 말을 한 다음에, 타인의 제의나 요구를 받지 않으려는 거부증 환자(negativistic patient)는 확실히 곧 문제의 화제에 관심을 갖게 될 것이다. 거부증 환자는 지체없이 곧 문제의 화제에 관심을 갖게 될 것이다. 거부증 환자는 몇 일 뒤에, 또는 몇 주 뒤에 문제의 화제에 관심을 갖게 될 것이다. 거부증 환자는 수개월 뒤에 문제의 화제에 관심을 갖게 될 것이다.

이것을 이해하기 위해 우리는 타인의 제의나 요구를 받지 않으려는 거부증적 행동을 일으키는 원인들 중 하나를 기억하여야 한다. 거부증

(negativism)은 자신감의 부족 때문에 사람들과 즐겁게, 효과있게, 의미 있는 대인관계를 할 수 없는 사람이 관심을 받으려고 하는 행위이다. H. S. Sullivan은 거부증의 역동(dynamics of negativism)을 잠자리에 보내진 어린 아동의 거부증적 행동에 의해 설명하였다. 만약 아동이 조용히 잠자러 가면, 그날 저녁에 아무도 아동에게 관심을 기울이지 않는다. 그날 저녁에 아무도 아동에게 말을 하지 않는다. 만약 아동이 화가 나서 발을 구르고, 고함을 지르고, 잠자러 가는 것을 거부하면, 아동은 관심을 받는다. 정신장애 성인(mentally disturbed adults)의 거부증은 정신장애 성인이 관심을 받으려고 거부하는 아동의 행동으로 퇴행하는 것이고, 관심을 받으려고 거부하는 아동의 행동을 복제하는 행동이다. 그러므로 해석과 논쟁은 거부증을 무너뜨리지 못할 것이다. 조용히 기다리겠다는 우리의 의지를 표현함으로써 환자의 거부증을 회피하는 것이, 위에서 말한 것처럼, 거부증적 태도를 취하지 않게 하는 유일한 방법이다(147).

예를 들어 설명하겠다. 어떤 여자 환자가 정신치료가 성공적으로 진행되고 있는 동안에 퇴원을 하겠다고 반복해서 요구하였다. 환자가 이미 제공한 여러 가지 자료를 정신과 의사는 보고, 환자의 퇴원하려는 충동은 환자가 그녀의 아버지에게서 경험한 것과 관계가 있다고 가정하였다. 그러므로 어느 날, 정신과 의사는 환자의 질문에 반응하였다. 정신과 의사는 환자가 그녀의 아버지에 관한 정보를, 그녀의 부녀 관계에 관한 정보를 제공하라고 제의하면서 환자가 무엇을 말하기를 정신과 의사가 원하는지를 환자에게 말하였다. 환자는 “제가 무엇을 하여야 합니까? 저는 자동판매기처럼 작전합니까? 선생님은 아버지에 관하여 말하라고 말씀하십니다. 저는 지금 아버지에 관하여 말하고 있습니다”라고 갑자기 분개하였다. 정신과 의사가 얻은 답은 환자가 정신과 의사의 요구에 즉각 응할 수 없다는 것을 정신과 의사가 안 것이었다.

여러 달 뒤에, 치료자가 환자의 특별한 욕구를 만나기 위해 환자에게 특별히 면담시간을 제공하는 것을 환자는 고마워하였다. 그 면담시간에, 환자는 작고하신 아버지의 사진을 치료자에게 보여주면서 아버지가 정신병원에서 사망하였다고 말하였다. 환자는 이 정보의 의미를 치료자가 추측하게 하였다. 환자의 눈과 치료자의 눈에 정신치료가 만족스럽게 진행되는 것으로 비춰졌지만, 환자가 퇴원을 절박하게 반복 요구한 것은 환자가 절박한 운명을 만나기 전에 퇴원을 하지 않으면 환자도 아버지처럼 정신병원에서 죽을 것 같은 두려움을 느꼈기 때문이었다. 치료자가 여러 달 전에 환자의 아버지에 관하여 처음 해석적 질문을 환자에게 하였을 때에, 환자가 퇴원하고 싶어한 것은 환자가 입원기간이 길어지는 것을 두려워하는 것 때문이라는 것을 환자는 분명히 알고 있었다. 그때에 이런 자료를 얻으려는 치료자의 희망은 거부증적 방해(negativistic blocking)와 부딪쳤다. 이 거부증적 방해는 한 동안 뒤에 극복될 수 있었다. 치료자가 그것을 묻지 않고 계획에 없는 특별한 면담시간을 환자에게 자발적으로 배정함으로써 환자에게 특별한 관심을 보낼 때에 이 거부증적 방해는 극복될 수 있었다.

환자의 저항과 안전 작전을 정신치료적으로 다루는 것에 관한 항(section)을 끝마치기 위해 이 현상을 해석할 때를 맞추는 것에 관하여 몇 마디 말을 첨가할 수 있다. 환자는 안전 작전(security operations)과 저항적 책략(resistive maneuvers)을 치료를 받는 동안에 반복 할 것이다. 의사의 제의를 환자가 들을 수 있고 의사의 제의가 환자에게 의미 있게 될 수 있다고 말할 수 있는 만큼 의사-환자 관계가 충분히 형성되면 곧 치료자는 안전 작전과 저항적 책략을 환자에게 지적하여야 한다. 그리고 환자의 저항에 대한 의사의 해석을 치료자가 환자를 비난(reprimand)하는 것으로 환자가 오해하지 않을 수 있게 환자와 치료자의 관계가 확고히 형성되어 있어야 한다. 비록 환자의 저항이 환자가 의도적으로 방해하는 것이라는 것을 자각할지라도, 환자의 저항이 나타난 것의 책임이 환자에게 있다는 생각이 환자의 저항을 의사가 해석한 것에 없다는 것을 환자는 이해하려고 하여야 한다. 해석적 과정이 있는 치료적 공동 작업을 의도적으로 방해하는 징조를 보이는 환자가 없다는 생각에서 이것을 말하는 것은 아니다. 그러나 이 주의 깊게 방해하는 반응을 우리는 "저항"("resistance")이라고 부르지 않는다.

의사가 환자의 안전을 위한 작전을 환자에게 해석하는 때를 정신과 의사가 결정할 때에 명심하여야 할 중요한 것이 하나 더 있다. (There is one further important consideration which the psychiatrist should bear in mind when making decisions about the proper timing for his interpretations of security operations.) 치료 과정에 의해 발생한 불안을 환자가 방어하지 않고, 치료자가 환자의 안전을 위한 작전을 해석할 때에 일시적으로 일어날 수 있는 환자의 많은 불안을 치료자가 이동하게 환자가 치료자에게 함으로써, 환자는 전체가 통합된 상태에 도달하여야 한다. (A state of sufficient general integration should be reached by the patient to enable him, without breaking down, to carry the amount of anxiety which may be temporarily aroused as the interpretation of his security operations leaves him without his previous defenses against the anxiety which is mobilized by the therapeutic process.) 정신과 의사가 정신과 환자의 일시적 붕괴에 도구가 되는 것에 치료적 이점이 없다는 말은 "첫 면담"("The Initial interview")에 관한 장에서 언급한 말과 일치한다. 해석을 하는 때를 맞추는 것에

관한 말은 제3절 pp. 250–255에 있는 해석을 하는 때에 관한 일반적 토론에서 추정될 수 있다.*

d) 의도적 방해

환자가 정신치료적 공동 작업을 방해하는 모든 것은 저항(resistance), 즉 자각할 수 없는, 자각 하고 싶지 않은 것(a type of reluctance which is outside awareness) 때문이 아니다. 물론 정신치료적 공동 작업을 의도적으로 방해한 사건이 집중정신치료를 받은 모든 환자에게 있다. 환자가 정신치료적 공동 작업을 의식적으로 하고 싶어하지 않는 것은, 환자가 안전 작전을 하기 위해, 자각할 수 없는 저항 과정을 하기 위해, 이용하는 모든 계략(devices)에 의해 의식적으로 표현될 수 있다. 환자가 정신과 의사와 소통을 조금 하는 것, 정신과 의사의 제의를 따르고 싶지 않은 것, 정신치료적 교환, 모든 주고 받는 것(give–and–take)을 방해하는 "기억이 나지 않는 것"("drawing blanks"). 약속 시간에 나타나지 않는 것, 계획된 정신치료 면담시간에 전혀 나타나지 않는 것은 환자가 정신치료 과정을 의도적으로 무너뜨리는 가장 흔한 방법이다.

아래에 그와 같은 의도적 방해를 할 수 있는 원인들이 열거되어 있다. 이 원인들은 환자가 정신적 증상(mental symptoms) 때문에 고통을 받고 있다는 것을 인정하고 싶어하지 않기 때문일 수 있고, 인격의 성향(personality trends)을, 또는 가족의 문제를, 또는 환자가 수치

* 전이에 관한 문헌들은 정신분석의 기법에 관한 모든 참고문헌을 참조하라(31, 35, 36, 37, 38, 39, 72, 79a, 99, 128).

스러워하는 가족 구성원들의 특성을 인정하고 싶지 않기 때문일 수 있다. 또 의도적 방해는 정신치료에 의해 일어날 수 있듯이, 환자들이 정신치료 전문가의 권위를 인정하고 싶지 않기 때문에, 또는 그들이 그들 자신 안에서 변화하는 것과 그들의 공공연한 대인관계에서 변화하는 것을 두려워하기 때문에 일어날 수 있다. 환자들이 의사소통을 방해하는 다른 이유는 환자들의 경험이 부족한 것이다. 환자들은 경험이 부족하기 때문에 인간의 평등에서 타인(의사)과 언어화된 의사소통을 할 수 있다는 믿음이 부족하고, 그 때문에 의사소통을 방해할 수 있다. 그리고, 환자들은 정신과 의사의 정신치료하는 동기를 불신할 수 있다. 또는 일반적으로 사람들에게 느끼는 환자의 적개심이-그러므로 정신과 의사에게 느끼는 환자의 적개심이-정신과 의사에게 도움을 받고 싶은 환자의 욕구보다 클 수 있다. 그들의 자신감 부족(lack of self-assurance)이 타인들을 이기고 싶은 욕구와 그리고 정신과 의사를 이기고 싶은 욕구와 너무나 자주 동시에 느껴지기 때문에, 그들의 자신감 부족은 그들이 치료적 공동 작업을 하고 싶은 감정보다 클 수 있다. 마지막으로, 집중정신치료에 필요한 시간과 돈을 쓰고 싶지 않은 욕구가 도움을 받고 싶은 욕구보다 강력할 수 있다.

정신과 의사는 그런 환자들이 자각한 문제를, 즉 그들이 치료적 공동 작업을 하지 못하게 하는 문제를 극복할 수 있게 도우려고 처음에 노력하여야 한다. 그는 그의 동정적 이해(sympathetic understanding)를 환자들에게 전할 수 있고, 언어화(verbalization)를 장려할 수 있다. 그러나 만약 환자들이 면담시간에 방해하는 것이, 면담시간 약속을 지키지 못하는 것이, 등등이, 시간이 지난 이후에도 정신과 의사의 그런 노력에 굴복되지 않으면, 환자들이 정신적 증상(menal symptoms) 때문에 받는 압력이 정신과 의사와 정신치료 방법에 대한 환자들의 편견을 환자가 제거하게 할 수 있는 이상으로 강력하다고 정신과 의사가 가정하는 것은 정당하다. 이 때문에 그런 환자에게 정신과 의사는 적어도 한동안 치료를 계속하라고 격려하지 않아야 한다. 그들은 치료를 받으러 다시 오면, 환영을 받는다. 그들은 충분한 압력을 받을 때에, 치료를 받고 싶은 강한 욕구가 있을 때에, 회복되고 싶은 욕구가 강할 때에, 치료를 받으러 다시 올 것이다. 정신치료 방법을 지배하는 법칙을 따르고 싶지 않은 환자의 욕구를 환자가 극복할 수 있게 환자를 유인할 수 있는 힘이 강할 때에, 환자는 치료를 받으러 다시 올 것이다.

e) "행동화"

환자가 전이 반응을 할 때에, 저항할 때에, 안전하기 위한 작전을 할 때에 사용하는 정신치료적으로 중요한 현상들 중 또 하나는 환자가 대인관계적 경험을 말로 하지 않고 그 대신 "행동화"("acting out")를 하는 과정이다. 더 구체적으로 말하면, "행동화 과정들"("acting-out processes")은 환자들이 정신치료적 면담 중에 그리고 정신치료적 면담 이외 시간에 환자들과 치료자의 관계를 표현하는, 또는 환자들과 치료자의 관계를 반영하는, 치료자와 치료적 과정에 대한 환자의 태도를 표현하는 행동과 행위(actions and activities)이고, 또는 치료자와 치료적 과정에 대한 환자의 태도를 반영하는 행동과 행위이고, 환자들이 정신치료적 면담을 이용하여 그들 자신의 대인관계를 표현하는 행동과 행위이다. 정신치료적 면담시간의 안과 밖에서 대인관계를 반영하는 행동과 행위를 조사하고 해석하는 것(investigation and interpretation)은 정신치료적 과정의 전체 기간 동안에 해석적 관심(interpretive attention)의 초점을 받아야 한다.

"행동화" 과정("acting out" processes) 이외에 정신분석적 치료를 받는 대부분의 환자들의 행위(activities)와 행동(behavior)은 그 대부분의 환자들이 치료 상황에서 대인관계적 경험을 한 것을 반영한다. 그 대부분의 환자들이 치료 상황에서 대인관계적 경험을 한 것들은 너무나 자주, 너무 모호하고, 너무 산만하고, 너무 희미하다. 그 때문에, 그 대부분의 환자들은 치료 상황에서 대인관계적 경험을 한 것들을 만족스럽게 치료적으로 이용할 수 없지만, 치료자는 환자들이 그들 자신의 현재 생활의 자료를 제공하는 것을 들으면서 평가하는 때에, 그 자료는 환자들이 치료 상황에서 대인관계적 경험을 한 것들이라는 것을 치료자가 명심하는 것은 가치 있다. 환자들이 면담시간과 면담시간 사이에 일어난 사건을 제시하는 것과 그 사건은 만약 환자의 태도에 의해 결정되면, 환자들은 그들의 의사의 인격을 경험하고 평가한 방법에 의해 그리고 의사-환자 관계에서 의사와 환자가 상호 작용한 부분에 의해 무의식적으로 영향을 받을 수 있다.

정신과 의사는 물론 환자에게 행동화를 격려하지 않는다. 정신과 의사는 환자가 언어화한 자료를 조사하는 것에 주로 관심을 기울인다. 그러나 행동화는 격려되지 않지만 행동화는 일어난다. 환자의 행동화 과정을 관찰, 조사, 해석하는 것은 환자의 저항을 해결하는, 저항이 천천히 일어나게 하는 수단으로 자주 사용될 수 있다. 환자의 행동화 과정은 아래의 예처럼 환자가 환자의 대인관계 문제를 발견하게 하고 이해하게 한다.

외로운 여자 환자는 그녀가 의미 있는 대인관계를 하는 유일한 사람인 정신과 의사가 휴가를 갈 때마다 부적합한 파트너에게 매혹되고 관심을 갖는다. 이런 식으로 그녀는 외로움을 행동화하기 전에 그녀의 외로움이 문제라고 인정할 수 없었고, 그녀가 고독의 원인을 알고 싶은 마음이 일어나지 않았기 때문에 고독의 원인을 자세히 조사하려고 하지 않았다. 고독을 대하는 이 문화의 태도 때문에, 그녀의 모든 경험은 검열을 너무나 많이 받았다. 소녀는 외롭다고 생각할 수 없었고, 고독을 느낄 수 없었다. 소녀는 인기 있다고 말하여진다. 만약 우리가 고독하면, 우리는 실패자이다. 고독은 우리의 잘못이다.

환자는 정신과 의사가 휴가를 간 동안에 셋째번 파트너에게 목적 없는 매혹을 느꼈고, 그 뒤에 마침내 그녀 자신의 고독을 대면하였다. 그녀의 고독을 줄이기 위해 파트너에게 매료되어 파트너를 만나는 행동화(acting-out engagements)의 증상적 의미를 깨닫는 것은 물론 치료적으로 중요하였다. 환자는 그녀 자신의 행동화의 증상적 의미(symptomatological significance of her acting out)를 인지한 뒤에만, 그 행동화의 발생적 이유와 역동을 해석적 명료화하는 것에 관심을 기울일 수 있었다. 그 해석적 명료화는 오랜 시간이 지난 뒤에 치료적 효과를 낼 수 있었다.

그런 행동을, 즉 환자가 환자의 증상을 환자와 정신과 의사의 관계에서, 정신치료를 받는 과정 중 정신치료적 면담 밖에서, 나타내는 것은 환자가 면담시간 중에 행동화하는 만큼 빈번히 나타나지 않는다. 환자들은 아래의 알코올 중독 환자처럼 면담시간 중에 언어화된 의사소통보다 행위에 의해 자주 그들 자신을 폭로한다.

이 환자는 강박적으로 음주하게 하는 그의 정서적 문제가 잘 이해되고 훈습될 때까지 주거를 병원 구내에 한정하는 의학적 명령(medical order)을 받았다. 이 환자는 차가운 대인관계를 하는 환경에서 성장한 불행한 사람들 중 한 사람이다. 그 환경에서, 중요한 성인들은 조작적 강력한 행위(manipulative power actions)에 의한 대인관계가 도움을 주는 대인관계라고 느낀다. 집의 이 조작적 분위기 때문에 환자는 다른 대인관계가 있다는 것을 몰랐다. 그러므로 그는 의사의 행정적 결정을 수용하려고, 복종하려고 하지 않았다. 그는 오랫동안 필사적으로 투쟁을 하였다. 정신과 의사를 조작(manipulating)함으로써 행동화하고 싶은 강박적 욕구는 건강하고 싶은 그의 성향보다 큰 것 같았다. 환자는 심한 사회적 법적 문제가 있는, 크게 욕구를 좌절시키는, 떠들석한 술자리를 가진 뒤에, 그 자신의 주거가 병원에 한정된 것이 그 자신에게 현명한 판정이라는 것을 깨달았다. 그 뒤 몇 일 지난 뒤에, 환자는 정신과 의사가 예전에 누렸던 특권을 다시 누리게 조작함으로써 환자가 예전에 하던 양식을 강박적으로 다시 하고 싶어하는 것을 발견하였다. 환자의 합리화는 환자가 치과 의사에게 꼭 가야한다는 것이었다. 환자가 치과 의사에게 꼭 가야한다는 것은 체면을 유지하기 위한 변명일 수 있다고 치료자는 환자에게 말하였다. 환자는 고통스런 부비동염(副鼻洞炎 sinusitis)과 치통(toothache)을 심하게 앓는 것을 보여주면서 치료자의 그 말을 부정하였다.

치과 의사가 환자에게서 증상을 발견하지 못함으로써 정신과 의사의 말이 옳다는 것을 확인하였을 때에, 환자는 극도로 당황하게 되었고, 정서적으로 동요하게 되었다. 그 순간에, 그가 평생 동안 타인과 싸우고 조작한 그리고 싸움을 지배할 수 있는 우세한 힘을 유지하려고 한 양식을 그가 정신과 의사에게 행동화하고 있다는 치료적 통찰이 나타나기 시작하였다. 그가 치료자를 확신시키기 위해 그의 힘을 사용하고 싶은 욕구를 행동화하는 때에 사용한, 그가 앓지 않는 부비동염과 치통은 마침내 자각되었다. 그가 앓지 않는 부비동염과 치통은 앞에서 말한 모든 언어화된 치료적 노력에도 불구하고 그가 보지 않으려고 저항한 자각이 마침내 되었다.

그런 것을 한 번 통찰한 것은 강력한 조작에 의해 치료자를 다루려는 성향을 변화시키지 않았다. 여러 번 비슷한 깨닫는 경험을 한 뒤에 비로소 진정한 변화는 일어날 수 있었다. 그러나 환자가 처음 그 자신의 뿌리 깊은, 조작적, 대인관계적 통합(deep-rooted manipulative interpersonal intergration)을 처음 이해하기 시작한 사실은 아직도 남아 있다. 환자는 그 자신의 뿌리 깊은, 조작적, 대인관계적 통합을 행동화하는 과정에 그 자신의 그 대인관계적 통합을 행동화하는 것을 대면받았고, 그 대면으로써 그 자신의 그 대인관계적 통합을 행동화하는 것을 알기 시작하였다.

정신치료를 하는 중에 행동화를 한 다른 예들은 화가 난 환자들에 의해 발생한다. 그들은 그들의 화를 말로 표현하지 않고 정신과 의사에게 물건을 던지고 싶어할 수 있다. 또 다른 예는 치료적 면담 중에 옷을 벗거나 생식기를 노출하는 노출증 환자(exhibitionistic patient)이거나 치료자를 실제로 사랑하는 또는 치료자를 사랑한다고 말하는 환자이다. 그가 사랑하는 때에 그가 한 대인관계적 경험을 탐색하지 않고, 그가 전이 경험과 같은 대인관계의 특성을 탐색하지 않고, 그가 과거에 대인관계를 한 경험과 그가 현재 대인관계를 하는 양식을 조사하지 않고, 그 대신 그는 애정을 행동으로 표현하고 싶어하고 그렇지 않다면, 언어로 표현하고 싶어한다. 이 사람들은 저항하기 위해 긍정적 전이를 한다고 정신과 의사들이 말하는 환자들이다["안전을 위한 작전, 저항"(p. 184)을 참조하라]. 신경증 환자들이 자주 사용하는 또 다른 행동화 방식은 신체 상태가 아프지 않지만, 신체검사를 요구하기 위해 병을 앓거나 아프다고 호소하는 것이다.

행동화 과정이 면담 중에 치료적으로 유용한가는 행동화를 한 환자의 유형에 의해 평가돠이어야 한다. 신경증 환자가 행동화를 하는 경우, 그 행동화를 우리는 일반적으로 환자가 해석적 명료화(interpretive clarification)를 저항하는 것으로 보아야 한다. 왜냐하면 행동화되는 것은 언어화되는 것보다 대체로 우리가 해석적 조사(interpretive investigation)를 하기 쉽기 때문이다. 행동화 과정이 자주 일어나기 때문에 행동화 과정을 해석적 사용(interpretive use of acting-out processes)을 할 수 있는 가능성을 보이기 위해 예가 인용되었지만, 정신과 의사는 신경증 환자가 행동화 과정을 하지 않게 설득하여야 한다.

정신분석 초창기에 가장 인상적인 지도자들 중 한 사람인, Ferenczi는 다른 길을 갔다. Ferenczi는 모든 정신과 의사와 같이, 환자가 유아기와 아동기에 경험한 것을 명료화하는 것이 환자에게 가장 중요하다고 믿었다. Ferenczi는 환자가 유아기와 아동기에 경험한 행동을 Ferenczi에게 하는 것(transferred reactivations)이 환자가 이 경험들의 외상적 타당성을 치료적으로 이해하게, 해체(dissolution)하게 한다고 믿고, 환자가 유아기와 아동기에 경험한 행동을 Ferenczi에게 하게 하였다(31, 72, 99, 155, 157, 158). 나는 Ferenczi의 이 제의를 반대한다. 나의 이 반대는 참가하는 관찰자(participant observer)로서 역할하는 것을 모르는 많은 정신과 의사가 환자의 유아적 욕구를 다룰 때에 참가한 공동 행위자(participant co-actor)가 됨으로써 은밀히 이해한 위험에서 주로 나왔다. 나는 말하는 것 대 행동하는 것(verbalization versus action)에 관하여 말한 어느 것보다 이 관점에서 이것을 강력히 반대한다. 이 반대는 치료자가 환자와 성(sex)을 경험하는 것애 관하여 뒤에서 토론할 것과 비슷하다.

신경증 환자의 행동화는 아래의 사례에서 사용되는 것처럼, 치료적 장치(therapeutic device)로 또는 진단적 장치(diagnostic device)로 드물게 사용될 수 있다. 열망하던 첫 자녀를 출산한 뒤에 조소(彫塑 sculpturing)를 중단한, 높은 명성의 여자 예술가는 우울증 때문에 정신과 의사에게 왔다. 그녀는 모든 활동을 할 수 없게 마비되었다고 느꼈고, 어머니로서, 예술가로서, 그녀의 창조 능력을 발휘할 수 있는지를 의심하였다. 그녀는 예술가의 일을 포기하는 것이 그녀가 아기에게 의무를 하는 것이라고 생각하였다. 그러나 그녀는 예술가의 일을 포기한 뒤에 일어날 것을 분개하였다. 젊은 어머니인 그녀의 친구들은 그녀가 아기에게 의무를 하는 것을 생각나게 하였고, 반면에 예술가인 그녀의 친구들은 예술에 대한 그녀의 의무를 하라고 그녀에게 말하였다.

정신과 의사는 환자가 우울하고 마비라는 것을 알았다. 그렇지만 정신과 의사는 환자가 설명한 문제가 진실이 아니라고 느꼈다. 정신과 의사는 환자가 설명한 문제를 믿을 수 없었다. 그러므로 이 환자는 주장하는 문제를 인형에게 행동화하라는 말을 들었다. 그녀의 아기의 사진과 그녀의 조소품의 모조품을 정신치료적 면담시간에 가져오라고 정신과 의사는 그녀에게 말하였다. 정신과 의사가 기대한 것은 환자의 삶의 두 갈등하는 면을 나타내고 말하는 것이 문제를 명료화한다는 것이었다. 환자는 아기의 사진과 조소물의 모조품을 보이고 설명하는 동안에 의사의 도움을 받아 그녀의 문제의 진정한 성질을 밝혔다. 그녀는 그녀의 진정한 문제는 그녀가 좋은 예술가(good artist)일 것인가, 그렇지 않으면 행복한 어머니(happy mother)일 것인가를 선택하는 것이 아니고, 그녀가 예술가일 것인가, 그렇지 않으면 만족을 못하는 부인(dissatisfied wife)일 것인가를 선택하는 것임을 볼 수 있었다. 결혼 생활의 갈등(marital conflicts)이 그녀의 우울과 마비의 뿌리에 있었다. 그 이후에 그녀와 그녀의 남편은 정신분석적 치료를 받기 시작하였다.

정신병 환자의 행동화와 신경증 환자의 행동화를 치료자는 반드시 다르게 대하여야 한다. 말을 하지 않는 정신병 환자(the mute psychotic)는 말로 표현할 수 없는 것을 행동화할 수 있다. 가끔, 행동은 말을 분명히 할 수 없는 사람들(inarticulate people)을 정신치료할 때에 사용할 수 있는 유일한 도구이다. 그러므로 정신병 환자가 말하지 않는 것이 사라질 때에, 치료자는 정신병 환자가 행동하지 않게 격려할 수 있다.*

화가 났기 때문에 행동화하는 신경증 환자의 행동화를 정신과 의사가 저지하려고 할 때에, 신경증 환자는 치료자가 신경증 환자를 두려워한다고 비난하면서 정신과 의사에게 저항하기 위해 그 자신의 행동화를 계속 하려고 할 수 있다. 또는 노출증 환자(exhibitionistic patient)는 그의 치료자가 불필요하게 부끄러워한다고 그의 치료자를 비난함으로써 그 자신의 노출증을 방어할 수 있다. 정신과 의사는 환자가 저항을 계속 하기 위해 사용하는 그와 같은 책략에 속아 넘어가지 않아야 한다. 치료자는 그와 같은 "비난"("accusations")에 반응하지 않아야 한다. 치료자는 그와 같은 비난을 방어하거나 또는 치료자가 겁쟁이인지 부끄러움을 타는지를 환자와 토론하지 않아야 한다. 그 대신, 환자와 치료자는 환자를 분석하는 것에 관심이 있고 치료자를 분석하는 것에 관심이 있지 않기 때문에 치료자가 두려워하는 것을 또는 부끄러워하는 것을 토론하는 것은 중요하지 않다고 치료자는 환자에게 전달하여야 한다. 이 태도는 의사와 환자의 직업적 관계를 무너뜨리기 위해 행동화하는 신경증 환자를 정신과 의사가 치료할 때에 특히 권고된다. 이 환자들은 치료자에게 적개적 태도를 취함으로써 또는

---

* 참고문헌 66에 보고된, 말을 하지 않는 긴장형 조현병 환자를 치료한 나의 경험을 참조하라.

성적 유혹을 함으로써 치료자를 당황하게 할 수 있다. “만약 당신이 저를 사랑하게 제가 할 수 없다면, 당신이 적어도 저에게 화를 내게 저는 하고 싶습니다”라는 말은 한 환자가 이 기제(mechanism)를 설명한 방법이었다. 이 말의 의미는 “만약 당신이 저에게 화를 내면, 당신이 어떻게든 저에게 관심을 기울인다고 저는 적어도 생각합니다. 당신이 직업적으로 저에게 강한 감정을 나타내지 않는 것과 관심이 없는 것(professional detachment and indifference)을 저는 지금 무너뜨려야 합니다”이다.

치료자는 환자의 이와 같은 행동을 보고 그 반응으로 자신을 평온한 마음의 모형(paragon of equanimity)으로 보고 싶은 유혹을, 서술하고 싶은 유혹을 뿌리쳐야 한다. 자신을 평온한 마음의 모형으로 가정하는 것은 환자에게 도전하는 것이다. 자신을 평온한 마음의 모형으로 가정한 치료자의 역할이 성공하지 않는 것을 환자는 보이려고 계획할 수 있다. 자신을 평온한 마음의 모형으로 가정한 치료자의 역할이 성공하지 않는 것을 환자는 보일 수 있고, 보이지 못 할 수도 있다. 환자가 불결한 모습으로 나타남으로써 또는 메스꺼운 냄새가 그 자신에게서 나게 함으로써 의사를 화나게 할 수 있고 짜증나게 할 수 있다고 말함으로써 의사는 환자에게 더 많은 도움이 될 수 있다. 환자는 이 모든 것이 환자에게 가치 있는 것인지 없는 것인지를 생각하라고 격려받을 수 있다.

이 환자들이 정신치료적 관계를 파괴하고 환자들 자신의 문제를 토론하지 않고 의사의 인격을 토론하려는 것에 정신과 의사는 관심이 없고 싫증이 난다는 것을 환자에게 보여줄 수 있다. 이것이 달성되면, 정신과 의사는 환자의 행동화가 환자의 분열된, 해리된 자료를 발견하는 것과 조사하는 것을 방해한다는 사실을 강조할 수 있다.

신체검사를 반복적으로 요구하는 환자를 대하는 정신과 의사의 태도를 말하겠다. 기질적 또는 정신신체병적 부분(organic or psycho-somatic aspects)이 이 신체적 측면에서 확인될 때까지, 모든 신체적 호소(all bodily complaints)는 신체검사에 의해 확인되어야 한다. 그 신체검사를 치료자는 할 수 있는 자신이 있으면 할 수 있다. 모든 신체적 호소가 치료자에 의해 확인이 되든 자질을 갖춘 전문가에 의해 확인이 되든 확인이 된 뒤에는, 환자가 더 신체검사를 요구하는 것을 치료자는 거부하여야 한다. 그러한 환자가 계속 신체검사를 요구하는 것의 근원은 환자에게 노출증적 성향(exhibitionstic tendencies)이 있기 때문에 또는 환자가 자각하였든 자각하지 못하였든 치료자를 성적 행위에 유혹하고 싶기 때문에 정신치료적 작업을 의식적으로 또는 무의식적으로 지연시키려고 하는 것이다.

건강염려증(hypochondriasis)은 환자가 신체검사를 갈망하는 또 다른 이유일 수 있다. 정신과 의사가 환자의 건강염려증적 상태의 역동 때문에, 건강염려증 환자의 신체검사를 받으려는 욕구를 거절하는 것은, 노출증적 동기 때문에 또는 하여야 하는 일을 뒤로 미루고 싶은 동기 때문에 신체검사를 받으려고 하는 것을 거절하는 것보다 더 중요하다. 건강염려증은 환자가 신체적 자기 몰두(somatic self-engulfment)에 빠지게 하기 때문에, 건강염려증을 앓는 환자는 공공연한 대인관계에 관심을 기울이지 않을 위험이 있다.

정통 정신분석은 정신과 의사가 그의 환자의 신체검사를 하는 것을 반대한다. 정신과 의사가 그의 환자의 신체검사를 하는 동기를 의식하지 않고 신체검사를 하면 그리고 정신과 의사가 그의 환자를 신체검사하는 것이 그 자신의 이익을 위한 동기에 의해 신체검사를 하는 것이 아니면, 정신과 의사가 그의 환자의 신체검사를 하는 것은 그의 환자에게 해를 입히지 않는다고 나는 생각한다. 이성의 젊은 정신과 의사에게 치료를 받는 젊은 정신병 환자는 그의 정신과 의사에게 신체검사를 받을 수 없다고 나는 믿는다. 왜냐하면 이성의 젊은 정신과 의사가 젊은 정신병 환자에게 신체검사를 하는 것은 젊은 정신병 환자를 불안하게 할 수 있고, 젊은 정신병 환자를 당황하게 할 수 있기 때문이다.

물론, 신체적 장애를 다루는 경험의 부족으로 신체검사를 하지 않아야 하는 정신과 의사가 많이 있다. 정신과 의사가 그의 환자를 신체검사하는 것을 동료 정신과 의사에게 부탁할 때에 그 자신이 환자를 신체검사하지 않는 이유를 꾸미거나 합리화하지 않아야 한다. 결국, 정신과 의사는 환자의 신체검사를 다른 과 의사에게 자주 부탁한다. 자문의(consultant)는 자문하는 분야의 전문가이어야 한다. 자문의가 정신신체병에 경험이 많고 그러므로 정신과 의사와 의미 있는 공동 작업을 하는 것에 관심이 있으면, 자문의에게 신체검사를 의뢰하는 것은 더욱 좋다(95. 165).*

환자가 치료자를 사랑하기 때문에, 또는 이야기를 하고 싶거나 외도를 하고 싶기 때문에, 행동화를 한 결과를 이 책의 정신과 의사가 정신치료 과정에서 하는 역할(제1부)과 환자가 전이 경험에서 하는 역할(pp. 169-183)에서 집중적으로 토론하였다. 정신치료하는 환경에서 환자와 치료자가 사랑하게 되거나 성행위를 할 수 없는 것을 이 장(chapter)은 밝혔다.

정신치료적 목적을 위해 정신과 의사들과 그들의 환자들 사이에서 모든 방식의 애정 경험이 일어나는 것을 금지하는 것은 기법적 규정(a

---

* Maurice Levine의 책(95)은 환자의 신체검사를 의뢰하는 의사가 읽을 책이다.

matter of technical rules and regulations)이 아니다. 사랑을 하는 것과 정신치료를 하는 것이 양립할 수 없는, 단순한 인간의 본성의 두 강력한 이유가 있다. 정신과 의사는 돌이나 나무로 만든 상(statue)이 아니고 살과 피로 구성된 생명체이다. 그러므로 정신과 의사는 환자를 치료하기 위해 환자와 성교를 하고 싶어할 수 있다. 정신과 의사는 의사가 아니라 사람으로서 환자와 성교를 하고 싶어할 수 있다. 정신과 의사는 내분비 장치가 있는 환자의 신체적 반응을 보지 않고 환자에게 성교를 유발하거나 환자가 치료자와 성교하려는 욕구를 거절하지 않는다면, 정신과 의사는 이 환자에게 해를 입힐 수 있다. 왜냐하면 정신과 의사가 환자의 성교하고 싶은 동기를 유발하거나 치료자와 성교하려는 환자의 욕구를 정신과 의사가 거절하지 않는 것은 정신과 의사를 흥분시키지 못하는 환자의 무능력을, 환자가 성교 파트너로서 열등하다는 것을 보이기 때문이다.

2. 어떻게 해석하는가?

나는 무엇을 해석하는가(*what* to interpret)를 착오행위(slip), 꿈, 환각(hallucinatory experiences) 등 특수한 정신적 작전(mental operations)에 의해 토론하는 것을 끝마치기 전에, 일반적 해석적 제시(general interpretive suggestions)를 하여야 한다. 일반적 해석적 제시는 이 특수한 정신적 작전을 해석할 때에 적용할 수 있는 방법이다. 일반적 해석적 제시는, 첫째로, 어떻게 해석하는가(how to offer interpretations)이고, 둘째로, 해석에 의해 명료화된 자료를 "훈습" 하는 과정(the process of "working through" interpretively clarified material)이고, 셋째로, 해석적 개입하는 때를 맞추기(the timing of interpretive intervention)이다.

나는 어떻게 해석하는가(*how* to interpret)를 먼저 말하겠다. 치료자의 모든 해석 활동에 환자가 협동하는 것이 복잡하다고 치료자가 생각하는 것은, 치료자의 해석 활동에 영향을 미치고, 해석의 방향을 지시한다. 제1부에서 말한 것을 나는 이 맥락에서 다시 말하면, 정신과 의사는 간단한 책략으로 죄인에게 술수를 사용하는 영리한 탐정이라고 느끼지 않아야 한다. 정신과 의사는 환자의 복잡한 의사소통의 보이지 않는 의미를 환자 스스로 발견하고 싶은 마음이 일어나게 하여야 한다. 그리고 정신과 의사가 이 기법을 사용하여 환자에게 전달한 것 이외에 이 기법을 추천하는 다른 이유가 있다. 환자가 스스로 찾아낼 수 있는 모든 해석은 환자에게 인상적이다. 그러므로 환자가 스스로 찾아낼 수 있는 모든 해석은 치료자가 제시하는 해석보다 직접적 지속적 치유 효과를 낼 수 있다. 이 해석 방법은 환자의 삶이 환자를 지배하지 않고 환자가 환자의 삶을 지배하는 의미를 획득하게 한다. 만약 정신과 의사가 해석의 필요성을 발견하면, 정신과 의사는 토론하는 문제를 자세하게 새롭게 만드는 그런 해석을 언제나 하여야 하고 토론하는 문제가 끝나게 해석하지 않아야 한다.

나는 이것을 설명하는 임상 예를 제시하겠다. 나는 다른 맥락에서 이미 말한 환자를 정신치료한 경험에서 나온 임상 예를 제시하겠다(70). 한 여자 환자는 퇴원하기로 되어 있었다. 그녀는 통원 치료를 계속 받기로 되어 있었다. 그녀는 퇴원하기로 정해진 날짜 2주 전에 시립 병원에 갔다. 그녀는 그 시립 병원에서 환자가 단기 관찰을 위해 입원수속을 밟았다. 환자가 단기 관찰을 위해 시립 병원에 입원하는 것은 환자가 입원이 필요한지 필요하지 않은지에 관한 가족의 의견과 의사의 의견이 다른 때에 입원에 관한 편견 없는 결정을 하려는 사람들을 위한 것임을 그녀는 안다. 그녀가 기대한 결정은 그녀가 건강하다는 결과가 나오는 것이었다. 그러나 그녀는 마지막 순간에 마음을 바꾸었고, 병원으로 돌아왔다. 그녀는 숨이 차고 얼굴이 붉어졌다. 그녀는 정신과 의사와 약속한 시간에 정확히 나타났다. 그녀는 그녀가 한 것을 정신과 의사에게 말하였고, 아래의 보고를 덧붙였다. 그녀는 관찰되기 위해 시립 병원에 머물러 있기를 바랐다. 그러나 마지막 순간에, 환자의 입원을 결정하는 의사(admitting doctor)가 그녀가 입원하고 있는 병원에 전화를 걸기 위해 전화기로 가는 때에, 그녀는 시립 병원에 입원할 수 없다는 것을 알았다.

환자의 행동은 "양가감정"("ambivalence")이 많다는 것을 의미한다고 정신과 의사가 환자에게 지적하기 쉽다. 이 서술적 해석(descriptive interpretation)은 이해하기 쉽고, 그러므로 의미가 없다. 그리고 이 서술적 해석은 특별한 사건을 해석적 조사하는 문제를 확실히 닫을 것이다. 그 대신에, 정신과 의사는 환자가 그녀 자신의 양가감정이 발생한 역동적 이유를 발견하게 하는 해석적 질문(interpretive question)을 하려고 노력하여야 한다. 그러나 정신과 의사는 환자가 양가감정을 나타내는 원인을 처음에 몰랐다. 그러므로 그는 쓸모 있는, 옳은, 서술적 질문을 생각할 수 없었다. 그는 이 양가감정을 생각할 시간(a few minutes)이 필요하다고 환자에게 말하였다. 그는 환자의 행동이 의미하는 것을 또는 환자의 행동이 무엇을 하려는 것인지를 모른다는 것을 즉시 인정하였다. 환자의 행동이 무엇을 의미하는지를, 환자의 행동이 의사와 환자에게 전달한 것이 무엇인지를 생각할 시간이 필요하다는 것을 정신과 의사가 인정한 것을 환자는 분개하지 않았다.

이것은 제1부에서, 만약 정신과 의사가 환자들의 문제를 깊이 생각할 특별한 시간이 필요하다는 것을 환자에게 고백하여도, 정신과 의사는 그 자신의 사회적 지위를 잃지 않을 것이라고 제1부에서 말한 것을 환자가 확증하는 예이다.

정신과 의사는 생각을 조금 더 한 뒤에, 환자의 행동을 일으킨 요인들을 이해한다고 느꼈다. 환자는 곧 퇴원될 것이고, 퇴원한 뒤에 통원 치료를 받게 이미 계획되어 있다는 것을 알았다. 그러나 환자는 이것을 알았지만, 입원하여 있으라는 강요를 받고 있다고 불평하였고, 다른 병원에 갔다. 이때는 그녀가 외래 환자로 계속 치료받을 수 있을 정도 이상으로 충분히 건강하다고 그녀의 정신과 의사가 생각한 때이었다. 그러므로 그녀는 그녀가 완전히 치유되었고, 더 치료받을 필요가 없다는 인상을 그녀의 배경을 모르는 시립 병원의 의사들에게 잘 줄 수 있었다. 이것이 그녀가 원한 것이라고 우리는 생각할 수 있는가? 만약 그렇다면, 왜 그녀는 이것을 하고 싶어하였는가? 만약 이것(그녀가 완전히 치유되었고, 더 치료받을 필요가 없다는 인상을 그녀의 배경을 모르는 시립 병원의 의사들에게 주려는 것)이 그녀가 치료를 더 받아야 하나 받지 않아야 하나 라는 문제라면, 환자의 양가감정은 환자가 회복을 두려워하기(her being afraid of recovery) 때문이다. 환자의 양가감정은 그 밖에 다른 무엇이 원인일 수 있는가? 왜 환자가 궁극적 회복(actual ultimate recovery)을 두려워하는지를 정신과 의사는 환자에게 질문하였다. 환자는 울음을 터뜨렸고, "저의 증상이 호전되는 것을 제가 두려워하는 것을 선생님은 아시고, 저의 증상이 호전되어 저의 가족속에서, 저의 친구속에서 다시 생활하게 되는 것을 제가 두려워하는 것을 선생님은 아시고, 선생님은 놀랐습니까? 제가 정신 병원에서 8년을 보내는 동안에 저의 가족들과 저의 친구들은 외부 세계와 접촉한 것을 기억하십시오. 그들은 중고등학교와 대학을 다녔고, 새 영화와 새 연극을 보았습니다. 그들 중에서 몇몇은 결혼생활을 하고, 자녀를 양육합니다. 그들은 정치적 활동을 하였고, 등등의 활동을 하였습니다."라고 말하였다. (The patient's response was to burst into tears and say with great feeling, "Are you surprised that I am afraid of actually getting well and having to return to live among my family and friends? Remember that, while I have spent eight years in mental hospitals, they have been in contact with the whole outside world. They have gone through school and college, seen new movies and plays; some of them are married and have children. They have followed political developments and all that sort of thing.")

환자는 입원하여 있는 동안에 굉장히 많은 경험을 하였고, 사람들 안에서 무엇이 일어나고, 사람들 사이에서 무엇이 진행되는가를 알게 되었다. 정신과 의사가 이것을 환자에게 지적할 수 있는 기회를 환자의 감정 폭발은 정신과 의사에게 제공하였다. 어쨌든, 그녀는 그녀 자신의, 그녀와 함께 병원에서 생활하는 동료 환자의, 간호사의, 의사의 정서적 반응과 그녀 자신과 동료 환자와 간호사들과 의사들의 상호 작용을 배웠고 관찰하지 않았는가? 환자는 정신과 의사의 말에 놀라 울음을 멈췄고, "네? 그것은 담장의 다른 쪽에서 사물을 볼 수 있는 용기가 있는지의 문제입니다"라고 행복한 안도의 음색으로 말하였다. (The patient was startled, she stopped crying and said with a note of happy relief in her voice, "Hmmm? So it is all a matter of having the courage to look at things from the other side of the fence?")

그 뒤에, 환자는 공동 치료 작업에 새로운 관심을 보였다. 만약 양가

감정을 서술적으로 해석하는 것(descriptive interpretation of ambivalence)이 문제를 종결하면, -환자의 문제와 직접적 관계가 있는 질문을 의사가 환자에게 하고 그 질문에 대한 환자의 반응으로 환자가 스스로 궁극적으로 해석적인 결론(ultimate interpretive conclusion)을 찾는 기회를 의사가 환자에게 주지 않고, 그 대신, 만약 환자의 궁극적으로 해석적인 결론을 의사가 환자에게 제공하면, 이 사건의 치료적 유용성(therapeutic usefulness)은 완전히 제거되고, 완전히 제거되지 않으면, 크게 감소된다.

이 예는 해석 방법(the method of the interpretive approach)에 관한 두 생각을 더 보여준다. 첫째 생각은 환자가 병원에서 심리학적 경험을 한 것(her psychological experiences)은 환자의 친구들이 병원 밖에서 경험한 것과 가치가 같다고 정신과 의사가 환자에게 말한 것과 관계 있다. 치료자의 이 반응은 내가 서론에서 한 말(my introductory remarks), 즉 정신병 환자가 한 것(the liabilities of mental patients)에 뒤따르는 또는 정신병 환자가 한 것에 의해 발생한, 우리가 보기 쉬운 자산(assets)이 있다는 말을 하는 것과 비슷하다. 둘째 생각은 환자가 경험한 것의 정서적 중요성을 정신과 의사가 축소하는 실수를 저지르지 않음으로써, 정신과 의사가 (환자의 욕구나 감정을 고려하지 않고 정신과 의사 자신의 욕구나 감정을) 말함으로써, 또는 정신과 의사가 잘하는, 환자의 가치를 떨어뜨리는 방식으로 환자에게 질문을 함으로써 보여진다. 정신과 의사는 환자에게 "오, 이것은 당신이 치료를 더 받을까 봐 두려워하는 것입니다"라고 말할 수 있다. (He might have said, "Oh, this is just your fear of further treatment.") 정신과 의사는 환자의 질문을 가치 절하하는 대신, 환자도 치료적으로 타당한 노력을 한다는 정신(the spirit of a therapeutically valid endeavor)으로 반응을 할 수 있다고 진지하게 말하였다.

이 환자는 장기 입원한 많은 정신병 환자에게 아주 많이 공통으로 있는 심각한 문제를 말하였다. 명백한 이유로, 장기 입원을 한 대부분의 환자들은 퇴원 후 병원 밖 생활에 적응하는 것이 늦다. 그러므로 이 환자들은 퇴원 후 처음에 생활지도를 받는 것이 좋다. 치료자나, 잘 훈련된 정신과 사회복지사가 가족을 상담하는 것이 환자에게 도움이 될 수 있다(첫 면담 pp. 93–126를 참조하라).

내가 방금 말한 예에서, 정신치료자는 환자에게 퇴원 후 생활지도(post hospital guidance)를 제공하였다. 그러나 환자는 이 생활지도를 거부하였다. 환자에게 우호적인 중요한 가족 하나를 의사가 만나겠다는 제안을 환자는 수용하였다. 그러나 환자는 그 제안에 열의를 보이지 않았다. 그 제안에 환자가 열의를 보이지 않은 것은 환자가 학습한 것을 스스로 사용하고 싶은 것을 분명히 나타내었다.

우리가 이 환자의 사례에서 볼 수 있듯이 환자에게 절박한, 그렇지만 다행히 일어나지 않은 위험, 즉 환자의 의사소통과 경험을 정신과 의사가 평가 절하할 수 있는 위험에 관하여 나는 덧붙여 말아여야 한다. 환자들은 정신과 의사와 대화한 것을 정신과 의사가 가볍게 보게 가끔 유인한다. 함축적 의미가 가득 찬 말을 환자는 하고, 그 뒤에 "이것이 그것입니다. 이것이 그것과 관련 있는 모든 것입니다"라고 말을 한다. (A statement fraught with implications may be made and then followed by the remark, "That's it, and that is all there is to it.") 정신과 의사는 그런 말의 저항적 성격을 제거하여야 한다. 정신과 의사는 그 자신의 증가하는 짜증을 통제하여야 한다. 그리고 환자의 의사소통의 함축적 의미를 심각하지 않게 고려하게 하려는 환자의 덫에 정신과 의사는 걸리지 않아야 한다. 정신과 의사는 환자의 덫에 걸리지 않기 위해, 이를 테면, "당신이 ...라고 말한 것 이외에 그것이 이것일 수 있는가?"라는 말을 함으로써 환자의 의사소통의 함축적 의미를 토론할 수 있다. (In order to do this, he may, for instance, open the discussion of these implications by a remark of this type: "Could it be that in addition to what you said...?")

예를 들면, 한 환자를 부당하게 괴롭히는 그 환자의 상사(boss)의 권위적 지배적 행동을 그 한 환자가 불평할 수 있다. 그는 "왜 그것에 관하여 말씀합니까? 결국 당신은 그것에 대하여 아무것도 할 수 없습니다. 그리고, 어쨌든 그것은 그렇게 중요하지 않습니다"라고 덧붙일 수 있다. (He may add, "Why talk about it? After all you can't do anything about it. What's more, it isn't so important anyway.") 환자가 환자의 상사의 행동을 크게 분노하는 것은 환자의 아버지의 지배 때문에 예전에 발생한 분노에서 나온다는 것을 정신과 의사는 환자에게 지적하고 싶을 수 있다. 정신과 의사는 "그것은 당신이 당신의 아버지를 증오한 옛날 감정을 당신의 상사에게 전이한 것 때문입니다"라고 말함으로써 정신과 의사의 해석을 환자에게 전달하지 않아야 한다. (Here it is again recommended that the psychiatrist not convey his interpretation by saying, "Oh, that is only because you have transferred your old hatred against your father to your boss.") 그 대신에, 환자가 현재 경험한 것에 너무 강력한 반응을 하는 것은 환자가 실재로 느낀 것과 그의 전이된 분노가 결합된 결과로 이해될 수 있다고 우리는 환자에게 진지하게 말할 수 있다. 정신과 의사가 권위적으로 말하는 것은 현명한 방법이 아니다. "이것은 ...을 의미합니다"라고 우리는 말하기 쉽다. (It would not be wise, either, for the psychiatrist to say in a more or less authoritative way, as we are so easily prone to do: "This means that....") 정신과 의사가 환자에게 권위적으로 말하는 것은 정신과 의사가 환자와 상호 평등하다는 정신에서 환자가 공동 작업에 참가하는 것을 기대한다고 환자에게 전달을 못할 수 있다. 만약 정신과 의사가 권위적으로 말하지 않고, 그 대신 "당신이 ... 말한 것을 제가 듣습니까?"라고 또는 그와 비슷한 말로 해석적 제시를 가볍게 도입하면, 정신과 의사는 정신치료적 작업을 정신과 의사와 함께하는 자를 이해하려고 노력하고, 그렇게 함으로써 해석적 공동 작업에 더 많이 참가하게 된다. (If, instead, the psychiatrist will introduce his interpretive suggestions with something on the order of: "Do I hear you tell me that...?" or some similar remark, he then addresses himself to a psychotherapeutic co-worker, as it were, and so, by implication, invites further interpretive collaboration on the patient's part.)

만약 해석이 환자와 정신과 의사에게 의미 있는 것으로 판명되면, 정신과 의사는 그 해석을 최종적으로 받아들이는 위험을, 그 문제를 토론하지 않는 위험을 저지르지 않아야 한다. 방금 발견한 심리적 진실이 오직 부분적일 수 있다. 그러므로 정신과 의사는 같은 문제를 더 조사함으로써 변화가 일어나는지 또는 더 많은 것이 발생하는지에 민감하여야 한다.

환자가 단순히 "네"("Yes")라고 대답함으로써 또는 동의한다는 답을 분명히 하지 않은 말로써 정신과 의사의 해석이 옳다고 말하는 것은 진정한 통찰의 타당한 증거로 언제나 수용될 수 있는 것은 아니다. 어떤 환자들은 정신과 의사가 해석한 것을 지적으로 이해할 때에, 정신과 의사가 해석한 것을 그들 자신의 건설적 경험으로 실제로 만들 수 있기 전에 동의한다. 다른 사람들은 관심을 기울이지 않고 건성으로 동의할 수 있다. 모든 환자들이 그렇다. 특히 정신분열성 인격장애자(schizoid personalities)와 조현병 환자(schizophrenics)가 그렇다. 정신분열성 인격장애자와 조현병 환자는 정신과 의사가 그들의 철수 상태를 방해하지 않기를 바란다.

아래의 대화는 관례적으로 수집한 주립 병원의 사례사에서 발췌한 대화이다. 이 대화는 정신과 의사가 의미 없는 네-반응(yes-responses)을 하게 선동하고 환자가 그 선동을 오용한 것을 설명한다.

의사의 질문: 당신은 어떻게 느낍니까?
환자의 대답: 매우 좋습니다.
의사: 당신은 화가 났습니까?
환자: 저는 화가 나지 않았습니다.
의사: 아마, 당신은 화가 났을 것입니다. 당신은 화가 난 것을 말씀하고 싶지 않습니까?
환자: 아마 저는 화가 났을 것입니다.
의사: 당신은 여기 병원에 있기 때문에 화가 났습니까?
환자: 네. 저는 여기 병원에 있기 때문에 화가 났습니다.
의사: 당신은 누구에게 화가 났습니까? 어머니에게 화가 났습니까? 아버지에게 화가 났습니까?
환자: 네, 저는 화가 났습니다.
의사: 당신은 어머니에게 화가 났습니까?
환자: 네.
의사: 당신은 아버지에게 화가 났습니까?
환자: 네.

정신과 의사는 그 자신이 한 해석을 환자가 진정으로 이해하기 시작하였다고 "네"("Yes")라고 말하고 그 말과 함께 태도로, 또는 몸짓으로, 또는 안면 표정으로, 또는 어조(tone of voice)로 말하면, 또는 환자가 정신과 의사의 해석적 제의에 진정으로 적합한 반응을 보임으로써 또는 정신과 의사의 해석적 제의에 적절한 연상을 함으로써 정신과 의사의 해석적 제의를 긍정하면, 정신과 의사는 그 자신의 해석이 환자에게 실제로 의미 있었다고 확신할 수 있다.

해석이 진리의 일부만 벗기었을 때를 인지 못할 위험은 정신신체병적 증상을 해석하는 경우에 특별히 크다. 특정 증상의 정서적 부분과 신체적 부분의 우리가 잘 아는 관계는 환자의 정서적 장애를 인지하는 것에 민감한 정신과 의사의 특성을 둔감하게 만들 수 있다.

예를 들면, 인식하지 못한 의존하고 싶은 욕구(unrecognized need and longing for dependence) 때문에 위궤양(gastric ulcers)을 앓는 그리고 위궤양을 앓는 동시에 정서적 고통을 받는 환자를 우리 생각하자. (18, 22, 163, 과 *Journal of Psychosomatic Medicine*을 참고하라.) 이 환자는 의존욕을 무의식적으로 유지하기 위해, 의존욕을 추구하기 위해, 정서적 증상(emotional symptoms)을 발달시킬 수 있다. 이 증상들은 의존욕을 만족시키지 않는 사람을 증오하는 (그러나 그 증오심을 인정하지 않는) 감정의 지표일 수 있다. 또는 이 증상들은 합리적으로 간호를 받는 대상이 되기 위해 자신을 병약하게 만드는 무의식적 성향(unconscious tendencies)일 수 있다. 궤양(*ulcer*)=의존심(*dependence*)의 방정식에만 관심을 기울이고 환자의 말을 듣는 정신과 의사는 환자의 정서적 증상의 이 부가적 부분을 못 볼 수 있고 그래서 환자에게 명료화를 못할 수 있다.

신체적 질병의 정신신체적 부분이 20세기 초에 처음으로 발견되었을 때에, 정신과 의사들은 그들의 해석적 이해(interpretive comprehension)를 다른 방향으로 할 수 있는 가능성을 단순화하는 경향이 있었다. 정신과 의사들은 신체적 증상의 정서적 의미를 신체적 증상의 신체적 원인에 의해 신체적 증상의 역동적 정서적 의미를 조사하는 방식으로 이해하려고 하기보다 신체적 증상을 서술하는 방식으로 신체적 증상의 정서적 의미를 이해하려고 하였다. (They tried to understand the emotional significance of physical symptomatology in terms of its descriptive appearance rather than by investigating its dynamic emotional meaning in terms of the somatic etiology of the physical symptom.) 이것을 다르게 말하면, "신체적 언어"를 해석적 이해하는 기법의 발달은 언어화된 의사소통을 해석하는 과정을 따랐다. (To put it differently: the development of interpretive understanding and technique of "the language of the body" has followed the same course as interpretation of verbalized communications.) 그러나 언어화된 발현의 내용을 해석하는 방식(content interpretation of verbalized manifestations)은 옳은 방법이 아니기 때문이 아니라 치료적 효과가 없는 방법이기 때문에 사용되지 않았다. 신체적 발현을 해석하는 것(interpretation regarding the appearance of bodily manifestations)은 그렇지만 자주 틀리기 때문에 포기되어야 한다.*

어느 증후군이든 그 증후군의 정신신체적 성질(psychosomatic

---

* 내가 제시한 편두통의 정신신체병적 면을 해석하는 방법은 이 견해를 해석하는 것이다(참고 문헌 61을 참고하라. 참고문헌 22도 참고하라. 참고문헌 171을 보아라. Wolff 는 편두통의 심인성에 관한 가정에 동의하지 않는다. 정신신체병적 문제를 연구하기 위해 참고문헌 22, 23, 73, 75, 76, 77, 81, 163, 165를 보아라).

nature of any syndrome)을 이해하는 것은 정신과 의사가 그 증후군의 정서적 부분을 조사하고 치료하기 이전에 그리고 필요하다면, 그 증후군의 정서적 부분을 조사하고 치료하는 동안에 그 증후군의 신체적 부분을 철저히 조사하는 것을 방해하지 않아야 한다. (p. 141도 참조하라.) 정서적 부수물이 없는 신체적 증상(physical symptoms without emotional concomitants)은 없고, 신체적 부수물이 없는 정신장애(mental disorders without somatic concomitants)가 없다고 우리는 말할 수 있다. 현재의 의학 지식의 상태에서는 병리적 과정의 오직 하나만, 즉 이 요소 아니면 저 요소를 발견할 수 있다. 병리적 과정의 신체적 성분과 심리적 성분(somatic *and* psychological constituents of a pathological process)이 자주 인지될 수 있다. 이 사례에서 신체적 치료(somantic treatment)와 정신치료(psychotherapy) 중 하나를 선택하는 문제는 어느 치료 방법이 더 효과적일 것인가에 달려 있다. 집중정신치료에 관한 이 책에서, 우리는 물론 정신치료의 대상인 정신신체병적 증후군(psychosomatic syndromes)을 말하고 있다.

해석을 하는 형식에 관하여 두 제의를 더하겠다. 정신과 의사는 그의 직업을 안다고 확신하는 잘 훈련된 사람의 권위를 가지고, 옳고 타당한 해석을 하는 것을 두려워하지 않아야 한다. 그의 치료 형식은 의미가 짧고, 단순하고, 명확하여야 하고, 사실상, 한 사람, 즉 치료자가 다른 사람, 즉 생활지도가 필요한 환자를 지도하는 것이어야 한다. 정신과 의사가 설교하는 것과 일련의 사건을 자세히 말하는 것(recitals)은 나쁜 충고를 하는 것이다. 정신과 의사는 그 자신의 소리를 좋아할 수 있지만, 환자는 일반적으로 정신과 의사가 일련의 사건을 자세히 말하는 것이 정신치료적 공동 작업과 진행을 멈추게 하는 것임을 느낄 수 있다.

정신과 의사가 각 환자에게 사용하는 치료 형식들(formulations)은 환자의 인격 유형, 특별한 정신병리, 특수한 배경에 따라 달라야 한다. 다양한 사람들의 사고의 의미, 행동의 의미, 감정의 의미는 다양하다. 그러므로 다양한 환자들의 사고, 행동, 감정의 의미는 특수한 치료 형식의 변화에 영향을 받는다. 다양한 환자들의 사고, 행동, 감정의 의미는 다양한 환자들의 역사와 배경과 그들 각각의 대인관계의 준거체계에 따라 다르다. 이것은 유사한 정신병리를 가진 굉장히 많은 환자들의 반응에 공통적일 수 있는 특정 기본적 의미와 관계 없이 그럴 것이다. 만약 정신과 의사가 그 자신의 치료 형식들을 이 여러 변인들에 맞추지 않으면, 정신과 의사들의 치료 형식들을 이론적으로 경험될 수 있는, 또는 지나치게 추상적으로 경험될 수 있는, 또는 정신의학 교과서의 "2쪽에서"("from page 2~")라는 표현과 너무나 같게 경험될 수 있는 위험이 있다. 이것은 환자가 정신과 의사의 해석적 제의(interpretive suggetion)를 받아들이는 어려움을 더욱 어렵게 할 것이다. 그리고 그 어려움은 환자가 해석을 지적으로 이해한 것을 치료적으로 효과 있는 통찰로 전환하는 것을 불필요하게 방해할 것이다. 그러나 정신과 의사는 환자의 배경과 인격에서 나오는 환자의 특수한 표현 방식에 너무 많이 희생하면서 치료 형식을 환자의 욕구에 맞추지 않아야 한다.

일상적으로 하는 언어화된 해석 작업을 계속 따르지 않는 환자나 응급 환자를 치료하는 경우, 정신과 의사는 상황을 재치 있게 신속히 처리할 수 있는 능력이 있어야 한다. 정신과 의사는 그 자신의 기술과 경험에 맞춰 그가 사용할 수 있는 그리고 그 자신의 인격과 환자의 인격에 달려 있는 치료 방안을 사용하여야 한다.

나는 아래에서 설명할 경험이 생각난다. 여러 해 동안 좌우양측 삼차신경통(bilateral trigeminal neuralgias)을 앓는 여자 환자가 마침내 신경과적 조언 대로 외과 수술을 받기로 결심하였다. 환자는 그녀의 남자 동생의 압력 때문에 수술하기로 정한 날짜 일주일 전에 정신과 의사에게 왔다. 그녀의 남자 동생은 정신과 의사에게 예전에 치료받은 환자이었다.

첫 면담에서, 정신과 의사는 환자의 남자 동생이 제시한 바와 같이 환자의 증상의 정신신체병적 부분일 수 있는 가능성을 고려하는 것이 가치가 있을 수 있다는 생각을 조심스럽게 확인하였다. 면담하는 시간이 지연되었다. 이 지연된 면담에서 정신과 의사는 환자의 개인적 환경적 역사(personal and environmental history)를, 환자의 현재의 생활과 생활 환경(present life and life-circumstances)을, 환자가 과거에 불평한 것과 현재에 불평하는 것(previous and present complaints)을 수집하였다. 환자는 아홉 형제자매의 맏이었다. 가족의 두 우두머리는 타인들이 하면 안된다고 말하는 것을 자기 고집대로 하는 그러나 특별한 기술이 없는, 힘이 없는 어머니와 허약하고, 얻고 싶은 것을 얻을 수 없는 아버지이다. 이것은 환자를 여덟 형제자매에게 부모적 생활지도를 하는 자와 조언을 하는 자로 만들었다. 환자의 자매들은 환자의 생활지도를 받았고 아버지의 조언을 무시하였다. 그럼으로써 환자와 그녀의 자매들은 적합한 학교 교육을 받았고 사회생활을 할 수 있는 훈련을 받았다. 그녀의 여자 동생들은 결혼 적령기에 결혼을 하였고 필요한 민주 시민으로서 살 수 있는 직장을 찾았다. 그녀의 유일한 남자 동생은 문제 아동이었다. 그는 나이 들어 정서적 장애를 갖게 되었고, 그 정서적 장애는 그를 마침내 정신분석적 치료를 받게 하였다.

그 여자 환자는 미혼으로 남아 있었다. 그녀는 여러 번 불행한 연애를 경험하였다. 그녀는 여러 사회기관에서 중요한 직책을 성공적으로 완수하였다. 그녀가 정신과 의사에게 치료받으러 왔을 때에 중요한 사회 조직을 이끄는 사람으로서 윤리적으로 재정적으로 중요한 직책을 맡고 있었다. 그 여자 환자는 그녀의 일의 대인관계적 부분에 관한 질문을 받자 의사에게 대단히 수줍어하던 태도에서 벗어나 신랄하게 불평하였다. 그들은 그녀의 남자 동료가 그녀에게 존경과 배려를 하지 않는다고 불평하였다. 그녀는 그녀의 나이, 경험, 기술을 고려하여 그녀를 진지하게 대하여야 하지만 그들은 그녀의 공헌을 고려하지 않았고, 그녀를 진지하게 대하지 않았다. 그러나 그녀가 하루에 일한 시간, 그녀가 하는 일의 성질, 그녀의 조직에서 남자와 공동 작업을 하는 것에 관한 사실적 보고는 그녀가 그녀의 잘못한 결혼에 관하여 말을 많이 하면서, 눈물을 흘리면서, 불평하는 것이었다.

정신과 의사는 그녀의 역사와 그녀가 현재 불평하는 것을 잘못 추리한 것의 안내를 받아 아래의 가능성을 제시하였다. 그녀의 동료가 그녀에게 존경하지 않는 태도와 행동을 한다고 그녀가 불평하는 것은 그들에 대한 그녀 자신의 태도를 투사하는 것일 수 있다. 그럴 수 있는가? 표현적 안면 근육 조직(expressive facial musculature)의 고통스런 왜곡은 그녀 자신과 타인에게 그녀가 과거와 현재의 생활에서 남자들을 경멸한 태도이고, 남자들에게 우월감(superiority)을 느끼는 것인가? 그녀의 진정한 감정을 감추려는 그녀의 노력은 그녀가 안면 신경통(facial neuralgias)을 앓는 원인인가? 그녀는 허약한, 타인을 경멸하는 아버지의 딸이었고, 말썽을 일으키는 신경증을 앓는 남자 동생이 있었고, 여자 동생들에게 아버지의 역할을 하는 소녀이었고, 성공적 경력을 가진 그리고 남자와 영원한 관계를 맺지 못한 삶을 산 자수성가한 여인이었다. 모든 이것은 그녀가 남자들을 경멸하는 불충분한 이유이고 증거인가?

환자는 이 해석적 제시를 완강하게 부정하였다["해석하는 때를 맞추는 것"("Timing of Interpretation")(p. 250)을 참조하라]. 그러나 그 뒤 이어진 여러 치료시간에 그녀는 이 사실을 더 자각할 수 없었다. 마침내 정신과 의사는 여인의 헌신과 여인이 남자에게 느끼는 우월감을 알고 미소짓는 느낌을 수수께끼처럼 표현한 Leonardo da Vinci의 Mona Lisa 조각상을 회상하라고 환자에게 말하였다. 환자는 당황하였다. 정신과 의사는 그 조각상의 복제품을 환자 앞에 놓았다. 환자는 그 복제품을 보자 곧 Mona Lisa의 미소에 입을 맞췄다. 그리고 그녀는 가볍게 흐느끼기 시작하였다. 그녀는 마침내 위에서 내가 해석한 것과 삼차신경통(trigeminal pain)이 그녀의 안면 근육 조직(facial musculature)을 유지하려는 자각하지 못한 노력 때문일 수 있는 가능성을 받아들이었다. 그녀가 일반적으로 남자들, 특히 그녀가 함께 일하는 사람들을 경멸하는 감정을, 그 감정이 아니면, 남자들보다, 특히 그녀가 함께 일하는 사람들보다 그녀 자신이 우월하다고 느끼는 감정을 표현하지 못하게 하기 위해 그녀는 안면 근육 조직을 유지하려고 노력하였고, 그 노력을 항상 깨닫지 못하고 하였을 수 있다는 가능성을 받아들이었다.

이것은 환자의 수술 예정일 전날 밤에 일어났다. 다음 날 아침 일찍이 그녀는 그 수술을 취소하였다는 것과 수년 만에 처음으로 통증을 느끼지 않았다는 것을 알리기 위해 정신과 의사에게 전화를 걸었다. 치료 2주의 유익한 결과는 그다음 이어진 정신치료에 의해 강화되었다. 그 뒤에 환자는 다른 동네로 이사 갔고 다른 지위에 올랐다. 환자는 그다음 여러 해 동안 안면 신경통을 가볍게 앓았고 여러 번 단기 치료를 받았다.

이 예는, 물론, 서론(Introduction)에서 정의된 바와 같이, 집중 정신치료의 대표는 아니다. 이 예는 환자의 예정되어 있는 수술에 의해 만들어진 응급의 상태에서 비언어적 해석적 부가물(nonverbal interpretive adjunct)을 사용하는 전형적 예이다.

우리는 환자가 침묵하는 때에 관하여 말하지 않고, 어떻게 해석하는가를 끝마칠 수 없다. 환자는 침묵하는 때에 심각한 문제를 치료자에게 제시할 수 있다. 말할 필요 없이, 침묵은 자주 적개심이고 치료를 저항하는 또는 치료를 방해하는 표시이다. 그러나, 환자들은 어린 시절에 의사소통한 경험이 부족하기 때문에 의사소통을 어떻게 하는지를 모를 수 있다. 환자들은 그 때문에 침묵할 수 있다. 다른 환자들은 정신치료자를 신뢰하기 때문에 종종 침묵한다. 정신치료자는 그들의 삶에서 그들에게 그들이 말할 필요를 느끼지 못하게 한 대인관계적 안정이라는 선물을 준 첫 사람일 수 있다. 이 환자들은 정신치료자를 만나기 이전에 대인관계에서 의사소통하고 싶은 관념을 말하지 않게, 어둠 속에서 휘바람을 부는 방랑자처럼 그들의 불안전을 감추는 것만 하게 조건형성된 사람들이다. 그런 상황에서 정신과 의사가 우호적 침묵의 시간을 허용하는 것이 현명할 것이다. 우호적 침묵을 하는 상황을 경험한 한 환자는 행복에 관해 말하였다. 그 환자는 "방해하지 않는 타인 앞에서 감히 숨을 쉴 수 있는, 하고 싶은 것이 없기 때문에 하지 않아도 지루하지 않은 행복"에 관해 말하였다. (The happy comment of one patient to such a situation of friendly silence was, "The happiness to dare to breathe and vegetate and just to be, in the presence of another person who does not interfere.") 이 환자는 대단히 적개적인, 지배적인, 강박적인 어머니의 유일한 아들이었다(66). 의사의 안전하고 싶은 욕구는 의사의 일시적 침묵으로써 환자에게 평화와 이완을 줄 수 없다는 것을 나는 제1부에서 토론하였다.

다른 환자들은 치료 면담 중에 의사가 제시한 것을 또는 자극된 그들의 문제에 대한 그들이 새로 얻은 견해를 생각할 수 있는 시간을 갖고 싶기 때문에 침묵할 수 있다. 정신과 의사는 이런 종류의 건설적 침묵을 분명히 방해하고 싶어하지 않는다. 만약 정신과 의사가 한 정신치료 시간에 다루어야 하는 자료의 양에 관한 틀린 강박적 관념에 의해 동기화되었다면, 그렇게 할 위험이 있을 것이다.

의사소통할 수 있는 능력이 없기 때문에 침묵하는 환자들은, 또는 치료자에게 적개심을 느끼기 때문에 침묵하는 환자들은, 또는 외상적 자료를 다루고 싶지 않기 때문에 침묵하는 환자들은, 그들의 침묵을 의사가 무너뜨리기를 바란다. 환자들이 그들 스스로 언어화된 의사소통을 계속 할 수 있을 때까지 치료자가 기다리는 것으로써 환자가 얻을 수 있는 것이 있다고 몇몇 정신과 의사는 믿는다. 나는 그들처럼 그렇게 믿지 않는다. 환자들이 그들 스스로 언어화된 의사소통을 계속 할 수 있을 때까지 치료자가 기다리는 것은 가장 보상받지 못하는 것이라고 나는 생각한다. 첫째로, 의사의 침묵은 의사의 무력감(*his* helpness)을 나타내는 신호라고, 또는 의사의 적개심(*his* hostility)을 나타내는 신호라고 해석되기 쉽다. 그것은 물론 도움과 생활지도를 받으려는 환자에게 해를 줄 것이다. 더구나 환자가 무력하기 때문에 침묵하는 것과 치료자의 침묵이 만남으로써 일어난 시간적 손실은 더욱 비건설적이다. 왜냐하면, 만약 표현할 수 없는 무력한, 또는 적개적인, 또는 저항하는 환자들은 비건설적 침묵의 초기에 도움을 받지 않으면, 끝없는 침묵이 그 환자들에게서 발생할 수 있기 때문이다. 이미 다른 관계에서 말한 여러 치료적 방법을 각 치료자는 무익한 침묵을 무너뜨리기 위해 각 환자에게 사용하여야 한다.

정신병 환자를 정신치료할 때에 긴 침묵은 해석적 정신치료(interpretive psychotherapy)의 또 다른 문제를 만든다. 의사는 이 정신병 환자들이 침묵하는 이유를 중얼거리며 생각함으로써, 정신병 환자들이 침묵하기 전에 치료적 조사를 받은 정서적 자료에 관하여 적합한 해석적 말(interpretive remark)을 함으로써, 이 정신병 환자의 침묵을 무너뜨리려고 노력할 수 있다. 정신과 의사는 환자의 우호적 침묵을 환자가 의사의 안전을 공격하는 것이라고 해석하지 않아야 한다. 정신과 의사는 환자들의 자세, 또는 몸짓, 또는 안면 표정에 나타나는 변화에 민감하기 위해 그의 생각을 환자들과 환자들의 가능한 욕구에 집중하여야 한다. 환자들의 자세, 또는 몸짓, 또는 안면 표정은 환자들이 언어화된 치료적 상호 교환에 돌아갈 수 있는 기회를 제공할 수 있다.

나는 한 환자를 9개월 동안 보았다. 그 9개월 동안 그는 말하지 않았다. 그는 그 9개월 초에 그가 현재 보이는 무감각(apathy)과 침묵을 하는 역동적 이유에 관하여 4문장을 말하였고, 그 이외의 시간에 말을 하지 않았다. 나는 각 면담시간에 이 4문장 중 적어도 어느 한 문장의 역동에 하나의 동정적 말(sympathetic remark)을 또는 해석적 말(interpretive comment)을 하였다. 나는 환자에게, 환자가 제시한 치료적 문제에 나의 생각을 집중하려고 노력하였다. 나는 환자가 무감동적 침묵(apathetic silence)을 하는 동안 내내 환자와 함께 있고 환자와 시간을 보낼 준비가 완전히 되어 있다는 것을 환자가 마침내 언어화된 정신치료적 교환을 다시 하기 위해 침묵을 무너뜨릴 때까지 나의 온 마음으로(by my whole attiude) 표현하려고 하였다. 언어화된 정신치료적 교환은 마침내 환자를 회복하게 하였다.

정신병 환자들은 그들 자신의 환각에 몰두하였기 때문에 침묵하였고, 말을 하지 않았다. 이 사례에서, 의사가 추측한 위에서 질문을 하는 것은 침묵을 지속시키는 것에 비해 때때로 더 나쁠 수 있다. 한편으로는, 환자의 몸짓, 태도, 표현 동작은, 다른 한편으로는, 각 유형의 환자들 안에서 작용하는 일반 역동에 관한 의사의 지식은 의사가 비건설적으로 나타나는 환자의 침묵을 무너뜨리게 길 안내를 할 수 있다.

정신과 의사는 신경증 환자들을 치료할 때에 신경증 환자들의 부주의한 태도, 몸짓, 표현 동작의 안내를 자주 받을 수 있다(19). 침묵하는 환자(mute patients)에게 그림을 그리게 하는 것과 색을 칠하게 하는 것은 C. G. Jung과 제자들이 그리고 W. Wittenberg가, Therese Merzbach가, 등등이 성공적으로 이용한 또 다른 방법이다. 환자들이 내부에서 듣는 가락을 콧노래를 부르게 격려하는 것, 노래를 부르게 하는 것도 정신과 의사가 환자에게 추천할 수 있는 방법이다.

a) "훈습"의 과정

내가 해석에 관하여 지금까지 말한 것에 의하면, 만약 증상의 근원을 또는 대인관계적 문제의 근원이 합리적으로 잘 이해되면, 분명하게 되면, 변화와 치료가 일어나는 것처럼 보일 수 있다. 그러나 해석을 지적으로 이해하는 것은 해석의 의미를 치료적으로 타당한 이해를 하는 것이 아니다. (From what I have said so far about interpretation, it could appear as though one single interpretive clarification of the origin of a symptom or of an interpersonal problem would have the effect of change and cure, if it were rationally well understood and clarified. Yet the intellectual understanding of an interpretation is not at all identical with a therapeutically valid grasp of its meaning.)

해석적 명료화의 일부를 지적 이해한 것이 생동하는 정서적 수용으로 성공적 전환이 되어도, 이 전환은 일반적으로 변화되지 않고, 회복되지 않는다. (Even if the transformation of intellectual understanding into a living emotional acceptance of some piece of interpretive clarification has been successfully accomplished, this generally will still not constitute change and recovery.) 독자는 p. 143 이하에 있는 해석에 관한 일반적 말과 p. 181과 p. 206에 있는 환자들의 경험의 예들을 회상할 수 있다. 일반적으로 환자들은 하나의 고립된 경험(one isolated experience)을 해석한 뒤에 치료적으로 효과적인 이해를 실제로 통합(integrate)할 수 없다. 더우기, 하나의 해석 때문에 지적 이해가 도울 수 있다고 정신과 의사가 또는 환자가 가정하는 것은 진정한 변화와 진정한 치유를 방해하는 위험한 장애물이다.

의문이 일어난다. 만약 해리된 자료를 자각하는 것이 정신 건강을 향하는 첫 걸음이라면, 왜 하나의 단순한 해석은 일반적으로 새 이해의 치유적 통합이 되지 않는가? (If access to awareness of dissociated material is a step toward mental health, why does one single interpretation, as a rule, not lead to curative integration of the new understanding?) 인간의 마음은 우리가 아는 바와 같이 독립된 정신 과정에 의하여 작동하지 않는다. 즉 인간 마음의 작동은 정신 작전 A와 정신 작전 B와 정신 작전 C 의 합으로 이해될 수 없다. 정신과 의사와 환자가 독립된 특수한 방식으로 조사하여야 하고 해석하여야 하는 개인의 정신적 또는 정서적 경험들(individual mental or emotional experiences)은 물론 사람이 반응하는 양식의 일부이고, 생각하는 양식의 일부이다. 그렇지만 그 개인의 정신적 또는 정서적 경험들은 서로 여러 방법으로 결합된다. 그 개인의 정신적 또는 정서적 경험들은 치료자가 관찰할 수 있게 치료자에게 제시된다. 해석적 해리(interpretive dissolution)와 해리된 자료의 특정 부분을 이해하는 것은, 실제적 변화를 특정 정도 만큼 일으킬 수 있다. 자각과 이해를 한 모든 부분이 환자의 다른 알려진 또는 해리된 많은 대인관계에 영향을 미치는 정도는 진정한 변화를 결정할 것이다. 환자의 다른 알려진 또는 해리된 많은 대인관계는 환자가 자각과 이해를 한 모든 부분과 서로 결합되어 있고, 환자가 자각과 이해를 한 모든 부분에 의해 반응과 생각을 하는 일반 양식과 서로 결합되어 있다.

그 결과, 모든 이해는, 해석적 명료화(interpretive clarification)에 의해 자각된 모든 새로운 조각은 이 조각과 결합된 다른 경험들과 연결된 새로운 관계에 의해 정복되고 검사되어야 한다. 우리는 이 조각과 결합된 다른 경험들을 또 다른 경험들에 의존하지 않고 해석적 접근을 하여야 한다. 그것(이 조작과 결합된 다른 경험들을 또 다른 경험들에 의존하지 않고 해석적 접근을 하여야 하는 것)은 환자가 자각과 이해를 한 역동과 내용을 반복적으로 정서적 경험을 함으로써 "훈습"("working through")하여야 한다고 정신분석가들이 말하여야 하는 때에 그리고 정신분석가들이 이 자각과 이 이해를 하는 과정에서 작동한 요소들을 "훈습"을 말하는 때에 정신분석가들이 의뢰하는 과정이다(31, 37, 50, 72, 99, 107, 147).*

왜 지금까지 내가 해석적 명료화(interpretive clarification)에 의

---

* G. Groddeck은 과학적이지 않지만, 그 과정을 이해하게 가장 가치 있는 기여를 하였다(참고문헌 75를 참고하라). E. Hutchinson 참고문헌 86도 참조하라. 더 많은 참고문헌이 이 저자들에 의해 저술되었다.

해 얻은 이해를 "통찰"("insight")이라고 말하지 않았고 "이해"("understanding")와 "자각"("awareness")이라고 말하였는지를 의심하는 독자가 있을 수 있다. 그 이유는 다음과 같다. 경험을 지적으로 합리적으로 파악한 것이, 훈습 과정에 의해, 통찰이라고 말할 수 있는 창조적 이해를, 나는 용어 선택에 의해, 전달하고 싶다. (pp. 143 ff.) (I wished to convey, by this very choice of terminology, that the intellectual and rational grasp of one interpretation of a single experience, as a rule, will be changed only by the process of "working through" into the type of integrated creative understanding which deserves to be termed "insight")

"훈습"의 과정(process of "working through")은 환자가 선택한 모든 경험의 동기와 의미를 자각한 것과 합리적으로 이해한 것을 창조적인, 치료적으로 효과적인 통찰로 전환하는 과정이다. (The process of "working through" is aimed, then at changing awareness and rational understanding of the unknown motivations and implications of any singled-out experience into creative, that is therapeutically effective, insight.) 이 과정은 특수한 경험을 조사함으로써 달성된다. 이 특수한 경험을 치료자는 해석적 조사(interpretive scrutiny)를 한다. 이 특수한 경험은 다른 경험들과 확고하게 얽혀 있다. 이 유형의 통찰과, 환자가 생득적 능력과 잠재력(inherent capacities and potentialities)의 발달을 하지 못하게 한, 밝혀지지 않은 원인을 이해하는 것은 동시에 이루어진다. 건설적 대인관계를 할 수 있다는 환자 자신의 개념을 상실하게 한 환자가 최초에 경험한 심각한 사건을 환자가 회상하는 것은 환자가 예전에 상실한 자기실현(self-realization)과 건설적 대인관계(constructive interpersonal relationships)를 할 수 있는 능력을 믿게 하고 그 능력을 발달시키게 한다.* 해석을 창조적 "통찰"(creative "insight")하는 것의 특성과 해석을 합리적 이해(rational understanding)하는 것의 특성을 대비하여 정의하는 것은 불가능하지 않다면, 심리학적 지식의 현재 상태에서 창조적 과정의 성질을 정의하는 것 만큼 어렵다. 그것은 Freud가 해석을 창조적 통찰하는 것을 "아! 그런것"("Aha-Erlebnis")이라고 서술한 것에 의해, "그것은 그것이지!"("Oh, that is it!")의 경험으로 서술한 것에 의해, 자세히 설명하지 않은 이유이었다.

훈습의 과정에서 감정의 양식, 사고의 양식, 행위의 양식, 행동의 양식의 반복적 발생에 특수한 해석적 관심을 기울이어야 한다. 감정의, 사고의, 행위의, 행동의 양식은 예전에 해리된 또는 억압된 하나의 근본적 경험에 의해 역동적으로 형성된다. 이것은 특히 반복해서 말한 대인관계의 4영역에서 그렇다. 정신치료자는 그 대인관계의 4영역에 주로 관심을 기울인다. 정신치료자는 그 대인관계의 4영역을 명료화한다. 그 대인관계의 4영역은 환자가 현재 생활에서 느끼는 정서적 고통(present emotional difficulties in living), 환자의 발달사와 전기적 자료(develomental history and general biographical data), 환자가 개인적으로 과거에 겪은, 현재에 겪는 위기 상황(previous and recent situations of personal crisis), 의사-환자 관계의 변화(vicissitudes of the doctor-patient relationship)이다. 그러나 그 대

* Dr. David Rioch는 환자가 어린 시절에 자기실현을 할 수 있는 능력을, 건설적 대인관계를 할 수 있는 능력을 상실한 개념을 갖게 된 근원(최초의 경험)을 조사하라고 강조하였다. Dr. David Rioch는 이것으로써 신경증 환자와 정신병 환자의 치료에 중요한 변화를 최근에 일으켰다.

인관계의 4영역에서 그와 같은 양식이 반복되게 하는 동기가 작용하는 것을 환자가 안 것으로 환자는 변화하거나 치유되지 않는다. 환자는 치료자의 지적을 단 한 번 받는 것에 반응으로, 치료자의 도움을 받아 그 자신의 동기를 단 한 번 안 것에 반응으로 변화하거나 치유되지 않는다.

예를 들면, 내가 p. 180에서 보고한 여자 환자를 보자. 그녀는 넷째 번 불행한 애정 경험을 하고 정신과 의사에게 왔다. 그녀는 정신과 의사의 해석을 듣고 부모를, 정신과 의사를, 모든 애인들을 대하는 그녀의 개인적 태도가 영웅시하는 것(hero-worship)과 복종하는 것(sumissiveness)으로 이분하는 이분법적 양식을 따른다는 것과 우월감을 나타내는 것(the display of a marked sense of superiority)을 분명히 이해하게 되었다. 그녀는 이 양식을 발달하게 한, 해리된 아동기 경험(the dissociated childhood experiences)도 이해하게 되었다. 그녀는 그 양식이 그녀의 현재 문제에 반복되는 것을, 그 양식이 그 양식에서 점진적으로 발생한 개인적 위기 상황에, 즉 그녀가 성공하지 못한 마지막 애정 경험에 반복되는 것을 보게 되었다. 그녀의 마지막 성공하지 못한 애정 경험은 그녀를 정신과 의사에게 오게 하였다. 그러나 그녀는 이 양식을 이해하였지만, 이 지식을 건설적으로 통합할 수 없었다. 그녀는 이 양식을 갖게 한 근본적 경험을 해석받았지만, 회상하였지만, 지적으로 이해하였지만, 그녀의 양식을 변화시킬 수 없었다. 아동기 경험, 그 아동기 경험이 아동기 양식을 갖게 한 것, 그 아동기 양식을 지적으로 이해한 것은, 환자가 그 양식을 이해한 것이 치유적 효과를 나타내는 진정한 통찰로 전환되기 이전에, 의사-환자 관계에, 여러 다른 관계에 반영되어 반복적으로 훈습되어야 하였다.

대인관계적 애착의 소유적 성질을 처음 해석적 발견(the initial

interpretive discovery)한 것 때문에 혼란된 환자도 여기에서 우리가 회상할 수 있다. 그녀는 그녀가 처음으로 통찰한 것을 치료적으로 효과 있게 하기 위해 반복적으로 훈습하여야 한다는 것을 인지하였다(pp. 181-183).

이 두 환자의 문제의 (정신치료적 관심의 직접적 초점인) 기본 양식을 발견한 것에 은밀하게 있는 정신치료적으로 중요한 쟁점(issue)이 하나 더 있다. 환자의 문제의 중심적 역동에 관한 이 쟁점은 다음 절에서 토론된다.

환자가 대인관계를 하는 과정을 특정 시간에 얼마나 이해하였고 통찰하였는지를 평가하기 위해, 지금까지 제시된 해석된 자료를 다시 환자가 또는 의사가 정기적으로 세심하게 검토할 수 있다. 이 재검토는 의사와 환자가 환자의 전반적 치료 과정을 평가하게 돕는다. 의사가 검토한 것을 환자가 교정하게 함으로써 그리고 환자가 검토한 것을 치료자가 교정하게 함으로써, 더 많은 치료적 도움을 의사와 환자는 받을 수 있다. 이 재검토에 나타날 수 있는 생략(omissions)의, 또는 첨가(addctions)의, 또는 왜곡(distortions)의 원인과 성질을 토론하는 것은 그리고 가끔 환자 자신의 평가를 토론하는 것은 새로운 중요한 길을 열어 놓을 것이다. 이 재검토는 다른 사례에서 정신치료 방법을 사용하는 것의 징조를 알려 주는 좋은 신호대가 될 수 있다.

훈습에는 내가 지금까지 상세히 설명한 의미 이외에 다른 의미가 더 있다. 새로 획득한 이해와 통찰을 훈습하는 과정에서, 환자들은 치료할 때에 항상 일어나는 일을 그들의 삶과 관련지워 조사함으로써 그리고 그들이 타인들과 관계 맺는 것과 관련지워 조사함으로써 그들의 통찰을 항상 검토하게 훈련되어야 한다. 환자들은 그것을 효과적으로 할 수 있기 위해 환자들이 해석적 정신치료에서 얻은 것에 치료자가 추가하라고 치료자에게 요구할 수 있다. 환자들이 해석적 정신치료(interpretive psychotherapy)에서 얻은 것이 효과적으로 작용하는지를 검증하는 상황을 구성하는 사실들과 자료들을 생각함으로써, 평가함으로써, 환자들이 해석적 정신치료에서 얻은 것에 치료자가 추가를 하라고 치료자에게 요구할 수 있다. 이것 때문에, 정신분석가는 정신분석적 정신치료를 일종의 "재교육"("re-education")이라고 말한다(참고문헌 3을 참조하라). 이 명료화는 환자들이 그들 자신의 내적 마음의 기능을 통찰하는 가치 있는 준거체계를 가끔 구성한다. 이 명료화는 환자들이 그들 밖의 세계를 바로 보게 하고, 그들 밖의 세계에 적응을 정확하게 한다. 더우기, 의사와 환자가 보편적으로 타당한 생활현실(life-realities)을 상식 수준에서 서로 이해하는 것은 환자가 의사가 방향을 알려 주는 말을 하기 전에 환자가 느끼지 못하였던 새로운 통찰을 수용하게 한다. 이 사실과 자료는, 만약 환자의 실제적 방향 감각을 위해 직관적 기법(intuitive skill)과 함께 그리고 사실적 방법으로 주어지면, 해석적 정신치료의 중요한 부차적인 것을 구성한다.

나는 이 유형의 사실들에서 두 단순한 예를 제시한다. 그 두 단순한 예는 p. 295에서 말하는 환자의 사례에서처럼 틀린 정보를 받은 청소년과 성인에게 성적 정보를 주는 것 또는 우리 문화의 일부일처적 결혼 생활의 특성에 관한 상식적 정보를 신경증적 삼각관계를 성공적으로 유지하는 것을 자랑하는 남자나 여자에게 노출증적 방식으로 제공하는 것이다.

적합한 정보를 오직 진지하게 제공하는 것 이상으로 하는 것이 도움이 될 때가 가끔 있다. 조현병을 앓는 어린 여자 환자의 사례에서 내가 이 방향으로 한 것은 이것을 설명할 것이다. 이 소녀는 생활에 관한 사실(facts of life)에 관하여 틀린 정보를 얻었고, 여자와 남자의 관계의 역할에 관하여도 틀린 정보를 얻었다.

우리는 그녀를 틀리게 이끈 그런 정보에 그녀가 왜곡된 반응을 한 것의 무의식적 부수물(unconscious concomitants)을 정신분석적으로 조사하였고 명료화하였다. 그 이후에도 그녀는 월경기(menstrual period)를 "천벌을 받는 것"("the curse")으로 생각하였다. 그것은 아이를 낳을 수 있는 잠재 능력이 체내의 기관에 있다는 메시지를 그녀에게 매달 가져오는 우호적 "방문객"(friendly "visitor")이라고 우리는 생각할 수 있다고, 말할 수 있다고, 나는 그녀에게 말하였다. 나는 자연적 출산(natural productivity)을 할 수 있는 이점을 단순하게 말하였다. 이 토론 다음에 나는 나의 몸을 그녀에게 굽히고 나의 손을 나의 입가에 데고, 그녀에게 "나는 비밀을 말하겠다. 출산은 고통스러운 것이 아니고, 우리가 하고 싶은 것일 수 있고, 즐거운 것일 수 있다!"라고 말하였다. (Following this discussion I leaned toward her, cupped my hands around my mouth and whispered, "And I'll tell you a secret—delivery is not only painful but can be also both lustful and enjoyable!") 그녀는 출산을 걱정하였다고 말하였고, 병동에 돌아오자 그 놀라운 뉴스를 친구에게 말하였다. 그녀와 친구는 전부터 고통을 받던 월경통(menstrual cramps)을 앓지 않았다.

이 종류의 정보를 제공하는 것 이외에 모든 집중정신분석 정신치료의 척추는 해석적 정신치료를 이 책에 서술되어 있는 대로 올바르게 적용하는 것이다.

b) 환자의 문제들의 중심 역동

환자의 병인적 병리적 경험들의 공통 분모를 해석적으로 발견하는 것(interpretive discovery)은 앞 절에서 다루어졌다. 이 유형의 발견을 하려는 것은 언제나 정신치료적 활동의 초점이어야 한다. 이것은 가장 중요한 정신치료적 질문, 즉 환자의 문제들의 중심적 역동(central dynamics of patient's difficulties)은 무엇인가에 답을 할 것이다. 중심 문제가 발견될 때에, "훈습"("working through")은 환자가 제시한 모든 것을 환자의 문제의 중심 역동을 명료화하는 쪽으로 조사하여야 한다는 것을 의미한다.

부차적 문제들(side issues)은 무작위로 나타날 수 있다. 부차적 문제들은 중심 문제들에 관심을 집중하지 못하게 가끔 한다. 부차적 문제들은 중심 문제들에 저항하게 가끔 한다. 일반적으로, 만약 치료자가 환자의 중심 문제를 옳게 보고 있다고 확신한다면, 그때에, 이 부차적 문제들은 무시받을 수 있다. 만약 우리가 중심 문제들을 정말로 알면, 우리는 그때에 모든 부차적 문제들에 관심을 집중하기보다 중심 문제들의 선을 따라 훈습하여야 한다. 이 중심 문제들이 밝혀지면, 부차적 문제들은 뒤로 물러날 것이다. 그리고 그들 자신의 중심 문제들을 자각하지 못하였기 때문에 또는 이해하지 못하였기 때문에 중심 문제들의 구속을 받지 않는 환자들은 부차적 문제들을 그들 자신의 힘으로 인식할 수 있고, 처리할 수 있다.

예를 들면, 심한 강박적 증상과 공포증을 앓는 한 여자 환자는 나의 치료실에서부터 그녀의 집까지 오랜 기간 동안 타인의 도움을 받지 않고 걸어갈 수 없었다. 그녀는 나의 치료실에서부터 그녀의 집까지 타인의 도움 없이 걸어갈 수 있다는 것을 어느 날 갑자기 발견하였다. 그러므로 우리는 이 증상이 어떤 경로로 사라졌는지를 몰랐다. 환자는 증상이 사라진 이유를 몰랐고, 증상을 잃었기 때문에 매우 불행하였다. 그러나 치료자는 이 특수 문제에 시간을 허비하고 싶지 않았다. 환자는 증상이 치료 과정에서 사라졌다는 사실을 받아들이고 싶었다. 마침내, 환자는 치료자의 이 치료적 태도를 받아들였다. 증상이 재발하지 않았다는 사실은 환자가 치료자의 이 치료적 태도를 받아들이게 하였다.

이 환자는 회복하였다. 이 환자는 그녀의 증상들 중 한 증상을 잃은 특수 이유를 해석적 통찰 없이 지난 15년 동안 건강하게 지냈다. 이 증상들을 명료화하는 것은 환자의 문제들의 중심적 역동을 이해하기 위해 꼭 하여야 하는 것은 아니었다.

다시 말하면, 의사가 환자의 문제들의 중심 역동을 이해한 뒤에, 환자가 만드는 자료가 의사의 해석적 관심을 받을 수 있는지 받지 않을 수 있는지를 결정하는 것은 환자의 문제들을 더 많이 명료화하는 것이 유용한지에 달려 있다. 이렇지 않은 유일한 조사 영역은 의사-환자 관계가 어떻게 변화하는지를 조사하는 것이다. 의사-환자 관계는 치료 과정 처음부터 끝날 때까지 정신치료적 관심의 초점이어야 한다.

우리는 환자의 문제들의 중심적 역동을 알자마자 곧 환자의 문제들의 중심 역동에 정신치료적으로 관심을 집중하여야 한다는 나의 제의는 중간 단계가 필요한 환자가 중심 문제에 실제로 관심을 기울일 수 있기 전에 중심 문제에 아무 생각하지 않고 뛰어 들어야 한다고 주장하려는 것이 아니다. 정신치료 과정에 참여하는 관찰자, 의사는 환자의 말을 듣는 동안에, 정신치료 방법을 실행하는 동안에, 환자들의 정신병리의 중심 문제들을 언제나 명심하여야 한다.

특히 정신병을 앓는 사람들(psychotic people)은 아직 명심하지 못한 중심 문제에 정신 집중을 정해진 시간에 가끔 할 수 없다. 환자의 심한 공황 상태와 불안 상태는 환자가 과중한 치료적 압력을 받는 상태에서 발생할 수 있다. 많은 정신병 환자의 마음속에서 시간 요소를 경험하는 것과 정신과 의사 자신이 그 자신의 마음속에서 시간 요소를 경험하는 것은 다르다는 것을 정신과 의사도 기억하여야 한다(p. 18~19와 p. 279-280을 참조하라).

정당한 이유 없이 할 일을 늦게 하는 신경증 환자들(neurotic patients who work with unnecessary delay)이 그들 자신의 자료를 빨리 제시하게 우리는 성공적으로 강요할 수 있고, 그들이 문제의 중심 역동을 빨리 해석적 이해를 하게 우리는 성공적으로 강요할 수 있다. 이미 말한 바와 같이, 만약 치료자가 자신의 야망을 만족시키기 위해 환자가 할 일을 빨리 하게 강요하지 않고, 환자를 위해 환자가 할 일을 빨리 하게 환자를 강요하였다면, 치료자는 환자에게 해를 입히지 않을 것이다. 일반적으로, 불안은 신경증 환자가 인내할 수 있는 한계 이상으로 커지지 않을 것이고, 환자의 삶을 지배하는 시간에 관한 느낌(sense of time)과 정신과 의사의 시간에 관한 느낌은 일치한다. 그러므로 정신과 의사는 환자의 정신치료적 공동 작업의 속도를 올리려는 정신과 의사 자신의 노력의 정신과 의사가 모르는 본질을 대면하지 않아야 한다.

물론, 환자가 환자 자신의 중심적 역동에 의해 만든 것을 극복하는 동안, 정신과 의사는 환자의 문제에 관한 정신과 의사의 선입견이 있지만, 환자의 문제에 관한 환자의 말을 경청하여야 한다는 것을 나는 의미 하지 않는다. 이 말의 반대 말도 옳다. 정신과 의사는 환자가 환자 자신의 문제의 역동에 관하여 새로운 견해를 말할 수 있는 가능성에 관심을 기울이어 환자를 보아야 하고, 환자의 말을 들어야 한다. 정신과 의사는 환자의 말을 들으면서 들은 것을 환자의 중심 문제에 연결하여야 한다. 정신과 의사는 환자의 문제를 보면서 정신과 의사 자신의 견해가 옳은지를 검토하여야 한다.

환자의 문제의 중심 역동에 초점을 맞추는 것이 비교적 쉬운 환자를 치료한 역사에서 발췌한 글이 아래에 있다. 이 비교적 복잡하지 않은 중심 역동을 제시한 것은 정신과 의사가 비교적 복잡한 상황에서 분명히 볼 수 있게 된 중심 문제를 얻는 것의 어려움을 과소평가하지 않게 한다. 그러나 이 비교적 복잡하지 않은 중심 역동을 제시한 것은 정신치료 과정의 이 부분이 가능한지를 독자가 민감하게 한다.

총명한, 능력 있는, 성공한 전문 직업인이 정신과 의사에게 치료받기 위해 왔다. 그가 주로 호소한 것은, 그가 다른 사람과 함께 있을 때에 심한 불안을 느끼며 마음이 편하지 않은 것이고, 설명할 수 없는 피곤과 극도의 피로를 느끼는 것이다. 그는 그가 정신치료를 받게 한 사건을 포함한 비슷한 사건들을 보고하였다. 그는 이것을 오직 부분적으로만 알고 있었다. 그가 호소한 것은 그가 주장할 수 없다는 것, 그에게 직업적으로나 개인적으로 정당한 것을 요구할 수 없는 것, 그가 신체적 고통을 받거나 언어적 공격을 받을 때에 반격할 수 없는 것이었다. 직업적으로 성공한 그리고 친밀한 관계를 맺지 못하였지만 대체로 호감을 받는 남자의 설명이 여기에 있다. 그의 경험들은 그가 자기주장을 못하는 것이었다. 그 경험들은 그를 당황하게 만들었다. 그는 그의 상사에게 말대꾸를 하면 실직될까 봐 두려워하였다. 그는 토론하는 문제에 대한 그의 생각이 옳든 틀리든 그 문제를 그의 동료와 논쟁하면 그의 동료가 그에게 분개할까 봐 두려워하였다. 만약 그가 아끼는 기구를 그의 친구의 아이가 만지는 것을 못하게 하면, 그의 친구에게 믿음을 잃을까 봐 두려워하였다. 그는 가족에게 아주 작은 이의(disagreement)라도 제시하면, 가족에게 배척을 받는다는, 가족과 격리된다는 두려움이 머리에서 떠나지 않았다. 그의 이 감정은 사라지지 않았다. 그는 가족을 부양하는, 인정받는, 적합한, 그렇지만 조심하는 자이었지만, 가족의 여러 구성원이 그가 갈망하는 인정과 존중을 한다는 신호를 그에게 보냈지만, 위에서 말한 그의 이 감정은 존재하였다. 요약하면, 이 사람은 일을 하지 않을 때나 잠을 자지 않을 때에 사람들의 기분을 맞추었고, 자기주장할 수 있는 모든 성향을 "억눌렀다"("keeping under control"). 그는 큰 불행이 그에게 곧 일어날까봐 두려워하였기 때문에 그렇게 하여야 하였다. 이 말들은 환자가 위에서 말한 사건들을 자세히 서술할 때에 사용한 말들이었다.

말할 필요도 없이, 환자는 정신과 의사를 대할 때에 이 감정양식을 반복한다는 것을 자각 못하고 이 감정양식을 반복하였다. 이 환자는 억압된 적개심과 파괴욕을 두려워하는 것을 알지 못하였지만, 억압된 적개적 충동과 파괴적 충동을 분명히 두려워하였다. 그것이 그가 만난 모든 사람들을 달래고 그들의 기분을 맞추며 인생을 사는 이유이었다. 자료의 부족 때문에, 적개적 충동의 성질과 강도를 환자가 자각하게 오랫동안 차료자는 할 수 없었다. 마침내 환자는 그의 가족사를 말할 때에 그보다 4년 어린 아우를 말하는 것을 "망각"("forgotten")하였다는 것이 밝혀졌다. 이 아우는 제2차 세계대전 중에 한쪽 다리을 잃었다. 환자는 그의 아우가 육군에 입대한 것에 중요한 역할을 하지 않았지만, 그의 아우가 전상을 입은 전쟁터에 보내지게 더욱 역할을 하지 않았지만, 이 전상자(war casualty)를 돌보는 책임을 졌다.

이 자료들은, 환자의 아우가 죽기를 환자가 바라는 것을 정신과 의사가 알게 하였고, 환자 자신이 바라는 것의 마술적 힘을 환자가 믿는 것을 정신과 의사가 알게 하였다. 환자는 그의 아우가 상해(傷害)를 심하게 받은 것에 책임이 있다고 느꼈다. 왜냐하면 그의 아우가 상해를 받기를 원하였기 때문이다. 환자는 정신과 의사의 해석적 질문에 의해 자신을 까발리었다. 환자는 그 자신에 관한 것을, 아우를 질투한 것을, 아우를 미워한 것을, 아우를 파괴하고 싶어 한 것을 정신과 의사의 해석적 질문에 의해 말하게 되었다. 환자가 아우를 파괴하고 싶어한 것은 환자의 발달사의 초기에 시작하였다. 환자는 발달사의 초기에 그 자신의 전능을 믿었다. 그 자신이 전능하다는 그의 아동기 신념은 계속 작동하였다. 환자는 발달사의 초기에 그 자신의 사고와 행위가 다른 것을 어렴풋이 알고 있었다. 환자의 형제 관계는 의식되지 않았고, 지속되었고, 그러므로 재평가가 전혀 되지 않았고, 환자의 불안의 일차적 근원이었다. 정신과 의사와 환자가 환자의 형제 관계를 분명히 볼 수 있게 되자 곧 환자는 그 자신이 몰랐던 그의 모든 대인관계가 파괴적 성향(destructive tendencies)에 의해 지배되었음을, 그가 전능하다는 퇴행적 환상(regressive fantasies)과 그의 적개적, 파괴적 사고와 희망의 마력(magic power)에 의해 지배되었음을 이해할 수 있게 되었다. 그가 그의 모든 대인관계가 파괴적 성향에 의해, 전능하다는 퇴행적 환상과 그의 적개적, 파괴적 사고와 희망의 마력에 의해 지배되었음을 알 수 없었다면, 그는 이 환상들과 이 환상들이 수반하는 불안에 의해 너무 크게 위협을 느꼈기 때문에, 그가 타인과 사소한 이의가 있는 것을 알 때마다 이 환상들과 이 환상들이 수반하는 불안이 드러나고 효과를 나타내기를 그의 안에 있는 어떤 것은 기대하였다. 그 타인이 그의 아우이든, 정신과 의사이든, 누구이든 그 타인과 사소한 이의가 있는 것을 그는 알 때마다 이 환상들과 이 환상들이 수반하는 불안이 드러나고 효과를 나타내기를 그의 안에 있는 어떤 것은 기대하였다. 그러므로 그는 자기를 통제하며, 타인의 기분을 맞추며, 피곤을 느끼며, 기력을 잃으며, 그의 인생을 살아야 하였다. 그는 밝히지 못한 파괴적 충동과 그 충동에 의해 일어난 불안을 통제하기 위해 에너지를 너무 많이 소비하였다.

그래서 환자의 중심 문제에 초점이 맞추어질 수 있었다. 같은 문제가 그의 아동기에 그의 형제 관계에 작용하였다. 그 문제는 환자를 정신치료받게 한 매우 고통스런 상태에서도 반복되었다. 그 문제는 그의 모든 대인관계에서도, 그와 정신과 의사의 대인관계에도 반복되었다. 이 중심 문제가 정신과 의사에 의해 관심의 초점이 되었을 때에, 환자가 이 중심 문제를 인지하였을 때에, 그 중심적 자료와 직접적으로 관련이 있는 자료를 훈습하는 것은, 그 자료를 해석적 이해한 것을 훈습하는 것은 환자의 정신병리의 발생과 중심 역동을 지속적으로 경험적 통찰을 하는 방향으로, 궁극적으로 치유적 통찰을 하는 방향으로 안내될 수 있었다.

3. 해석하는 때를 맞추는 것

어떻게 해석하는가와 무엇을 해석하는가에 관해 그만 설명하고, 이제 나는 해석하는 때를 맞추는 것(timing of interpretation)을 토론하겠다. 무엇을 어떻게 해석하는가에 관하여 내가 이미 말한 것은, 필요한 것을 변경하면, 해석하는 때를 맞추는 것에 적용될 수 있다. 일반적으로, 만약 우리가 환자의 인격과 기본적 정신병리의 전체적 그림을 적어도 그리지 않았으면, 우리는 환자에게 해석적 제시(interpretations suggetions)나 해석적 질문(interpretive quetions)을 하지 않아야 한다. 우리는 그런 그림을 어떻게 얻는가에 관한 문제는 "첫 면담"("The Initial Interview")에 관한 장(chapter)에서 토론하였다(p. 93). 환자가 자각하지 못하고 반응하는 유형이 많다. 그 반응 유형들은 너무 인간적이고, 특수한 정신병리의 일반적 특성이다. 그 때문에 그 반응 유형들의 의미를 환자는 알 수 없지만, 정신과 의사는 환자에 관하여 많은 지식이 없어도 알 수 있다. 그러나 우리가 치료하고 있는 환자의 배경과 인격을 대략 알고 그 위에서 작용할 수 있기 전에 환자에 관하여 많은 지식이 없어도 알 수 있는 반응 유형의 의미를 증거하려고 하지 않는 것이 일반적으로 현명하다. 이 규칙은 저항과 안전을 위한 작전이 공개적으로 나타나는 것에 적용되지 않는다. 이미 토론한 바(pp. 184 ff.)와 같이 저항과 안전을 위한 작전이 발생할 때에 이것을 지적하는 것은 대부분의 환자에게 좋은 치료 기법이다.

정신과 의사가 해석하는 정확한 때를 결정하는 때에 명심하여야 하는 일반적 고려 사항이 아래에 있다. 규칙의 예외를 열거하지 않고 아무 규칙도 실제로 제시될 수 없다는 것을 독자는 알게 될 것이다. 규칙을 언제 지켜야 하고 제시된 예외를 언제 따라야 하는지를 결정하는 것은 정신과 의사의 경험과 직관에 맡겨져야 한다.

치료할 수 있는 정도로 의사-환자 관계가 형성되면, 곧 정신과 의사가 치료하고 있는 환자를 대략 아는 순간에, 정신과 의사는 환자에게 접근할 준비를 적극적으로 하여야 한다. 정신과 의사가 환자에게 적극적으로 접근하는 것을 환자가 즉시 받아들일 수 없는 사실은 정신과 의사의 그 접근 방식이 금기라는 표시가 아니다. 제시된 것은 반복 제시될 수 있어야 하고, 그 결과는 수 없이 여러 번 극복될 수 있어야 한다. 그것은 치료적 개입(therapeutic intervention)을 하지 않아야 할 이유가 거의 아니다.

이 제시는 환자가 증상을 보인 것에 정신과 의사가 해석적 반응(interpretive reactions to his manifestation)을 함으로써 환자와 치료적으로 타당한 대인관계(a therapeutically valid relationship with a patient)를 형성할 수 있는 가능성을 배제하기 위해 시도되지 않는다. 환자가 반응할 수 있는 적개적 감정의 갑작스런 폭발을 두려워하지 않는, 숙련된, 경험 많은 사람이 다루기 때문에 이 기법을 사용함으로써 우리는 시간을 절약하는 결과를 얻을 수 있다. 의사의 간섭은 부당한 "역전이"(unwarrented "countertransference")에 의해 촉진되지 않고, 오직 치료적 고려(therapeutic considerations)에 의해서만 촉진되어야 한다는 것을 의사는 확신하여야 한다.*

만약 환자가 해석을 듣고 당황하거나 화를 내면, 이것은 일반적으로 해석이 정확하다는 또는 적어도 거의 정확하다는 지표이다. 해석이 정확하지 않다면, 환자는 해석에 강하게 반응하지 않을 것이다. 그러므로 환자가 해석을 듣고, 화를, 등등을 내는 것은 해석을 하지 못하게 하는 지표가 아니다. 일반적으로, 반대하는 것도 옳은 것이다.

환자가 해석을 듣고 거침없이 말하는 것은 또는 아무 말도 하지 않는 것은 해석이 잠시 치료적 효과를 내지 않는 지표이다. 즉 그것은 해석하는 시간이 틀렸으므로 해석하는 시간을 늦춰야 한다는 지표이다.

일반적으로, 환자가 해석의 주제를 아는 단계에 도달한 뒤에, 정신과 의사가 환자에게 해석하는 것이, 정신과 의사가 환자에게서 해석적 반응을 끌어내려고 하는 것이 현명할 것이다. 정신과 의사는 환자들이 그들의 최종 해석을 스스로 발견하는 경험을 할 때에 해석하는 문제를 환자들에게 가장 성공적으로 전달할 수 있다. 그러나 정신과 의사는 태도의 직접성과 자발성을 희생하며 해석적 제시를 하지 않아야 한다.

다시 말하면, 만약 해석적 조사(interpretative investigation)를 하는 문제에 직접적 관련이 있는 모든 자료가 해석된 것 같이 보이면,

---

* Chestnut Lodge Sanitarium의 Dr. Mary J. White는 이것을 보여줄 수 있었다. 이 치료 방법과 Rosen의 치료 방법의 유사점과 상이점에 우리는 관심을 기울일 수 있다(노트 p. 167과 p. 296을 참고하라).

만약 정신과 의사가 마음속에서 생각하는 해석이 여러 가능한 해석들 중에서 옳고 타당한 해석이라고 생각하면, 그때에 치료자는 해석하여야 한다. 그렇지만 이 제시를 치료자는 환자의 치료적 면담이 비생산적일 때에 그 환자에게 하지 않아야 한다고 우리는 말할 수 있다. 만약 이 상황이 오랫동안 고쳐지지 않으면, 의사는 환자에게 의사의 해석적 제시를 받아들이라고 강요하고, 환자가 의사의 해석적 제시를 받아들이지 않으면 의사는 그 제시를 반박하라고 환자에게 자극하는 것이 결실 있는 정신치료적 교환을 증진시키는 타당한 방법일 수 있다. 그 사례에서 해석적 제시가 너무 일찌기 되었다고, 즉 해석적 제시를 하는 것의 타당성이 확증되기 이전에 되었다고 말할 수 있다. 치료자는 그때에 그 자신의 제시가 나중에 수정될 위험을 감수할 준비가 되어 있어야 한다. 사실 위에서 또는 명백한 관념 위에서 생각한 것이 아닌, "오직 추측한 것"을 때에 따라 사용하는 것에 의해 환자들은 대체로 해를 입지 않을 것이고 도움을 받을 것이다. (By and large, patients will be not harmed but helped by the occasional usage of the device of a thoughtfully directed "shot in the dark.") 말할 필요 없이, 나는 계획 없이 아무 때나 해석을 하라고 주장하지 않고, 옳게 될 제시를 하라고 주장한다. 그러나 해석의 타당성은 의심될 수 없고, 증거(proof) 위에서 결정될 수 있다.

저항을 해석하는 것(interpretation of resistance)에 관한 토론을 할 때에 말한 해석하는 시간을 옳게 결정하는 두 중요한 점이 있다. 이 두 중요한 점은 모든 다른 문제를 해석하는 방법에도 해당된다. 첫째로, 만약 환자와 정신과 의사의 관계가 실제 생활에서 그리고 병렬적 생활 부분에서도 매우 우호적인 때에 해석이 되면, 그 해석을 정신과 의사가 제공하였든 또는 시작하였든, 그 해석이 치료적으로 많이 성공될 수 있기를 환자와 정신과 의사는 희망한다. 물론 관계의 적개적 면을 명료화하는 것은 가끔 이 법칙의 예외를 형성한다(pp. 184-201를 참고하라). 둘째로, 정신과 의사가 한 해석으로 표출된다고 정신과 의사가 기대하는 환자의 불안을 환자는 처리할 수 있어야 한다. 해석한 면담시간과 그다음 면담시간의 사이에 환자의 증상이 심해지지 않고, 환자는 그 불안을 처리할 수 있어야 한다.

물론, 외래 환자가 불안을 나타내는 때보다 입원 환자가 불안을 나타내는 때에 정신과 의사는 조금 조심한다. 왜냐하면 입원 환자는 정신과적 도움을 받아야 하는 때에 정신과적 도움을 받을 수 있기 때문이다. 정신과 의사가 히스테리의 성향이 뚜렷한 신경증 환자를 치료할 때에 환자의 불안을 치료하기 위해 환자가 불안을 표출하게 하는 것도 일반적으로 과도한 위험이 아니다. 사실상, 그 반대도 옳다. 특정 해석에 의해 이 환자에게 일어난 긴장은 이 환자가 불안을 느끼기 전에 관심이 없던 만큼 치료적 공동 작업을 계속 하게 한다. 당황하는, 혼란된 정신병 환자, 특히 조현병 환자에게 해석적 작업(interpretive work)을 할 때에, 환자의 둔화된, 편협하게 된, 구체적인 사고를 하는 과정은, 특히 합리적 해석을 하는 때를 맞추기할 때에 특별히 고려되어야 한다. [여러 유형의 환자들에게 해석적 접근을 하는 차이는 제8장의 일반적 서론(pp. 143-150)에 있다.]

내가 이미 출판한 책에 서술한 문제가 심한 조현병 환자가 여기에서 생각난다(66). 그의 치료 경과는 나에게 대단히 늦는 것처럼 보였다. 그래서 나는 그의 치료에 진행이 되고 있는지를, 내가 그를 틀리게 치료하고 있는지를, 그래서 나는 그를 짧은 시간 내에 치료할 수 있는 나의 동료에게 넘겨야 하는지를 나 자신에게 질문하였다. 어느 날, 이 환자는 "우리 사이에서 일이 너무 빨리 진행되는 것 이외에도 일이 놀랍게도 너무 잘 진행됩니다. 만약 선생님이 저를 그렇게 빨리 밀어 넣지 않았다면, 저는 그렇게 빨리 가려고 하지 않았을 것입니다."라고 자발적으로 말하였다. (One day this patient commented spontaneously, "Things are going surprisingly well between us except that they are going too fast. If only you wouldn't rush me so that I would not have to go so rapidly.")

한 신경증 환자는 위의 환자의 대단히 느린 치료의 진행과 하기 싫지만 어쩔 수 없이 하는 비슷한 유형의 치료의 진행을 말할 수 있다. 그러나, 이 사례에서, 이 반응은 치료적 개입에 의해 유발된 공포나 불안에 의해 조장될 수 있다. 시간은 그의 욕구에 맞춰져야 한다. 신경증 환자는 환상에서 시간의 흐름을 그의 욕구에 따라 대단히 자주 틀리게 해석하거나 바꾼다. 조현병 환자의 인용된 반응은 조현병 환자가 역사적 시간 개념을 대하는 태도와 정신적으로 안정된 사람의 역사적 시간 개념을 대하는 태도의 차이에 의해 지시를 받았다(pp. 18, 245, 276). 정신치료자는 언제 치료적 개입을 할 것인가를 결정하는 동안에 시간을 대하는 환자의 태도와 시간을 맞추기를 대하는 환자의 태도의 차이를 기억하여야 한다.

4. 특수한 정신 작전을 해석하는 것

a) 착오행위와 실수

해석하는 것(the application of interpretations)에 관한 토론은 정신과 의사가 정신치료 과정에서 만나는 특수한 정신 작전들(special mental operations)을 대하는 정신과 의사의 해석하는 태도에 관하여 몇 마디 말을 하는 것에 이어진다. 이 특수한 정신 작전은 우리의 일상생활에서 일어나는 착오행위(slips)와 실수(errors)이고, 백일몽(day dreams)과 잠잘 때에 꾸는 꿈(dreams)이고, 정신병 환자의 환각(hallucinations), 망상(delusions), 피해 관념(persecutory ideas)이다.

첫째로, 우리는 일상생활에서 발생하는 착오행위와 실수가 해석적 정신치료에 유용한지를 조사할 것이다. 착오행위와 실수는 우리가 아는 바와 같이 망각하는 것(forgetting), 물건을 두고 둔 곳을 모르는 것(mislaying), 틀리게 인쇄하는 것(error in printing), 틀리게 글씨를 쓰는 것(error in writing), 틀리게 읽는 것(error in reading)이다. 약속 시간보다 너무 일찌기 또는 너무 늦게 오는 것, 타인의 발에 걸려 넘어지는 것, 타인과 부딪치는 것, 등등이다. 모든 이 현상은 의식한 의도(intentions)와, 의식되는 것을 허용하지 않는 의도된 행위를 해리된 또는 억압된 충동들에 의해 간섭하는 것(the interference with the intended act by dissociated or repressed impulses)이 타협한 산물이라고 Freud는 정신과 의사들에게 가르쳤다(97).

모든 정신적 발현(mental manifestations)이 의미 있다는 정신분석적 명제(psychoanalytic thesis)는 우리의 일상생활에서 발생하는 착오행위와 실수에도 유효하다. 착오행위와 실수의 발생은 생리적 현상에 의해 뚜렷이 촉진된다는 사실은 착오행위와 실수의 심리학적 의미를 축소하지 않는다. 낮아진 생리적 능력의 모든 정도와 단계, 질병, 탈진, 과도한 노력은 인격의 부분들을 민감하지 못하게 한다. 그러므로 억압된 충동들은 지나치게 피곤한 사람들의 의도적 행위를 자주 방해한다.

착오행위와 실수는, 정신분석이 발달하기 시작한 초기에, 해석적 정신치료(interpretive psychotherapy)를 할 때에, 많이 사용되었다. 그 후, 대부분의 정신분석가들은 착오행위를 해석하는 것의 정신치료적 가치에 관한 그들의 견해를 바꾸었다. 이 견해를 바꾼 이유는 많다. 첫째로, 해리된 또는 억압된 성향(tendencies which are dissociated or repressed)과 의식하려는 의도(intentions which are within aware-ness)의 상호 작용의 변화에 관한 정신분석적 지식이 증가하였다. 이것은 물론 착오행위와 실수를 환자의 대인관계 문제의 많은 특성인, 많은 다른 정신 과정보다 중요하게 만들지 않았다. 이것은 물론 착오행위와 실수를 해석적 조사의 역동적 근원(dynamic sources of interpretive investigation)만큼 중요하게 만들지 않았다.

이 견해를 바꾼 둘째 이유는 착오행위의 해석이 치료적으로 연결되지 않은 내용 해석(content interpretation)이 되기 쉽다는 것이다. 착오행위를 해석하는 것은 치료적 목적을 위해 환자가 역동적, 발생적 해석을 하는 방법(the dynamic and genetic interpretive approach)을 따르게 하는 것과 대조적이다. 역동적, 발생적 해석을 하는 방법은 앞 절(section)에서 다루었다.

이 견해를 바꾼 셋째 이유는 착오행위와 실수가 생각하였던 만큼 단순하지 않고 일방적이지 않다는 것을 정신과 의사가 안 것이다. 해리된 또는 억압된 현상들을 해석하는 것에 관하여 제시된 것은 그러므로 착오행위에도 적용된다. 우리는 모든 관련된 자료를 해석에 의해 안다고 확신할 때에만, 해리된 또는 억압된 현상들을 일반적으로 해석하여야 한다.

이 견해를 바꾼 넷째 이유는 착오행위와 실수가 무분별하게 해석될 때에 일어날 수 있는 특정 위험들에 관한 것이다. 가설적 사례를 제시하겠다. 환자가 나타내지 않은 충동을 아는 것을 자랑하고 즐거워하는 어떤 한 치료자는 치료 상항에서 그리고 환자가 치료자를 대할 때에 환자가 실언 "하는 것"("telling" slips)을 보고, 해석적 결론(interpretive conclusions)을 내렸다. 치료자는 소위 그 자신의 "지혜"("wisdom")를 환자에게 제시한다. 치료자는 그렇게 함으로써 정신질환을 앓는 환자가 항상 나타내는 자기 의식을 부담으로 느끼는 것(a mental patient's ever present burden of self-consciousness)을 비건설적으로 지울 수 있다. 치료자는 환자가 손상된 자발성을 정신치료적으로 건설하는 것을 방해할 수 있다.

정신과 의사는 환자의 한 두 착오행위를 보면, 만약 그 착오행위가 환자의 대인관계적 작전의 심리학(the psychology of a patient's interpersonal operations)을 이해하게 중요한 기여를 하는 것처럼 보이면, 그 착오행위를 마음에 기록하여야 한다. 그것은 나중에 건설적 맥락에서 참고하게 될 것이다. 그러나 정신과 의사는 환자의 한 두 착오행위를 보고 성숙되지 않은 결론을 내리지 않아야 하고 해석하지 않아야 한다.

착오행위와 실수를 치료에 일반적으로 사용하는 것을 조심하라고 이미 말한 이유 때문에, 만약 다른 자료가 이용될 수 없다면, 다른 자료가 이용될 수 없을 때에만, 착오행위와 실수는 해석적 치료에 이용될 수 있다. 해석할 자료가 없을 때에, 만약 한 두 착오행위나 또는 실수가 치료의 특수 시점에 알려지지 않은 충동을 환자에게 보일 수 있을 만큼, 치료적으로 의미 있는 설명을 할 수 있는 만큼, 뚜렸이 결론적인 것 같으면, 또는 뚜렸이 적합한 것 같으면, 한 두 착오행위나 또는 실수는 해석될 수 있다.

만약 사물을 전혀 이해할 수 없는 정신병 환자가 정신과 의사가 말하기를 바라고 그 자신을 내놓지 않으면, 그 정신병 환자를 정신치료할 때에 착오행위를 해석적으로 접근하는 것은 불필요하다. 이것은 물론 내가 pp. 143-150에서 해석에 관하여 일반적으로 말한 것에서 추론될 수 있다. 나는 pp. 143-150에서 정신병 환자의 억압 과정과 해리 과정의 역동적 의미(the dynamic significance of the repressive and dissociative processes in neurotics)와 신경증 환자의 억압 과정과 해리 과정의 역동적 의미(the dynamic significance of the repressive and dissociative processes in neurotics)의 차이를 설명하였다.

착오행위와 실수의 해석적 의미(the interpretive significance of slips and errors)에 관한 말을 설명하기 위해 나는 내가 틀리게 해석한 예를 들겠다. 근무 시간을 마치고 저녁에 분석시간을 갖는 한 남자 환자는 면담시간마다 5분 늦었다. 여러 달 동안, 여자 정신과 의사는 이 반복되는 남자 환자의 착오행위에 관하여 남자 환자에게 말하지 않았다. 그러나 여자 정신과 의사는 부정적 전이나 저항을 지적할 때에 이것(면담시간마다 5분 늦는 착오행위)을 남자 환자와 토론할 필요가 있다는 것을 명심하였다.

다행히, 여자 정신과 의사가 부정확한 해석적 가설을 말하기 전에 남자 환자는 그 자신에 관하여 말하였다. 남자 환자가 언제나 여자 정신과 의사의 치료실에 약속 시간 전에 도착하였고 환자와 환자 사이에 5분의 휴식시간을 여자 정신과 의사에게 주기 위해 여자 정신과 의사의 치료실에 들어오기 전에 5분을 기다리고 싶었다고 남자 환자는 여자 정신과 의사에게 말하였다. 저녁 그 시간에 하녀나 비서가 없었다. 그래서 그 여자 정신과 의사가 문을 열어 주어야 하였다. 남자 환자는 면담과 면담 사이의 짧은 시간에 그 여자 정신과 의사의 사생활을 방해하고 싶지 않았다. 남자 환자가 말한 것의 정확성과 진실성을 의심할 이유가 없었다. 남자 환자가 여자 정신과 의사의 사생활을 방해하지 않기 위해 한 착오행위에 대한 여자 정신과 의사의 해석 방식이 부정확하다는 것을 의심할 이유가 없었다.

의문이 일어났다. 남자 환자의 이 행동은 정말로 이 남자 환자가 의도한 행동이었는가? 즉 남자 환자의 이 행동은 이 남자 환자가 치밀하게 계획한 행동인가? 또는 남자 환자의 이 행동에 여자 정신과 의사가 할 수 있는 것으로 남자 환자가 판단한 여자 정신과 의사의 일정보다 여자 정신과 의사의 일정이 순조롭게 진행되게 하기 위한 남자 환자의 의도는 없었는가? 다른 말로 말하면, 남자 환자의 행동은 처음에 여자 정신과 의사에게 평범한 착오행위(plain slip)로 나타났다. 남자 환자의 행동은 여자 정신과 의사에게 해리된 부정적 충동(dissociated negative impulses)에 의해, 남자 환자가 여자 정신과 의사에게 치료받는 것 때문에 해리된 부정적 충동에 의해 분명히 결정되었다. 그러나 남자 환자의 행동은 남자 환자의 의식속에서 나왔다. 남자 환자의 행동은 남자 환자가 신중히 고려한 의도된 행동이었다. 남자 환자의 행동은 처음 토론될 때에 남자 환자는 몰랐지만, 남자 환자가 여자 정신과 의사를 소유하고 싶은, 지배하고 싶은 태도의 결과라는 것이 밝혀졌다. 남자 환자의 행동은 남자 환자가 여자 정신과 의사를 소유하고 싶은, 지배하고 싶은 태도의 결과라는 것을 밝힌 해석은 치료의 그 뒤에 확증되었다. 이 예는 처음에 평범한 착오행위처럼 보이는 행동의 가능한 원인이 다양하다는 것을 설명한다. 평범한 착오행위는 분명한 해석이 된 것 같다.*

---

* 나는 Dr. Karl Menninger에게 빚을 졌다. 그는 환자의 "착오행위"("slips")를 해석적 이해하는 것에 기여하였다.

b) 백일몽

백일몽(daydream)은, 즉 사람의 개인적 공상과 환상(person's private reveries and fantasies)은, 해석적 정신치료에서 중요하기 때문에 내가 토론하고 싶은 정신적 작전의 다음 유형이다. 백일몽은 은밀한, "원형적인" (147), 자폐적인, 대인관계적 사고-과정-몽상, 환상이다. 백일몽이 은밀한, 원형적인, 자폐적인, 대인관계적 사고-과정-몽상, 환상인 것은 백일몽을 꾼 사람의 욕구 만족과 안전과 관계 있다. (Daydreams are covert, "prototaxic" (147), autistic, interpersonal thought-processes-reveries, fantasies-which are concerned with the satisfaction and security of the daydreamer.) 실제적 현실(actual reality)은 백일몽을 꾸는 사람의 사고에서 무시된다. 외부 세계에서 일어나는 사건의 과정은 백일몽을 꾸는 사람의 개인적 환상과 조화되기 위해 백일몽을 꾸는 사람의 사고에서 재배치된다. 그러므로 백일몽은, 의사와 환자가 환자의 사고와 감정의 숨어 있는 내용을, 특히 만족되고 싶은 욕망과 자기실현하고 싶은 욕망을, 잘 알 수 있는 자료의 중요한 근원이다.

이 문화에는 우리가 청소년기에 백일몽을 꾸는 것을 특별히 좋아하는 것(a predilection)이 있다. 우리가 청소년기에 꾸는 백일몽은 청소년이 일생 동안 꾸는 모든 백일몽을 나타낸다. 청소년기는 성인이 욕구를 만족시킬 수 있기 위해, 안전을 느낄 수 있기 위해 취하는 방법이 백일몽에서 예견될 수 있는 시기이다. 우리의 욕구를 만족시킬 수 있는, 안전을 느낄 수 있는 심리생물학적 교육적 방법이 청소년기 후기에 달성된다. 우리 문화의 사회적 방법은 10대의 청소년이 욕구를 만족하기 위해, 안전을 느낄 수 있기 위해, 현실에서 실제로 실험하는 것을 허락한다. 건강한 청소년은 성숙하고 백일몽에서 예상한 것을 현실에서 성취한다. 그때에 그의 몽상(reveries)은 감소하거나 사라진다.

머리는 금발이고 눈은 푸른 공주에 관한 청소년의 꿈은, 청소년이 미래에 구애할 소녀의 원형을 찾는 최초의 여행일 수 있다. 청소년이 꿈에서 찾은 가장 고귀한 소녀는 청소년이 아동기에 어머니나 누나를 회상한 것과 같을 수 있고, 같지 않을 수 있다. 마찬가지로, 그가 그녀를 선택한 것은 그의 인생 초기에 그에게 중요한 여자에게 그가 애착하였던 것에 대한 반항으로 결정될 수 있고, 결정되지 않을 수 있다. 이 발생적 고려와 관계 없이, 만약 그녀를 보는 그의 환상(幻像 visionary picture)이 그가 영화의, 또는 만화의, 또는 벽보에 있는 미녀 사진의, 또는 소설의 영향을 받아 인습적으로 그린 상이 아니라면, 그래서 그녀가 그 자신이 선택한 것의 상이 아니라면, 청소년이 꿈에서 찾은 가장 고귀한 소녀의 이미지는 청소년이 훗날 현실에서 찾을 분명한 상이 될 수 있다. 만약 그의 금발의 아름다운 공주를 꾼 백일몽이 진정으로 저절로 만들어지면, 그 백일몽은 성인이 파트너와 함께 공유하고 싶은 것, 즉 사랑, 성(sex), 친근(intimacy)을 그가 궁극적으로 공유할 수 있는 소녀를 찾게 할 것이다.

직업에 관한 또는 경력에 관한 또 다른 10대의 백일몽은 10대가 미래의 직업을 또는 직업적 훈련을 실제로 선택하게 한 것일 수 있다. 그가 청소년기에 철학이나, 평화나, 점진적 변화나 반란에 의한 세계 질서의 변화에 관한 몽상(reverie)이나 꿈에 빠져 다른 것을 자각하지 못하듯이 그가 몽상이나 꿈에 빠지는 것은 나중에 그가 정치가나, 신문기자나, 외교관이나, 육군이나 해군에, 등등의 직업에 종사하게 할 수 있다. 다시 발생적 관점에서 보면, 이 꿈은 그가 소년기나 청소년기에 형성한 아버지의 이미지에 의해, 또는 형의 이미지에 의해, 또는 좋아하는 아저씨의 이미지에 의해, 또는 영향력 있는 교사의 이미지에 의해 영향을 받을 수 있고, 영향을 받지 않을 수 있다.

같은 작전이 아버지, 교사, 상급자에게 가혹하게 학대받는 피학적 백일몽을 꾸는 것을 즐기는, 그리고 어떻게 아버지, 교사, 상급자에게 "보복하는가"(how "to get even with" them)를 그리고, 어떻게 아버지, 교사, 상급자에게 보복하고 싶은 감정을 "보여주는가"(how "to show" them)를 과대망상하는 청소년에게 작용하는 것을 우리는 본다. 이 과대망상은 청소년이 그 자신의 걱정을 많이 하는 신경증적 성향을 표현한 것일 수 있다. 그러나 그것은 청소년이 두려움과 불안을 물리치고 미래에 성인으로서 자기주장할 수 있는 것을 배우기 전에 준비하여야 하는 심리적 선행 요소(adolescent psychological predecessors)일 수 있다.

한 사람이 인생 후기에 백일몽을 꾸는 정도(the degree of day-dreaming)는 한 사람이 욕구 만족과 안전을 얻지 못하게 방해받은 양(the amount of interference and frustration)과 일반적으로 일치하게 된다. 방금 말한 바와 같이, 한 사람이 인생 후기에 백일몽을 꾸는 정도는, 한 사람이 청소년기에 욕구 만족과 안전을 얻으려고 한 개념과 그 욕구 만족과 안전을 즉시 얻지 못하게 하는 정신생물학적 방해 또는 사회학적 방해의 불일치(the discrepancy between the conception of the desired goals and the psychobiological or sociological interference with their immediate attainment)에 의해 결정된다.

물론, 치료자는 한 사람의 백일몽에 있는 비건설적 도피적 요소와 숨어 있는 의미를 탐지하고, 백일몽을 꾼 그 사람이 그 요소를 이해하게 하고 그 의미를 해결하게 한다. 치료자가 그렇게 하는 것은 중요하다. 그러나 성숙한 사람의 백일몽에 청소년의 많은 몽상과 공통적인 것이 있는 건설적 의미를 우리가 너무 빨리 해석하고 가치절하할 위험은 있다.

정신분석이 사람들의 몽상에 관심을 기울인 이래, 창의적인 사람들의 백일몽은 예술 작품의 중요한 원천의 하나로 인지되었다(94, 113, 124, 153). 사람의 생활에서 실제로 욕구를 만족하는 것과 욕구를 만족시키고 싶은 욕망을 느끼는 것의 불일치가 일으키는 긴장은, 예술적 창작하는 백일몽을 꾼 자가 그의 갈등을 그 자신의 창작 생활에 넣을 수 있을 때에 이완될 수 있다.

백일몽과 백일몽의 창조적 변환(daydreams and their creative tranformatons)은 백일몽을 꾼 자를 위해 예방적 정신위생의 기능을 할 수 있다. 이것은 창조적이 아닌 사람의 백일몽도 백일몽을 꾼 자를 위해 예방적 정신위생의 기능을 할 수 있다가 된다. 창조적이 아닌 사람은 백일몽을 그의 개인적 몽상 세계에 넣어 둔다. 창조적이 아닌 사람의 백일몽은 그들의 실제 생활의 욕구가 좌절된 부분을 일시적으로 메운다. 백일몽이 실제 생활의 욕구가 좌절된 부분을 메우지 않으면, 실제 생활의 욕구가 좌절된 부분은 정서적 장애가 될 수 있다.

정신과 의사들은 백일몽의 이 부분에 관심을 충분히 기울이지 않았다. 우리 대부분은 환자의 백일몽의 비현실성에 관심을 너무 많이 기울이게 되었다. 그러므로 우리 대부분은 외부 현실에서 정신적 현실을 감시하는 치료자에 의한 적극적 개입이 백일몽에 필요하다고 과대평가하게 되었다. 우리는 환자가 보다 더 적합한 현실 검증을 할 수 있게 환자를 바쁘게 훈련을 시켰고 또는 누가 또는 무엇이 환자의 백일몽의 조상인지를 찾아내려고 노력하였다. 그래서 우리는 정신위생의 문제와 백일몽의 앞으로 발생할 의미를 충분히 탐색하는 것을 소홀히 하였다. 오늘날 우리 모두가 꾸는 백일몽은 우리가 예상한 내일의 성취를 잘 나타낼 수 있다.

이것 때문에 백일몽은 정신적으로 안정된 사람과 정신적으로 장애가 있는 사람의 가장 중요한 정신 과정들 중 하나다. 만약 백일몽이 해석적 조사(interpretive investigation)를 조금이라도 받으면, 환자의 치료가 조금이라도 진행한 이후에 정신과 의사는 백일몽을 해석하기 위해 조사한다. 만약 환자가 그 자신의 백일몽을 마침내 말하면, 정신과 의사는 일반적으로 환자가 그 자신의 백일몽을 말한 것을 믿을 수 있는 정신치료적 공동 작업의 분명한 표시라고 생각하여야 한다. 그러므로 정신과 의사는 환자의 백일몽을 조심스럽게 다루어야 한다. 정신과 의사는 환자의 욕망이 많은 환상을 환자의 현실적 문제에 관한 정보의 타당한 출처로 보아야 한다. 다시 말하겠다. 정신과 의사는 환자가 현실에서 비건설적 철수를 하기 위해 백일몽을 사용할 수 있는 것에 심각한 관심을 기울이어야 한다. 그러나 모든 백일몽은 환자가 현실에서 비건설적 도피를 하기 때문에 꾸는 것이라는 선입관념을 정신과 의사는 갖지 않아야 한다. 정신과 의사는 건설적 정보에 관심을 기울이어야 한다.

백일몽의 복잡한 미로에서 길을 가끔 잃는 청소년이 있듯이, 백일몽이 주로 도피적인, 건강하지 않은 환자도 물론 있다. 이 소수의 환자들은 그들 자신의 백일몽의 혼란을 일으키는 비현실성의 성질과 이유를 인지하기 위해 정신치료적 도움을 받고 싶어한다. 이것은 백일몽이 정신과 의사에게 해석적 개입을 항상 요구하는 것을 의미하지 않는다. 백일몽은 환자의 발달사와 환자의 다른 문제의 역동이 훈습될 때에 부가적 자료로서 치료적 이익을 위해 사용될 수 있다. 그리고 일반적으로 이 관계에서 환자의 다른 문제를 해결할 수 있다. 대부분의 사례에서, 해석적 정신치료의 다른 영역에서보다 직접적으로 해석을 시도할 때에, 치료자는 환자의 개인적 사고의 과정을 치료자와 공유하라고 환자를 격려하기 위해 고안된 정보를 묻는 질문을 환자에게 충분히 하고 그 뒤에 해석을 하는 규칙을 따라야 한다. 말을 하고 말한 것을 공유하는 과정으로써, 환자와 치료자의 대인관계는 은밀한 대인관계의 과정에서 공공연한 대인관계의 과정으로 바뀐다. 대부분의 환자들은 환자의 개인적 내적 세계에서 백일몽을 끌어낸 뒤에 그들 자신의 현실을 조심스럽게 검증한다.

정신과 의사는 꿈과 욕구가 충족된 결과를 혼동하지 않아야 한다고 모든 환자에게 경고를 반복하여야 한다. (With all patients it is indicated that the psychiatrist offer repeated warnings against confounding dreams and fulfilled accomplishments.) 정신과 의사가 하는 이것은, 정신과 의사가 환자들의 백일몽의 건설적 면들에 치료적 관심을 기울이는 것을 작업하기보다, 정신과 의사가 환자들이 그들의 몽상을 진정한 외부 세계에서 만족하는 것을 작업하기보다, 환자가 백일몽을 꾸게 정신과 의사가 격려하는 것으로 환자가 보지 않게 하려는 것이다. (This is intended to serve as a safeguard against patients' taking the doctor's therapeutic interest in the constructive aspects of their daydreams as an encouragements to daydream rather than to work toward the fulfillment of their reveries in the real outward world.) 이 경고를 환자들은 들은 뒤에 그들의 몽상의 건설적 부분을 깨닫기 위해 의사의 도움이 필요하다. 환자들은 백일몽과 자주 동반하는 죄책감 때문에 몽상의 이 건설적 부분을 볼 수 없었다.

이 악의와 당혹감의 혼합은 환자의 죄책감을 자주 설명할 수 있었다. 환자의 죄책감은 백일몽을 꾼 자가 환상한 우월감에서, 또는 환자가 꾼 꿈의 자기 중심적 성격에서, 또는 환자가 백일몽을 꿈으로써 노력하지 않고 얻은 이득에서 발생할 수 있다. 그러나 환자의 죄책감은 백일몽의 내용에 의해 자주 생기지 않는다. 꿈을 꾼 자의 아동기에 꿈을 꾼 자에게 중요한 성인들은 꿈을 꾼 자가 꿈을 공유하는 자에서 처음부터 제외되었기 때문에, 꿈을 꾼 자의 죄책감은 꿈을 꾼 자의 깊은 내심의 성질에서 나온다. 신이 모든 것을 아는 것처럼 부모들이 자녀의 모든 것을 안다고 자녀들이 가정한다는 것을 기억하여라. 이 감정은, 부모와 자녀가 신의 소유물이듯이, 자녀는 부모의 정신적 소유물이라는 널리 인정받는 신념의 표현이다. 그러므로 우리의 백일몽을 우리의 부모가 알지 못하게 우리가 한 것은 죄라고 생각될 수 있다.

c) 꿈

나는 특별한 정신 작전을 해석하는 것(the interpretation of special mental operations)에 관하여 토론을 계속 한다. 나는 잠을 자는 자(sleeper)의 꿈에 대한 해석적 태도(interpretive attitude)에 관해 지금 토론하겠다. 만약 꿈과 정신병적 산물의 유사성에 관해 내가 서론에서 말한 것을 독자가 회상한다면, 그 회상은 독자가 이 장(chapter)을 이해하게 도울 것이다.

꿈은 사람이 잠을 자는 동안에 생각한 것, 느낀 것, 환각한 행동을 제시한다. 우리가 잠을 자는 것은 우리가 세상을 자각하지 않는 것이고, 우리에게 개인적으로 관계없는 사건에 관심을 기울이지 않는 것이다. (Being asleep means having withdrawn one's awareness from the world and one's interest from any happenings which do not concern one personally.) 그러므로 꿈을 꾼 사람이 꿈속에서 생각한 것, 느낀 것, 환각한 행동은 꿈을 꾼 사람이 자각이 없는 상태에서 또는 자각이 현저하게 감소된 상태에서 정신이 작전한 현상이다. (Therefore, the dreamer's thoughts, feelings, and hallucinated actions are mental manifestations operating during states of eliminated or markedly reduced awareness.) 그러므로 꿈을 꾼 사람이 꿈속에서 생각한 것과 느낀 것과 환각한 행동은 [(정신병을 앓지 않는) 사람이 깨어 있는 동안과 그의 안팎에서 실제로 발생하는 현상을 통제하는 검열하는] 그런 통제나 검열을 받지 않는다. [Hence they are not submitted to the control or censorship which regulates the manifestations of a (nonpsychotic) person while he is awake and aware of actual happenings inside and outside himself.] 꿈을 꾼 사람이 꿈속에서 생각한 것과 느낀 것과 환각한 행동은 자아의 검열을 받지 않고(119), 자각을 관리하는 자기의 비판적 통제를 받지 않는다(147). (The censorship of the ego is off guard, the critical control of the self as custodian of awareness is eliminated.) 꿈을 꾼 사람의 정신적 발현(發顯)은 환경적 기준에 적합하게 구성된다. 꿈을 꾼 사람의 정신적 발현은 동료들 사이에서 자리를 얻으려는 또는 자리를 유지하려는 욕구에 의해 채색되지 않는다(59). (The mental manifestations of the dreamer are not geared to the necessity of adapting to environmental standards, and they are not colored by the need to strive for or to maintain one's position among one's fellow-men.) 이것 때문에 환자들의 꿈들은 환자들의 사고 방식(mode of thinking)과 감정 방식(mode of feeling)을 이해하는 중요한 수단을 제공한다. 그러므로 꿈 해석(dream interpretation)은 정신분석적 정신치료의 꼭 필요한 부분으

로 사용된다.

이 책에서 토론된 모든 꿈 해석 기법을 사용할 때에 우리는 엄격한 주의를 하여야 한다고 나는 반복 말하였다. 내가 이 책의 서문에서 말한 바와 같이, 나는 꿈 해석 기법을 철저히 훈련받는 정신과 의사만을 위해 꿈 해석 기법을 제시한다. 그들 자신이 교육 정신분석(didactic psychoanalysis)을 받음으로써 꿈 해석의 기능을 통찰한 정신과 의사를 위해 나는 꿈 해석 기법을 제시한다. 꿈 해석을 훈련받지 않은 사람이 꿈 해석을 하는 것을 나는 특별히 경고한다. 꿈을 해석하는 기법을, 꿈을 해석하는 의미를 철저히 공부하지 않은 사람은 꿈 해석을 치료적으로든 다른 용도로든 사용하지 않아야 한다.

나는 앞으로 꿈 해석을 잠간 토론할 것이다. 그것은 치료적 목적을 위해 꿈을 어떻게 해석하는지를 독자에게 가르치기 위한 것이 아니다. 그것은 치료적 꿈 해석의 기본 원칙을 서술하려는 것이다. 꿈을 치료적으로 사용하는 방법을 배우고 싶은 사람들은 꿈에 관하여 많은 문헌을 읽고, 꿈 해석에 관한 강의에, 세미나에, 집단 토론에 참가하여야 한다(31, 52, 72, 99, 123, 139).*

꿈을 대하는, 꿈을 정신치료에 사용하는 것을 대하는 해석적 태도(interpretive attitude)는 꿈을 꾼 사람이 잠을 자는 동안에 꿈을 꾼 사람의 마음의 상태가 어떻하였는지를 정신과 의사가 이해한 것에 의해 그리고 잠자는 사람의 마음의 상태에 특수한 정신 작전과 표현 수단에 관한 정신과 의사의 지식에 의해 결정된다.

---

* *International Journal of Psycho-Analysis, Psychoanalytic Quarterly, Psychoanalytic Review*에 있는 꿈 해석에 관한 논문을 참조하라.

그러나 정신과 의사가 해석하는 꿈을 꾼 사람을 아는 것이 그리고 정신과 의사가 그 꿈을 꾼 사람의 역사와 인생 경험을 잘 아는 것이 중요하다. 정신과 의사는 꿈을 꾼 사람이 꿈을 꾼 당시의 생활 환경을 알아야 하고, 꿈을 꾼 사람이 그의 꿈을 제시할 때의 생활 환경을 알아야 한다. 이것은 꿈을 어떻게 해석하는가에도 해당되고, 이미 말한 바와 같이 정신과 의사가 해석하는 일반적 태도에도 해당된다.

정신과 의사는 꿈의 과정의 역동에 관하여 무엇을 알아야 하는가? Freud는 꿈의 과정의 역동에 관한 대부분을 꿈 해석에 관한 그의 신기원적 작업(his epochal work on dream interpretation)에서 말하였다. 그의 개념의 대부분은 치료적 꿈 해석의 초석으로서 자리를 잡았다. 모든 꿈은 꿈을 꾼 사람의 삶에서 발생한 사건의 인상을 반영한다. 꿈을 꾼 그 전날에 또는 꿈을 꾼 몇일 전에 꿈을 꾼 사람에게 발생한 사건의 인상(impression of events)을 반영한다. 꿈을 꾼 사람은 깨어 있을 때(while awake)에 그 사건 자체의 심리적 중요성을, 또는 그 사건과, 그의 과거나 현재의 삶에서 발생한 그 사건과 동등한, 또는 유사한, 정서적 타당성이 있는 다른 사건의 관계를 알 수도 있고, 모를 수도 있다. 그리고 꿈에 환자가 현재 느끼는 갈등의 또는 위기를 느끼는 상황의 반영(reflections)이 또는 그 상황의 직접적 상(direct representations)이 있을 수 있다. 그러므로 꿈을 정신치료적 목적을 위해 사용하는 한 방법은 꿈을 꾼 사람의 삶에서 발생한 사건(events)과 그 사건이 발생한 상황의 직접적 상(direct representations)과 꿈을 꾼 사람이 느끼는 갈등의 또는 위기의 상황을 반영하는 것(reflections)을 꿈을 꾼 사람이 인지하게 하는 것이고, 그의 이 앎을 그의 꿈과 연결시켜 증가시키는 것이다.

꿈을 해석함으로써 환자가 실제로 생각하는 것과 느끼는 것에 접근하는 치료적 방식은 아래에 있다. 잠을 자는 사람은, 집중정신치료를 받는 동안에, 깨어 있을 때에 치료자에게 말할 수 없었던 것을 꿈을 꾸어서 치료자에게 전한다. 이 책에서 토론되는 의사-환자 관계에 나타나는 모든 함축적 의미들은 치료를 받는 모든 환자의 꿈에 반영될 수 있다. Gittelson(112)에 의하면, 환자의 꿈에 나타난 치료자의 직접적인, 왜곡되지 않은 상(representation)은 꿈을 꾼 사람이 치료자의 역전이의 문제를 감지한 것을 나타낼 수 있다.

꿈이 열어 놓은 잠자는 사람의 대인관계적 경험에 도달하는 길은 그가 아동기에 기억한 것에 접근하게 한다. 잠자는 사람들이 아동기에 기억한 것이 그들의 깨어 있을 때의 삶에 양식적 영향(patterning influence)을 평생 동안 미친다. 이것은 간접적으로 보인다. 그러나 아동기에 경험한 것은 대부분의 꿈에 반복적으로 나타난다("첫 면담" "The Initial Interview" pp. 105-108을 참조하라).

정신과 의사는 이 사실을 잘 알아야 하고 그 뿐만 아니라 정신과 의사는 환자들의 꿈을 해석할 수 있기 위해, 환자들이 스스로 환자들의 꿈을 해석할 수 있게 안내하기 위해, 꿈을 꾼 사람이 그 자신의 사고를, 감정을, 환각된 행동을 표현하기 위해 사용하는 작전 방식(modes of operation)과 "언어"("language")를 알아야 한다. 잠자는 자가 사용한 표현 수단은 자각(awareness)이 완전히 없는 또는 자각이 감소된 상태에 있는 사람들의 특성이다. 이 표현 수단을 아는 것과 이 표현 수단을 자각할 수 있고 다룰 수 있는 것은 꿈을 이해하고 꿈을 해석하는 전제 조건이다. 즉 이 지식은 꿈을 꾼 사람이 제시한 대로 발현된 꿈의 내용의 잠재적, 진정한 의미에 정신과 의사가 접근하게 한다. 이 말은, 만약 우리가 꿈의 언어를 알면, 어떻게 꿈을 해석할 수 있는지를 아는 것을 의미하지 않고, 만약 우리가 꿈의 특수 언어를 모른다면, 꿈을 이해할 수 없고 해석할 수 없다는 것을 오직 의미한다(144).

우리는 이 경고를 명심하면, 꿈을 꾸는 과정의 특징적 표현 수단들을 지금 열거할 수 있다. 첫째로 꿈꾸는 사람은 일상 말하는 어휘보다 이미지를 사용한다. 예를 들면, 작가는 어려운 철학적 문제를 해결할 때에 처리하기 어려운 장애물을 만난 자신을 발견한다. 그는 꿈속에서 이 경험을 험난한 여행을 끝내기 위해 건너야 하는 강변에 있는 자신을 보는 것으로 표현할 수 있다. 강을 건너는 것은 불가능하게 나타날 수 있다. 왜냐하면 강물의 흐름이 빠르고 강에 다리가 없기 때문이다(140).

꿈을 꾼 사람이 그 자신을 표현하는 둘째 방법은 꿈을 꾼 사람이 그 자신을 상징과 그림에 의해 표현하는 것이다. Freud가 꿈을 성적 욕구를 충족시키는 것으로 보고 해석적 접근(interpretive approach)을 하는 판단 기준으로 Freud가 제시한 것에 의해 나는 꿈을 꾼 사람이 꿈에서 그 자신을 상징과 그림에 의해 표현하는 것을 설명하겠다. 막대기, 또는 지팡이, 또는 지휘봉, 또는 뱀은 남자의 성기를 상징할 수 있고, 구멍과 빈 틈은 여자의 성기를 상징할 수 있다고 Freud는 말하였다. 집과 교회와 배는 자궁을 의미하는 모성적 상징(maternal symbols)으로 사용될 수 있다. 비행기와 새는 중력의 법칙(law of gravity)을 역행한다. 비행기와 새는 남자를 또는 남자의 성기를 상징한다. 이 상징들은 많은 환자와 많은 꿈에 맞지만, 우리는 이 상징들의 또는 다른 상징들의 보편적 타당성을 전제하는 행동을 하는 때에 조심을 대단히 많이 하여야 한다. 이 상징들의 의미는 꿈을 꾼 사람의 인격(personality), 생활 환경(life-circumstances), 문제(problems)에 따라 분명히 다양하다. 예를 들면, 한 사람의 꿈에 뱀이 남성적 상징(a male symbol)으로 나타날 수 있지만, 다른 꿈을 꾼 사람은 여성의 영리한 성질과 유혹(female shrewdness and seductiveness)을 표현하기 위해 뱀을 사용할 수 있다. 고고학자들은 남신이나 여신의 여러 면의 한 두 속성을 표현하기 위해, 또는 그 속성을 전부 또는 일부 구현한 남자 정령(male gods)을 또는 여자 정령(female gods)을 표현하기 위해 뱀을 사용할 수 있다(88). 특수한 상징적 의미는 수(numbers)에 부여된다(52, 78). 직접적 언어로 표현이 되는 곳에서, 직접적 언어로 표현이 되는 것은, 일반적으로, 예전에 언어로 교환된 것이 반복되는 것이다. 대부분의 시간에, 직접적 언어로 표현되는 것은 최초에 언어로 반복 표현되는 축어(verbatim)이다. 동사(verbs), 즉 행위를 표현하는 말(expressions of action)은, 일반적으로, 명사(nouns)이기보다 꿈의 잠재적 의미를 이해하게 도움을 주는 단서이다.

셋째로, 꿈꾸는 사람은 은유(allusions)로 자신을 표현한다. 꿈꾸는 사람은 아래의 꿈 조각(dream fragment)처럼 착각(delusions)과 환각(hallucinations)을 경험한다. 꿈을 꾼 사람은 5세 때에 발생한 중요한 정서적 경험에 관심을 기울인다. 그는 5세 때에 있던 그 자신을 보지 않는다. 그는 5세 때에 있던 그 자신을 생각하지 않는다. 그러나 그는 그의 5세 된 질녀(niece)가 지금 사는 집을 본다. 그는 이 꿈을 꾸는 동안에 그의 다섯 번째 생일(his fifth birthday)을 축하하기 위해 케이크를 굽는 냄새를 환각한다. 그는 질녀의 집을 보고, 생일을 축하하기 위해 케이크를 굽는 냄새를 환각한다. 그는 그가 지금 하는 연구를 하는 것을 꿈속에서 발견한다. 그의 원룸에 있는 카우취(studio couch)는 부모가 그가 5세 때에 사용한 침대보(bedspread)로 덮혀 있다. 이 꿈 조각은 꿈꾸는 사람이 은유를 하는 것(5세였을 때에 꿈꾸는 사람: 5세 된 질녀)과 환각을 하는 것(생일 케이크의 냄새)을 설명하고, 작전의 방법들(some futher modes of operations)을 설명한다. 꿈꾸는 사람이 은유를 하는 것과 환각을 하는 것. 그리고 작전의 방법들은 꿈꾸는 사람이 비슷한 정서적 타당도의 사람들을 또는 대상들을 압축하는 것(condensations)이고, 왜곡하는 것(distortions)이고, 전치하는 것(displacements)이고, 교환하는 것(interchange)이다. 꿈꾸는 사람이 지금 있는 원룸 안에 부모의 침대보가 덮은 카우취가 있다. 이 광경은 압축의 산물(a product of such a condensations)이다.

이와 동시에 꿈꾸는 사람이 사람들을 교환한 또 다른 예는 아동이었을 때에 부모의 무관심으로 고통받은 환자의 그리고 모성애를 갈구한 그 자신의 꿈에 관심을 기울인 환자의 꿈에 나타난다. 그는 녹색 앞치마를 두른, 흑색 슬리퍼를 신은, 백발의 여인을 꿈속에서 보았다. 백발의 여인은 그가 해를 끼치지 않은 아주머니를 생각나게 하였다. 녹색 앞치마는 정원사를 생각나게 하였다. 정원사는 그의 아동기에 그에게 친절한 친구이었다. 흑색 슬리퍼는 그의 아동기에 요리사가 신었다. 그 요리사는 그의 우는 소리를 들은 밤중에 그를 돌보러 그에게 온 유일한 사람이었다.

이 책의 서론에서 이미 말한, 꿈에 나타나는 정신 작전의 또 다른 특징은 깨어 있는 상태(waking states)에서 생각하는 것과 말하는 것을 지배하는 논리적 구문적 규칙(the logical syntactic rules)과 불일치한다. 꿈에 나타나는 정신 작전은 퇴행적 정신 작전, 자폐적 정신 작전–Sullivan의 용어, "원형적" 정신 작전과 "병렬적" 정신 작전(the rules of regressive, autistic mental operations–"prototaxic" and "parataxic" operations, in Sullivan's language)과 일치한다. 꿈에 나타나는 정신 작전의 논리는 유아(infants)의, 원시인(primitives)의, 정신병 환자(psychotics)의 "논리"("logic")이다. 그러므로 우리는 여러 꿈의 요소들 사이에 논리적 연결(logical connection)이 없다는 것과 접속어(conjunctive parts)가 없다는 것을 주목하여야 한다. 다양한 꿈의 부분들의 연속적 발생은 그 부분들의 실제적 논리적 발생에 비해 왜곡되어 있다.

같은 내용이 여러 맥락과 연결에 의해 반복됨으로써 강조될 수 있다. 이 반복은 하룻밤에 꾼 한 꿈에 또는 여러 꿈에 나타날 수 있고, 여러 날 계속 꾼 여러 꿈에 나타날 수 있다. 위에서 인용한 이 꿈은 그가 5세에 경험한 것에 그가 관심을 세 번 반복 보였다는 것을 증거하는 전형적 꿈이다. 위에서 인용한 환자의 꿈은 성경에 2번 나오는 Joseph의 꿈에도 있다. Joseph의 꿈은 뒤에서 인용될 것이다.

정신이 각성 상태(waking states)에서 작동하는 논리적 규칙을 꿈은 따르지 않는다. 이 사실은 꿈의 표현의 또 다른 특징이다. 많은 경험, 생각, 느낌은 실제로 의미하는 것과 정반대의 개념으로 꿈에 표현된다. 예를 들면, 사생활(privacy)은 군중(a large crowd)으로 표현될 수 있다. 문서의 비밀은 많은 사람이 그 문서를 읽는 것으로 표현될 수 있다.

꿈을 꾼 사람의 마음에 시간과 공간의 논리적 감각이 없다. 지형학적 감각에서 실제로 흘러간 시간의 개념과 실제로 있던 공간의 개념(concepts of chronological time or of space in a topographical sense)은 무시되거나 복잡하게 된다. 우리는 꿈을 꾼 사람이 실제로 흘러간 시간의 개념과 실제로 있던 공간의 개념을 무시하거나 복잡하게 하는 것을 보았다. 우리는 꿈을 꾼 사람이 그의 5세된 조카가 현재 사는 집에 의해, 그 조카의 다섯 번째 생일을 축복하기 위해 구운 케이크에 의해, 그가 현재 사는 원룸에 있는 카우취에 의해, 그가 그의 아동기 시절부터 기억한 침대보에 의해 같은 경험을 표현하는 것을 보았다. 우리는 같은 유형의 정신 작전을 정신병 환자에게서 자주 관찰할 수 있다. 긴 세월은 또는 먼 거리는 정신병 환자가, 꿈을 꾼 자가, 2분 경험한 것으로 압축될 수 있다. 반대로, 꿈을 꾼 사람은 2분 동안 꿈을 꾸고 긴 세월을 또는 먼 거리를 경험하였다고 느낄 수 있다.*

Silberer와 Tausk는 사람들이 잠을 자기 전이나 꿈을 꾸기 전이라도 이 표현 수단을 사용한다는 것을 실증할 수 있었다. 즉, 사람들은 관심을 밖의 세상(outside world)에서 철수하기 시작한 때에, 각성 상태(wakefulness)와 수면 상태(sleep)의 중간인, 밖의 세상을 반쯤 아는 상태에서 이 표현 수단을 사용할 수 있다(140, 153).

꿈을 꾼 사람의 언어를 우리가 잘 알게 되는, 민감하게 되는 두 훌륭한 외적 방법이 있다. 한 방법은 우리가 표현 수단을 연구함으로써 만들어진다. 그 표현 수단은 정신병 환자가 표현을 하는 때에 사용된다(p. 151을 참조하라). 우리가 꿈을 꾼 자의 표현 방식을 잘 알게 되는 다른 많은 근원은 민간전승(folklore) 민담(fairy tales) 전설(legends)이다. 사람들이 공통적으로 수 세기 동안 꾼 꿈들은 민간전승, 민담, 전설에 기록된다(125, 140).* 민간전승, 민담, 전설을 저술한 저자들은 민간전승, 민담, 전설을 즐기는 독자나 청취자만큼 민간전승, 민담, 전설의 실제적 의미(actual meaning)를 모를 수 있다. 그때에 전설적 꿈들의 의미(the meaning of some legendary dreams)는 민간전승, 민담, 전설을 창작한 저자들에게 그리고 그 시대의 독자들에게 분명할 수 있었다. 그렇지만 꿈꾸는 사람의 언어는 이해될 수 있기 위해 번

---

* 꿈 해석을 신경증 환자에게 하는 것과 정신병 환자에게 하는 것의 차이는 아직도 발달하고 있고, 과학적 조사를 기다리고 있다.

* Jung은 이 주제를 지적하고 연구한 학자들 중에서 가장 유명하다. 예로써, 참고문헌 90과 170을 보아라.

역되어야 한다. 그 만큼 민간전승, 민담, 전설을 창작한 저자들의 "언어"("language")도 이 시대와 이 문화의 일반 청취자가 이해할 수 있게 번역되어야 한다. 그러나 사람들이 꿈에 관심을 많이 기울이는 것의 근원은 꿈에 숨겨진 의미를 깨닫는 것에 있다. 마찬가지로, 민담이 인기가 있는 것은 민담에 비교적 의미(esoteric meaning)가 있기 때문이다. "잠자는 미녀"("Sleeping Beauty")는 인기가 많은 모든 민담(any of the popular fairly tales)만큼 잠자는 사람이 꿈속에서 사용한 표현 수단과 비슷한 표현 수단을 분명히 보인다(131). 잠자는 미녀는 열셋째 생일 날에 아버지의 성(castle)의 은밀한 곳에 사는, 방문이 금지된 조모를 방문하였다. 잠자는 미녀는 손가락을 조모의 물레에 찔렸다. 잠자는 미녀는 손가락에 피가 났다. 그 직후, 어린 공주와 성에 있는 모든 사람은 잠을 잤다. 왕자가 성의 주변에서 자란 가시가 많은 장미 덩굴 울타리를 뚫고 어린 공주에게 도달하였고 공주와 결혼하였다. 그때까지 어린 공주와 성에 있는 모든 사람은 잠을 잤다. 번역을 하면, 잠자는 미녀는 13세에 월경을 시작하였고, 노파, 조모에게서 인생을 배웠다. 그러나 그녀는 남자 파트너가 울타리를 헤치고 (처녀막을 뚫고) 그녀에게 올 때까지 자각하지 못한 여자이었다. 울타리는 (처녀막은) 젊은 처녀가 여자로서 자기실현을 하지 못하게 하였다.

치료자가 꿈꾸는 사람의 언어를 잘 알 수 있게 할 수 있는 또 다른 자원은 그 자신의 꿈들과 그의 환자들의 꿈들을 연구하는 것 이외에 고대부터 현재까지의 성경, 드람마, 시, 소설에서 찾을 수 있는 꿈과 그 꿈의 해석이다. 고대 그리스의 연극 문학과 Shakespeare의 희곡들은 이 자료의 특별히 좋은 출처이다.*

성경(The Bible)은 꿈을 꾼 사람, Joseph를 생각나게 한다. Joseph은 꿈속에서 해와 달이, 그의 부모가, 별 11개가, 그의 형제가 그에게 절을 하였다고 상상함으로써 그 자신이 그의 부모와 그의 11형제보다 우월하다는 것을 표현하였다. 그는 이 꿈의 내용을 둘째 꿈에 다시 나타나게 함으로써 이 꿈의 내용이 중요하다는 것을 강조하였다. 둘째 꿈에서, 그가 모아 쌓은 곡식 단 더미는 들에 서 있었고, 그의 형제가 쌓은 곡식 단 더미는 들에 쓰러졌다. Joseph가 이집트의 왕(Egyptian Paraoh)의 자문을 맡은 고급 관리가 되었을 때에 그리고 그가 이집트의 왕의 자문을 맡음으로써 그의 부모와 그의 형제보다 많이 우월하게 되었을 때에, Joseph의 꿈은 실현되었고, 그러므로 Joseph의 꿈은 예언적 꿈(a prophetic dream)이라고 성경은 말한다[Mann, *Joseph the Provider*(New york: Knopf, 1948)을 참조하라].

우리가 아는 바와 같이, 예언적 꿈들(prophetic dreams)은 성경과 관련이 있는 이야기들(biblical stories)에, 즉 전설(legends), 시(poetry), 꾸민 이야기(fiction)에, 꿈에 관한 세속적 문학(lay literature on dreams)에, 많은 꿈꾸는 사람(환자와 환자가 아닌 사람)의 마음에 중요한 역할을 한다. 꿈꾸는 사람은 꿈꾸는 사람의 외부 환경이 꿈꾸는 사람의 마음을 흩뜨러 뜨리게 하는 것과 억제하는 것에서 철수하기 때문에, 꿈꾸는 사람의 생각은 분명하게 된다. 그 때문에, 꿈꾸는 사람은 꿈꾸는 사람에게 주어진 상황을 민감하게 평가할 수 있게 된다. 그 결과, 꿈을 미래에 적용할 수 있다는 타당한 결론이 가끔 최종

---

* *Romeo and Juliet*의 제5막 제1장에 나오는 Romeo의 꿈을, *Henry VI, Part II,* 제1막 제2장에 나오는 Gloucester의 꿈을, *Julius Caesar*의 제2막 제2장에 나오는 Caesar의 꿈을, *Richard III*의 제1막 제4장에 나오는 *Richard III*의 꿈을 보아라.

현대문학에서 Franz Kafka의 *The Castle and The Trial*은 훌륭한 예이고, 아주 희귀한 연구 대상이다. Franz Kafka의 *The Castle and The Trial*은 꿈꾸는 자의 세계에서 표현하는 양식을 이해하게 하고 그리고 꿈꾸는 자의 세계의 분위기를 이해하게 한다.

적 결과가 될 수 있다.

잠을 자는 것(sleeping)은 잠을 자는 사람(sleeper)이 외부 세계를 인지하지 못하게 하는 기능을, 잠을 자는 사람이 외부 세계에 관심을 갖지 못하게 하는 기능을 약화시키기 때문에, 잠을 자는 때에 일어나는 정신 작전은 깨어 있는 때에 인지하는, 통찰하는 기능을 능가한다. 대부분의 사람들은 깨어 있는 동안에 해결책이 없는 듯이 보이는 문제를 꿈꾸는 동안에 해결하였다.

꿈을 꾸는 사람은 외부 세계에 관심을 기울이지 않는다. 외부 세계가 꿈을 꾸는 사람의 관심을 방해하는 것은 약화된다. 그 약화는 꿈의 작용에 우리가 주목할만한 영향을 미친다. 환자들의 정신 작전은 깨어 있는 동안보다 꿈을 꾸는 동안에 그 자신과 정신과 의사가 놀랄 정도로 영리하고, 재치 있고, 매력적이고, 미소(smiles)를 즐겁게 지을 수 있고, 재담(puns)을 보일 수 있다.

현대 정신치료적 꿈 해석의 아버지, Freud는 대부분의 꿈들은 꿈을 꾼 사람이 그 자신의 욕구를 충족시키기 위해(wish-fulfilment) 그 자신의 욕구를 가장한다(disguise)고 가정하고, 목적론적 개념*(a teleological concept)을 도입하였다. Freud에 의하면, 대부분의 욕구의 뿌리는 꿈을 꾼 사람의 현재 생활에 또는 꿈을 꾼 사람의 아동기에 있다. 꿈을 꾼 사람의 대부분의 욕구는 꿈을 꾼 사람이 깨어 있는 동안에 꿈을 꾼 사람의 마음에서 수용될 수 없기 때문에 또는 금지되기 때문에, 꿈을 꾸는 동안에 환각적으로 달성된다. Freud는 이것이

* 모든 자연물과 자연적 사건은 특별한 목적을 위해 특별히 계획되었다고 목적론(teleology)은 설명한다

꿈을 꾸는 사람이 "꿈 언어"("the dream language")와 "무의식의 언어"("the language of the unconscious")를 사용하는 이유라고 믿었다. 꿈을 꾸는 사람이 꿈을 꾸는 동안에 꿈 언어를, 무의식의 언어를 사용하는 것은 꿈을 꾸는 사람이 잠재적 꿈의 내용(the latent dream contents)을 가장하는 방안이다. 그러므로 꿈을 꾸는 사람이 꿈 언어를, 무의식의 언어를 사용하는 것은 꿈을 꾸는 사람이 꿈의 의미를 인지하지 못하게 한다. 꿈을 꾸는 사람이 꿈 언어를, 무의식의 언어를 사용하는 것은 문화가 금지하는 또는 꿈을 꾸는 사람이 금지하는 성적 욕구를 환각적으로 충족하는 것을 인지함으로써 잠을 방해하는 것을 하지 못하게 한다.

한 사람이 인지(awareness)를 하지 않는 동안에, 검열(censorship)을 하지 않는 동안에 생각하는 것, 느끼는 것, 환각적으로 행동하는 것이 꿈이다. 이것이 우리가 여기에서 제시한 기본 가정이다. 이 개념에서 보면, 잠자는 사람이 꿈속에서 사용하는 정신 작전과 표현 수단은 잠자는 사람의 인지 능력이 감소된 상태에서 잠자는 사람이 정신을 표현한 것이다. 그러므로 꿈의 내용이 금지된 성질의 것이든 아니든, Freud가 가정한 목적론적 동기(Freud's hypothesis of its teleological motivation)와 관계 있든 없든, 꿈 꾸는 사람은 정신을 표현한 방식을 사용할 것이다. 우리가 발현 내용(the manifest contents)에 있는, 또는 잠재 내용(the latent contents)에 있는, 우리가 인지할 수 있는 욕구 충족(recognizable wish-fulfilments, in the manifest or in the latent contents)을 다루지 않는 꿈이 많이 있는 것 같고, 꿈의 보편적 특성은 수용될 수 없는 욕구가 변장되어 표현된 것이라는 개념은 논쟁을 벌일 수 있는 것이고, 수정될 수 있는 것이다(52).*

과거에 욕구가 충족될 수 있었던 것과 현재에 욕구가 충족될 수 있는 것을 상징하는, 우리가 수용할 수 있는 욕구 충족과 금지받는 욕구 충족을 상징하는 꿈이 많이 있다는 것을 나는 이 말에 의해 부인하려고 하지 않는다. 환자들의 꿈에 상징하는 것이 나타나는 여러 종류의 경험에 환자들의 성적 사고, 성적 감정, 성적 행동(sexual thoughts, feelings, and activities)을 다루는 꿈이 있다는 것을 나는 이 말에 의해 부인하려고 하지 않는다(p. 270-271을 참조하라).

성적 욕구와 기타 욕구를 포함한 모든 종류의 금지된 욕구와 수용될 수 있는 욕구를 충족시키는 것은, 물론, 꿈을 꾸는 사람의 정신이 만든 것이다. 모든 사람은, 정신병을 앓는 환자와 기타 사람은 그가 생각하는 것과 느끼는 것이 그가 깨어 있을 때에 인습적으로 존재하는 검열을 받지 않을 때에 그 자신의 개인적 희망(longings), 야망(ambitions), 욕구(wishes), 갈망(cravings)을 감지할 수 있다. 과거에 발생한, 현재에 발생하는 성적 문제와 성적 욕구는 모든 사람의 삶에, 대인관계적 경험의 중요한 부분이다. 성적 본능을 생각하는 것, 느끼는 것, 성적 본능의 환각적 행동을 하는 것은, 물론, 일반인에게 중요한 역할을 한다. 즉 성적 본능을 생각하는 것, 느끼는 것, 성적 본능의 환각적 행동을 하는 것은 환자가 꿈을 꾸는 것에 중요한 역할을 한다.

정신과 의사가 환자들의 꿈을 이해하고 싶으면, 환자들이 그들 자신의 꿈을 이해하게 정신과 의사가 하고 싶으면, 정신과 의사는 꿈을 꾸는 사람의 표현 방식을 잘 알아야 한다. 그 꿈을 꾸는 사람의 표현 방

---

* 서론(Introduction), p. 18, 꿈에 속할 수 있는 역동적 목적론적 의미(dynamic teleological significance)를 참조하라.

식을 그만 말하겠다. 의사와 환자는 꿈이 아동기에 기억한 것을 표현할 때에 꿈을 이해하는 것을 배워야 한다. 꿈이 꿈을 꾼 사람이 꿈을 꾸기 전에 한 것을 반복할 때에, 특히 현재의 갈등과 위기 상황을 반복할 때에, 꿈이 환자와 정신과 의사의 관계를 반영할 때에 꿈을 이해하는 것을 배워야 한다. 꿈이 환자와 정신과 의사의 관계를 반영할 때에 꿈을 이해하는 것은 이런 요소들을 묶어 해석을 할 것이고 그러므로 환자의 중심적 문제를 훈습하는, 찾는 과정이 진행되게 한다.*

이 노력을 도운 가장 중요한 근원은 환자가 그 자신의 꿈을 연상한 것이다. 치료자가 환자의 꿈을 해석하려고 시도하기 전에, 환자는 꿈의 전체를, 꿈의 여러 부분을, 특별한 관심을 받을 가치가 있는 꿈의 간단한 항목들(single items)을 연상하라는 요청을 받는다. 환자는 그러면 꿈의 의미에 관한 그 자신의 관점을 말하여야 한다. 환자가 말하여야 하는 것을 모두 말하면, 치료자는 해석을 시도하여야 한다.

환자가 중요한 결정적인 꿈을 반복 꾼다고 치료자나 환자 자신이 느끼는 경우에 이 법칙의 한 예외는 만들어질 수 있다. 그 꿈을 치료적으로 이용하여 환자의 대인관계 경험의 지금까지 탐색하지 않은 영역에 중요한 불을 비출 수 있는 경우에 이 법칙의 한 예외는 만들어질 수 있다. 그 경우에, 만약 정신과 의사가 꿈을 치료적으로 사용하게 하는, 앞에서 설명한 자원을 모두 다루면, 정신과 의사는 바로 그때에 그곳에서 꿈 전체를 또는 꿈의 특정 부분을 환자에게 해석(interpretation)할 수 있고, 또는 환자에게 해석적 제시(interpretive suggestion)를 할 수 있다. 이 유인으로, 정신과 의사 자신이 해석적 연상을 하는 것

* 특정 행동화 과정의 타당도는 꿈을 연상하는 것이라고 Sterba(145)는 말하였다.

(psychiatrist's own interpretive associations)은 환자가 해석적 연상을 더 많이 하게 한다. 치료자는 가치 있는 것을 제시할 수 있다. 즉 치료자는 타당한 연상을 또는 타당하지 않은 연상을 겸손하게 할 수 있다. 치료자의 해석적 연상이 옳다고 또는 틀린다고 환자가 최종적 결정을 하여야 한다고 치료자는 환자에게 말하여야 한다. 정신과 의사는 그 자신이 연상을 함으로써 환자가 치료자의 연상을 동의하게 또는 이의하게 유인할 수 있다.

특별한 관심을 받아야 한다고 보이는 꿈의 요소의 의미가 의심스러울 때에 우리는 꿈의 반복되는 부분을 다시 말하라고 환자에게 요청하는 것이 현명하다. 둘째 보고에서 현저하게 바뀐 꿈의 부분에 특별한 관심을 기울이는 것이 가치 있다. 그 부분을 이해하기 위해 환자가 처음에 말한 것과 둘째 번에 말한 것의 차이를 환자에게 직면시키고 이 차이를 연상시키는 것이 좋다.

치료자가 환자에게 꿈을 해석하는 것이 얼마나 유용한지는 정신치료에 참가하는 치료자와 환자의 인격에 크게 달려 있다. 어떤 정신과 의사들과 어떤 환자들은 꿈을 해석하는 재능이 있고 다른 어떤 정신과 의사들과 어떤 환자들은 꿈 자료(dream material)를 해석하는 재능이 없다. 어떤 환자들은 치료자가 치료적 조사와 치료적 해석을 할 수 있게 의미 있는 자료를 충분히 치료자에게 제시한다. 그 경우에, 꿈 자료의 특별한 해석(the special interpretation of dream material)은 치료적 중대성을 치료의 전체 과정에 첨부하는 것일 수 없다.

Freud의 판단에 의하면, 꿈은 잠복한 정서적 경험을 이해할 수 있는 왕도를 제공한다. 꿈을 자주 꾸지만 자료를 조금 제시하는 환자의 경우, 꿈은 잠복한 정서적 경험을 이해할 수 있게 한다. 다른 환자들은 치료적 면담을 하는 동안 의사가 건설적, 치료적 개입을 할 수 없게 하는 수단으로 꿈을 끊임없이 제공할 수 있다. 많은 환자들은 치료자의 기대에 부응하는 꿈을 꿀 수 있다. 말할 필요 없이, 이 두 유형의 꿈은 치료적으로 쓸모 없다. 이 두 유형의 꿈은 이 두 유형의 꿈을 꾸게 한 환자와 의사의 관계의 저항적 부분과 순응적 부분을 오직 명료화할 뿐이다.

환자에게 꿈을 치료적으로 해석하는 때와 해석하지 않는 때를 결정하는 것은 일반적으로 사례마다 다르고, 정신치료를 직접하는 정신과 의사에게 달려 있다. 우연히, 정신과 의사는 환자가 꿈을 꾸는 것을 장려할 수 있고 꿈을 꾸는 것을 실망하게 할 수 있다. 더 정확히 말하면, 정신과 의사는 대부분의 환자가 꿈을 회상하는 것에 관심을 기울임으로써, 또는 꿈을 회상하는 것에 관심을 기울이지 않음으로써, 꿈을 꾸는 것을 장려할 수 있고, 꿈을 꾸지 않게 할 수 있다.

아래의 꿈의 세 유형은 정신과 의사가 꿈 해석을 거절할 수 있는 또는 꿈 해석을 강조할 수 있는 자유가 없다. 치료를 받는 중에 있는 환자가 꾼 첫째 꿈은 정신과 의사와 환자가 미래에 참조할 수 있기 위해 기억되어야 한다. 치료자는 꿈을 처음 들었을 때에 꿈의 의미를 이해할 수 없다. 그러나 치료자는 꿈을 꾼 사람을 안 뒤에, 꿈을 꾼 사람의 문제의 발생과 역동을 안 뒤에, 꿈의 의미를 알 수 있게 될 것 것이다. 첫째 꿈은 환자의 중심적 문제가 간결하게 표현된 것임이 밝혀질 것이다. 언제나 고려되어야 하는 둘째 집단의 꿈은 환자가 삶을 사는 동안 또는 치료 기간 중에 반복 꾼 꿈이다. 이 꿈에 우리가 관심을 기울이라는 충고는 설명이 필요 없다. 이 충고는 자명하다. 모든 환자의 사례에서, 뚜렷한 정서가 표현된 꿈들은, 분명한 이유로 불안이 표현된 꿈들은, 해석적 관심을 받아야 한다.

정신과 의사들은 정신치료를 하기 위해 꿈을 이용할 때에 모든 꿈의 모든 구성 부분과 모든 대인관계의 층까지 해석할 필요가 없다는 것을 명심하여야 한다. 꿈의 모든 구성 부분과 꿈의 전체는 정신과 의사가 환자와 함께 조사하는 특수 부분을 통찰하게 돕는다고 정신과 의사는 이해하여야 한다. 환자가 꿈이 설명하는 부분을 해석하는 것과 꿈이 설명하는 부분을 통찰하는 것은 꿈 전체와 꿈의 모든 구성 부분을 (시간을 허비하면서) 조사하고 해석하는 것보다 때때로 환자에게 더 많은 것을 할 수 있다. 환자의 꿈을 주로 또는 전적으로 사용하는 것은 도움이 된다. 왜냐하면, 환자의 꿈을 주로 또는 배타적으로 사용하는 것은 다른 맥락에 나타나지 않은 꿈 자료에 연결되어 있는 의미 있는 연상을 끌어내기 때문이다. 환자의 꿈은 환자가 지금까지 모르는 정신 과정을 더 통찰할 수 있는, 환자가 지금까지 모르는 환자의 문제의 역동을 더 통찰할 수 있는, 치료적으로 중요한 단서를 제공할 수 있다.

요약하면, 환자의 꿈을 대하는 정신과 의사의 태도는 환자의 치료적 욕구에 의해 결정된다. 즉 환자를 대하는 정신과 의사의 의무는 꿈 해석 전문가의 의무는 아니고, 의사의 의무이다.

d) 환각과 망상

우리의 다음 주제는 환각과 망상을 정신치료적으로 처리하는 것(the psychotherapeutic approach to hallucinations and delusions)이다. 이 현상에 디한 치료자의 해석적 태도에 관해 말하기 전에 나는 환각과 망상에 의해 어떤 현상을 말하고 싶은지를 정확히 명료화하고 싶다. 서술적으로 말하면, 환각은 주변 환경에 감각적 기초가 없는 지각(perceptions without sensory foundation in the environment)이다(166). 역동적으로 말하면, 환각은 특정 해리된 충동(certain dissociated impulses)을 갑자기 자각한 것에 원인이 있다. 특정 해리된 충동을 갑자기 자각한 것은 너무 강력하여 해리된 상태가 유지될 수 없거나, 약간 자각한 상태를 또는 전혀 자각하지 않은 상태를 유지하며 가볍게 방출될 수 없다. 그 결과, 환각은 여러 감각 방식의 자동적 행동(the noticed autonomous activity of the various modalities of sensation)에 의해 표현된다. 환각은 객관적 기초가 없는 주관적 시각(subjective visual perception), 주관적 청각(subjective auditory perception), 주관적 후각(subjective olfactory perception), 주관적 촉각(subjective tactile perception), 주관적 미각(subjective gustatory perception) 같은 감각 방식의 자동적 행동에 의해 표현된다.

만약 환각은 갑자기 자각한 강력하게 억압된 충동 또는 강력하게 해리된 충동 때문에 발생한 것이면, 모든 환각은 아래의 사례와 같은 먼 또는 가까운 실제로 경험한 것에 기초한다. 한 젊은 여자 환자는 성탄절 휴가(Christmas holyday season) 동안 곤난한 시간을 보냈다. 그녀의 치료자는 성탄절에 면담을 갖자고 그녀에게 제의하였다. 그녀는 치료자의 제의에 "그는 에테르 총(ether gun)을 갖인 거인입니다"라고 치료자가 예상하지 않은 대답을 하였다. 치료자는 그녀에게 그녀가 무엇을 말하고 있는지를 물었다. 그녀는 속임을 당할 때마다 거인과 에테르 냄새가 나타났다고 말할 수 있었다. 그녀는 치료자가 그녀를 성탄절에 만난다고 말할 때에 치료자가 그녀를 속이고 있다고 확신을 하였다고 말하였다. 치료자가 그녀를 속이는 일은 일어나지 않았다. 속임을 당하는 것이 에테르 총과 첫 번 연결되었을 때를 그녀가 기억하는지를 질문받았을 때에, 그녀는 3세 때에 수술받은 것을 즉시 회상하였다. 그녀는 수술을 받지 않고 그녀의 인형이 수술을 받는다고 그녀는 듣고 있었다. 에테르는 사용된 마취제이었다. 그녀가 그녀의 인형에 무엇이 시행되는지를 보게 된다고 예상을 하고 있을 때에 에테르가 그녀에게 갑자기 투여되었다. 에테르가 그녀에게 투여된 것은 누군가가 그녀에게 에테르 총을 쏜 것 같았다. 그녀는 에테르에 진정으로 마취되기 이전에 사물과 사람들이 크게 보였고, 그녀를 수술하는 의사의 모습이 그 수술 이후 거인의 모습으로 기억되었다. 이때에 환자의 부모와 의사가 환자를 속이었다. 속임은 거인이 그녀에게 부과한 에테르 냄새를 그녀가 갑자기 맡은 것과 연결되었다. 그 이후, 속임을 당한 것과 그녀가 에테르 냄새를 맡은 것의 연결은 환자가 정신과 의사에게 속임을 당한다고 예상한 때에 환자가 당하였던 경험의 환각적 반복(hallucinatory repetition)이 일어났다.

감각 기관(sensory apparatus)에서 환각이 일어나게 하는 역동 때문에 사고 과정의 영역에서 망상(delusions)은 발생한다. 망상은 사실의 실제적 의미와 관계 없는 사실을 부분적으로 믿는 것(beliefs), 또는 해석하는 것(interpretations)이다. 즉, 망상은 틀린 믿음(false beliefs)이고, 틀린 해석(false interpretations)이고, 억압된 또는 해리된 자료의 인지되지 않은 표현인 사실의 과장(exagerations of facts which are the unrecognized expression of repressed or dissociated material)이다. 환각과 망상은 정신병을 앓지 않는 사람들이 잠간 동안 경험할 수 있는 것이지만, 엄밀히 말하면 정신병리적 성질(psychopathological nature)이다. 그러므로 환각과 망상으로만 신경증적 장애와 정신병 장애를 변별 진단할 수 없다.

착각(illusions)은 우리가 "환각"이라고 부르는 감각적 기초가 없는 지각(perceptions without sensory foundations which we call "hallucinations")과 대조적인, 실제적 감각적 지각의 틀린 해석(mis-interpretations of actual sensory perceptions)이다(166). 착각은

모든 사람의 삶에서 일어날 수 있는, 우리가 잘 아는 경험이다. 밤에 나무를 사람으로 보는 것, 바람에 날리는 풀밭을 물이 흐르는 것으로 또는 동물이 이동하는 것으로 보는 것, 막대기를 뱀으로 보는 것은 그런 착각적 틀린 해석의 예들이다.

피해를 받는다는 관념(persecutory ideas)은 수용할 수 없는 내적 충동 때문에 대부분의 시간에 환자가 인지를 못하는, 피해를 받고 있다고 망상하는 것(delusions of being persecuted)이다. 피해를 받는다는 관념의 책임과 비난은 박해를 한다고 생각하는 사람에게 전가된다. 일반적으로, 이 편집증적 피해 관념(paraoid persecutory ideas)은 과대망상(delusions of grandeur)을 동반한다. 우리는 피해를 받을 만큼 중요한 인물이어야 한다(31, 48).* 정신병을 앓는 환자의 피해망상(persecutory delusions)은 가벼운 정신 장애 때문에 고통을 받는 사람들에게서는 일시적 준거 관념(transitory ideas of reference)으로 발견될 수 있다.

일반적으로, 정신병적 발현(psychotic manifestations)과 신경증적 발현(neurotic manifestations)이 해석적 접근의 동일한 원칙(the same principles of interpretive approach)을 따르듯이 정신적 경험의 세 유형(three types of mental experience)은 해석적 접근의 동일한 원칙을 따른다. 정신과 의사는 환자들의 환각적 성격, 또는 망상적 성격, 또는 착각적 성격에 관하여 논쟁하지 않아야 한다. 환자가 본다고 또는 듣는다고 말하는 것을 정신과 의사는 보지 않는다고 또는

---

* 편집증(paranoia)과 피해를 받는다는 관념(persecutory ideas)의 근원에 관한 Freud의 정신분석적 개념을 참고문헌 48에서 보아라.

듣지 않는다고 매우 간단하게 그리고 분명하게 말하여야 한다. 또는 환자의 환상적, 또는 망상적, 또는 착각적 해석을 또는 환상적, 또는 망상적, 또는 착각적 평가를 공유하지 않는다고 간단하게 그리고 분명하게 말하여야 한다. 정신과 의사는 그 말을 한 뒤에 환자가 다음의 세 질문에 관심을 갖게 노력을 하여야 한다. (1) 환자는 정신과 의사가 보지 않는 것을 또는 듣지 않는 것을 왜 보거나 듣는가? 환자가 사실과 지각을 평가한 것과 해석한 것이 정신과 의사가 사실과 지각을 평가한 것과 해석한 것과 왜 다른가? 환자의 주변 환경에 있는 다른 사람들과 왜 다른가? (2) 환자는 정신치료적 면담 중 언제 또는 정신치료적 면담 이전 언제 환상 또는 망상 또는 착각이 처음 나타났는지를 기억하는가? (3) 환자는 현재 환각적 경험, 또는 현재 망상적 경험, 또는 현재 착각적 경험 이전 먼 과거에 또는 가까운 과거에 실제로 경험한 것들을 설명할 수 있는가?

많은 정신병 환자들은 모든 이런 질문들을 받자 곧 답을 할 수 없을 것이다. 그들의 일부는 질문을 받고, 질문을, 그 질문의 의미를 생각조차 할 수 없다. 이 환자들의 사례에서도, 훗날 참고하기 위해 정신과 의사의 언어화된 태도를 앞에서 말한 바 대로 기록하는 것이 쓸모 있다. 그 이외에, 많은 심각한 정신병 환자는 이 역동적 발생적 연결을 관찰할 수 있게 훈련될 수 있다.

환상과 망상을 하는 것의 경험적 배경은 과거에 경험한 여러 간단한 것들의 압축이라는 것이 자주 발견될 수 있다. 환각적 경험 또는 망상적 경험의 역사적 역동적 뿌리가 마침내 풀릴 수 있기 이전에 우리는 많이 민감하여야 하고, 시간을 사용하여야 하고, 노력하여야 한다.

이것을 아래의 예는 설명한다. 조현병을 앓는 18세된 여자 환자가 심한 피해 관념(severe persecutory ideas)을 호소하였다. 그녀는 누구든 그녀 뒤에 서 있거나 그녀 뒤를 따라오는 것을 견딜 수 없었다. 무서운 일이 그녀에게 일어날 것 같았다. 그녀는 믿는 사람에게 배신 당할 것(a stab in the back) 같았다. 어쨌든 무서운 일이 일어날 것 같은 그런 생각이 그녀를 떨게 만들었다. 그녀 뒤에 누가 있거나 그녀 뒤에 누가 있다는 느낌이 일어날 때에 그녀는 마비되었고 움직일 수 없었다. 도시 중심지에서는 그녀 바로 뒤에 누군가가 항상 있는 것 같았기 때문에 그녀는 도시 중심지에 가지 않았다. 그녀는 그런 종류의 첫째 경험에 관한 질문을 받자 그런 경험을 기억할 수 없다고 대답하였다. 그러나 그녀는 그녀가 기억할 수 있는 것을 거슬러 올라갔다. 그녀의 아버지가 그녀에게 피해를 줄 수 있는, 그녀에게 강간을 할 수 있는 남자를 경계하라고 그녀에게 말하였다는 정보를 그녀는 자발적으로 제공하였다. 그녀가 "강간"("rape")이 무엇인지, 남자가 여자에게 무엇을 할 수 있는지를 알기 오래 전에, 그녀의 아버지는 그녀에게 강간을 할 수 있는 남자를 경계하라고 말하였다. 강간에 관한 환상(fantasy)과 피해망상(persecutory delusions)에 관한 더 많은 조사와 연상들(investigation and associations)은 다음의 것을 밝혔다. 환자의 피해 관념의 형식은 우리가 쉽게 생각할 수 있는 것, 즉 그녀가 강간을 두려워하는 것도 아니고, 강간을 은밀히 바라는 것도 아니었다. 부분적으로는 해석적 진리가 있는 치료적 작용이 만드는 피해를 받지 않고 싶은 열망 때문에, 정신과 의사는 환자의 망상에 연상되는 기억을 말하게 하였다. 그녀(환자)는 Hitler가 Czech를 침략하였을 때에 Czech 국민에게 한 "배반 행위"("the stab in the back")를 그녀의 아버지가 강렬한 감정으로 비난하였다는 것을 마침내 회상하였다. 그녀는 너무 어렸기 때문에 아버지가 사람들에게 말하고 있다는 것을 몰랐고, 아버지가 아침 식탁 위를 덮은 식탁보에 있는 바둑판(checks)에 관해 말하고 있다고 생각하였다. 그녀의 아버지는 그녀가 이해할 수 없는 이 감정적 폭발을 아침 식탁에 앉아 조간 신문을 읽을 때에 하였다. 그녀의 아버지는 아침 식사를 하는 도중에 들은 여러 가지 유아적 비행(infantile misdemeanors) 때문에 그녀를 심하게 꾸짖었다.

다른 연상적 기억(associative memory)은 환자의 삶의 후기에서 나왔다. 그녀의 부모는 그녀가 그녀의 부모의 돈을 훔치는 것을, 그녀가 그녀의 부모가 바라는 것과 반대로 머리 리본이나 사탕을 샀다는 것을, 그녀는 남자 동생이나 개를 괴롭혔다는 것을, 하녀가 바라지 않는 것을 함으로써 하녀가 그녀에게 분노를 느끼게 한 것을 알았다. 그녀의 아버지는 비합리적 분노(temper tantrum)를 갑지기 터뜨렸다. 그녀의 아버지는 그녀가 그녀의 부모를 배반하고 있었다고, 그녀의 부모가 그녀를 훈련시킨 것을 배반하고 있었다고 말하였다. "배반하고 있다"("betraying")는 말의 사용은 Hitler가 Czech를 침략하였을 때에 Czech 국민에게 한 "배반 행위"("the stab in the back" to the Czechs)를 한 것과 연결하여 그녀의 아버지가 단어, "배반"("betrayal")을 사용한 것을 생각나게 하였다.

이 기억들이 압축된 결과, 환자는 피해망상(persecutory delusions)을 경험하였다. 환자 뒤에 있는 어떤 사람이 "환자 뒤에서 환자를 찌를까 봐" 환자는 두려웠다. (She dreaded that someone behind her "stab her in the back".) 즉 환자는 어떤 사람이 환자를 배반(betray)할까 봐, 환자를 강간(rape)할까 봐 두려웠다. 그녀가 부모를 등 뒤에서 찔렀을 때에, 즉 부모를 배반하였을 때에, 그녀가 부모의 주머니에 있는 돈을 훔쳤을 때에 또는 위에서 말한 아동기에 잘 저질르는 잘못(childhood sins)을 저질렀을 때에 그녀는 피해망상을 경험하였다. 아버지는 같은 방식으로 반응하였다. 즉 아버지는 두 배반 행위에, 즉 그녀가 부모의 주머니에 있는 돈을 훔쳤을 때와 Hitler가 Czech 국민에게 배반 행위를 하였을 때에 강력한 분노를 폭발하였다. 그 이외에, 그녀에게, Czech 국민(Czechs)은 식탁보에 있는 "바둑판"("checks")이었고, 아버지는 그녀가 비행을 하였을 때에 그녀에게 비합리적 분노(temper tantrums)를 갑지기 터뜨렸다. 그러므로 "바둑판"("checks")에 아동기 전기와 후기에 저지른 잘못(her earlier and later childhood sins)에 비합리적 분노를 느낀 것(temper tantrum)은 그녀의 아버지가 그녀에게 강력히 느끼게 한 강간을 두려워하는 것(fear of rape)과 함께 그녀의 뒤에 있는 누군가에 의해 그녀가 "배반을 당한다"(being "stabbed in the back" by someone who was behind her)는 피해망상의 공식이 되었다.

내용 해석(content interpretation)을 과도하게 강조하는 것을 이미 앞에서 반대한 것은 일반적으로 환각, 망상, 착각을 대하는 해석적 태도에도 해당된다. 만약 환자가 환각적 경험과 망상적 경험의 당황스런 영향을 과도하게 받지 않으면, 그래서 환자가 환각적 경험과 망상적 경험을 과도하게 토론하고 싶어하지 않으면, 정신과 의사는 다른 중요한 대인관계 경험을 토론하는 동안에 환자의 환각적 경험과 망상적 경험을 무시하는 것이 좋다고 자주 들을 것이다. 환상과 망상은 직접적인 해석을 받지 않았지만, 일반적 해석적 정신치료 과정(the general interpretive psychotherapeutic procedure)에서 자주 사라진다. 나는 p. 215-235에서 같은 정신치료 계획에서 다른 증상이 사라지는 이유를 서술하였고 토론하였다. 환각과 망상의 증상을 보이는 사례에서, 환각과 망상의 증상이 다른 자료를 해석적 처리(the interpretive approach)하는 과정에서 사라지는 이유는 그 증상의 역동에 관한 그 정의(definition)에서 분명하다. 만약 이 증상은 억압된 또는 해리된 생각과 느낌의 견딜 수 없는 과잉 분량을 환자가 갑자기 알았기 때문이라는 가정을 우리가 하면, 충분한 자료가 환각과 망상 같은 통제받지 않는 중요한 발견을 불필요하게 만들기 위해 일반적 해석 과정에서 자각될 때에 억압된 또는 해리된 생각과 느낌의 견딜 수 없는 과잉 분량은 포기될 수 있다.

이것과 관련하여, 나는 긴장형 환자(catatonic patient)가 생각난다. 그 긴장형 환자는 내가 자주 인용하는 환자이다. 그 긴장형 환자는 8년 동안 입원하였고, 4년 동안 집중정신치료를 받았고, 건강을 회복하였다. 그녀는 치료를 시작한 지 약 2년 뒤에, 퇴원하기 2년 전에, 가진 한 면담 중에 그녀의 환각이 사라졌다고 그리고 그녀는 그녀의 환각이 사라진 것을 호전의 뚜렷한 신호로 생각한다고 자발적으로 말함으로써 정신과 의사를 놀라게 하였다. 그녀는 이 말을 하기 전에 그녀가 환각되었다고 오직 한 번 말하였다. 이것이 발생하였을 때에 그녀는 위에서 말한 제안과 같은 방향의 그녀의 경험의 사적 비현실적 특성(the private and unreal character of her experience)에 관한 치료자의 말을 수용할 수 있었다. 그러나 이 통찰은 환각을 제거하지 않았다고 그녀는 솔직히 말하였다. 그녀의 이 말을 정신과 의사는 액면가대로 수용하였다. 그 이후에 치료자나 환자나 환각을 말하지 않았다. 그러나 이 대화 이후에 한동안 환각이 분명히 계속되었다. 이 환각은 그녀가 자폐적 환각에 관심을 기울이는 상태(states of autistic hallucinatory preoccupation)로 철수한 기간에 분명하였다. 그녀의 환각이 사라졌다고 그녀가 치료자에게 알릴 수 있을 때까지 그녀의 환각적 경험을 그녀가 견디었다는 것을 정신과 의사가 알았다는 것(the psychiatrist's knowledge of the perseverance of her hallucinatory experiences)을 환자는 검증하지 않고 인정하였다고 우리는 가정할 수 있다.

환각은 처음 일어날 때에 일반적으로 환자가 심한 당황을 하게 만들고 불안을 느끼게 만든다. 시간이 지나면서 환자는 환각에 적응하게 되고 환각을 묵인하게 된다. 첫 환각 경험에서 또는 환각에 관심을 기울이게 하는 것(preoccupation)과 불안을 느끼게 하는 것(disquiet)이 정신치료적 공동 작업을 방해하는 정도로 불안을 크게 느낄 때(disquiting)에 그 강력한 압력 아래에 있는 환자는 드물다. 위에서 서술한 합리적 접근 방법(rational approach)이나 다른 주제들의 해석적 명료화(interpretive clarification of other topics)는 물론 이 경우에 불가능하고 정신과 의사는 다른 접근 방법에 의지하여야 한다. 이 드문 사례에서, 정신과 의사는 정신치료적 공동 작업을 환자와 함께 하는 참가자로서 환자의 환각적 세계에 또는 망상적 세계에 일시적으로 들어가야 한다.

내가 앞에서 보고한 경험(69)은 적절한 예이다. 그 예가 나에게 일어났을 때에 나에게 도움이 되었던 것처럼 독자들에게 도움이 되기를 희망하면서 나는 이 예를 여기에서 다시 보고한다. 한 환자는 밤마다 환자를 거칠게 혼란시키는 피해망상(gravely disturbing persecutory delusions)을 경험하지 않을 수 없었다. 여러 나라의 권력 있는 자들이 그 환자를 추적하였다. 그는 잡히지 않으려고 하였다. 그는 가해자에게 해를 주지 말라고 가해자에게 가해자의 언어로 간청하였다. 이 환자는 낮에 합리적으로 만났다. 그가 밤마다 망상을 한 기억이 없다. 그러므로 나는 망상을 그와 토론할 수 없었다. 환자의 유일한 호소는 정신을 집중할 수 없는 것이었고, 어떤 것이 그의 직업적 의무를 방해하는 것이었다. 그는 아침에 깨자 곧 지쳤다고 느꼈다. 그는 밤에 무서운 경험을 한 것 같았고, 피곤한 것 같았다. 정신치료자는 간호사의 보고를 받은 환자의 망상을 토론하려고 시도하였다. 그 시도는 무익하였다. 치료자는 간호사가 환자를 관찰할 수 있게 하기 위해, 간호사가 환자의 경험에 참가할 수 있게 하기 위해, 밤마다 환자가 망상을 시작할 때에 간호사가 환자를 깨우게 치료자는 마침내 결정하였다. 환자는 잠에서 깨었다. 환자는 침대에서 설합장으로 기어갔다. 환자는 서랍장에서 옷장으로 기어갔다. 환자는 옷장에서 다른 가구로 기어갔다. 환자는 가해자를 피해 도망치듯이 이 가구에서 저 가구로, 저 가구에서 이 가구로 기어갔다. 그는 해를 그에게 주지 말라고 가해자에게 영어, 프랑스어, 독일어, 히브라이어(Hebrew)로 간청하였다. 정신과 여자 의사는 그가 이 가구에서 저 가구로, 저 가구에서 이 가구로 기어오르는 것을 따라 다녔다. 정신과 의사는 가해자를 보지 않았지만 가해자를 보면 환자가 가해자에게서 해를 받지 않게 하겠다고 환자에게 말함으로써 환자를 안심시키려고 하였다. 약 15분 또는 20분 뒤에 환자는 조용해졌고, 침대로 돌아갔고, 날이 샐 때까지 잠을 잤다. 정신과 의사는 환자의 망상적 경험(delusional experience)에 참가하였다. 환자가 망상이 떠오르는 것을 막기 위해 세운 방벽을 정신과 의사가 무너뜨리기 전까지 정신과 의사는 가해자에게서 해를 받지 않게 하겠다고 환자에게 한 번 또는 두 번 말을 함으로써 환자를 안심시키려고 하였다. 정신과 의사가 그것을 한 뒤에, 위에서 서술한 해석적 접근(interpretive approach)을 환자의 피해망상에 적용하는 길이, 해석적 접근을 환자의 피해망상이 동행하는 심한 불안 상태에 적용하는 길이 열렸다. 환자의 피해 체계(persecutory system)의 발생적 역동적 해석적 조사는 가능하게 되었다. 그 해석적 조사는 환자의 밑바닥에 있는 문제의 성질을 들어내었다. 그 이후, 환자의 합리적 의사소통(rational communication)은 환자의 망상적 관념(delusional idea)과 연결되어 해석적으로 훈습될 수 있었다. 환자는 1년 6개월 뒤에 증상에서 벗어났다. 그는 퇴원하였고, 그의 고향에서 그의 전문직을 계속하기 위해 정신과 의사가 사는 도시를 떠났다.*

환자의 환상적 경험이나 망상적 경험(hallucianatory or delusional experiences)에 관해 합리적 설명이나 합리적 논쟁(rational explanation or argumentation)에 의해 환자에게 말을 하지 않으려는 모든 시도를 하지 말라고 나는 이 시점에서 말하여야 한다. 환자의 환상적 경험이나 망상적 경험에 관해 합리적 설명이나 합리적 논쟁에 의해 환자에게 말을 하지 않으려는 모든 시도는 틀림없이 실패한다. 우리가 성공한다는 희망을 갖고 가끔 할 수 있는 것이 오직 하나 있다. 만약 환자가 사실을 오해한 것이 망상의 부분적 원인인 것 같으면, 환자가 아동기나 그 이후에 잘못 안 사실이나 자료를 정신과 의사는 환자에게 설명할 수 있다. 이를 테면, 배반을 당할까 봐 두려워한 환자(patient who feared being stabbed in the back)는 실제로 강간당하는 사례

---

*John Rosen은 그가 이미 인용한 직접 분석적 해석을 하는 방법(method of direct analytic interpretation)을 추구한다. John Rosen은 그의 정신이 흩어진 조현병 환자의 망상 세계로 완전히 들어가는 이 방법을 사용하기를 좋아한다(135, 136). Rosen의 치료 결과의 잠정적 평가를 위해 p. 167 각주를 참조하라. Rosen의 치료 방법과 이 책 저자의 치료 방법을 비교하는 동안, 모든 마음의 병을 앓는 환자(mental patient)[신경증 환자(neurotics)와 정신병 환자(psychotics)]는 그들의 생활연령의 수준에서 살 수 없다. 정신병 환자의 대인관계 경험과 표현(psychotic's interpersonal experiene and expression)의 일부는 유아와 아동의 수준에 있고, 동시에 그가 살아온 동안에 모인 경험체이다. 그러므로 마음이 편치 않은 정신병 환자를 정신치료할 때 일어나는 한 정신치료적 문제는 정신과 의사가 환자의 안에 있는 유아를 그리고 현재 생활연령의 사람을 끊임없이 다루어야 한다는 것이다. Rosen의 치료 기법과 내가 이 책에 제시한 치료 기법의 부분적 차이는 종류의 차이이기보다 정도의 차이이다. Rosen은 정신병을 앓는 유아와 아동에게 말을 많이 하였다. 이 책에서 주장한 방법은 환자를 현재 나이 수준의 사람으로 보고 환자와 정신치료적 관계를 맺는 것을 강조하는 것에 기초한다(28, 29, 68).

의 비율이 환자의 아버지의 편견에 의해 제시된 빈도보다 낮다는 것을 설명받았다. 환자의 망상을 해석적 조사(interpretive investigation)하는 끝에서 정신과 의사가 사실에 관하여 평범하게 말한 것은 정신과 의사가 환자를 안심시킨 것 같다.

덧붙여 말하면, 이 환자는 정신과 의사가 환자를 안심시키려고 하지 않고 환자에게 사실적 정보를 주고 있다는 것을 성적 자료에 관한 더 많은 설명을 요구함으로써 확인하려고 하였다. 환자는 그렇게 함으로써 정신과 의사의 신뢰도를 이중으로 검증하려고 하였다. 그녀는 의사의 정보가 그녀가 그녀의 어머니에게서 얻은 낭만적으로 틀린 설명과 다른 만큼 그녀의 아버지가 준 자료와 다르다는 것을 확인하고 싶었다. 정신과 의사가 시험을 통과하였을 때에 그녀는 그녀와 의사의 관계를 그녀가 외부 세계의 현실에서 경험하는 수단으로 사용할 수 있다고 느꼈고, 외부 세계의 현실에 영향을 미치는 수단으로 사용할 수 있다고 느꼈다(p. 241-242를 참조하라).*

---

* Kempf(91)는 여기에서 제시된 치료 방법(treatment suggestion)을 여러 방법으로 동의한다. 덧붙여 말하면, 그의 정통적 치료사(classical treatment histories)는 읽을 가치가 있다. 집중정신분석 정신치료(intensive psychoanalytic psychotherapy)를 혼란된 정신병 환자(disturbed psychotics)에게 실시하는 것은 쓸모 없다고 Schneider(138)는 말하였다. 다른 정신치료 방법은 참고문헌 21, 80, 82, 98, 110, 111, 166, 168을 참조하라.

제9장

정신치료적 면담을 어떻게 시작하고 어떻게 종결하는가?

우리는 정신치료 과정을 구성한 모든 요소, 즉 환자가 제시하는 자료와 정신과 의사가 사용하는 도구에 관하여 토론하였다. 우리는 첫 면담을 어떻게 하는지를 우리는 토론하였다. 우리는 치료를 종결하는 문제를 뒤에서 토론하겠다. 그 외에 특수 상황이 치료 과정(the course of the treatment)에서 일어날 때에 특수 상황에서 사용하는 특정 정신치료적 작전(certain psychotherapeutic operations)을 설명하기 위해 우리는 많은 예를 제시하였다. 그렇지만 정신과 의사가 면담을 어떻게 시작하고 어떻게 종결하는지에 관한 의문이 아직도 환자의 마음속에 있다.

많은 환자는 이 문제를 처리할 것이다. 많은 환자는 첫 면담에서 공동 치료 기법의 기본 원리(the rudiments of the methods of collaborative techniques)를 알았고 집중정신치료의 목표(the goal of intensive psychotherapy)를 이해하였다. 그 이후에, 정신과 의사의 말을 들을 수 없을 정도로 마음이 불편한, 또는 마음이 꽉 막힌, 또는 마음이 눌린 모든 환자는 정신과 의사와 함께 시간을 잘 사용하는 책임이 결코 의사에게만 있지 않다는 것을 원칙적으로 가르침받는다. 환자가 정신치료적 토론을 위해 적합한 자료를 제공함으로써, 적합한 자료를 제공하기 위해 정서적 무능력이 일어나지 않게 함으로써 그 자신의 몫을 하기를 우리는 기대한다.

환자는 면담의 첫 소통과 면담 직전에 밖에서 한 중요한 경험을 연결하고 싶어하거나 또는 면담의 첫 소통과 앞의 면담에서 한 또는 맨 마지막 면담에서 한 중요한 경험을 연결하고 싶어한다. 만약 환자가 자력으로 즉각 면담을 시작할 수 없으면, 정신과 의사는 환자가 스스로 자료를 모아 점진적으로 말을 시작할 수 있게 환자에게 시간을 주어야 한다. 정신과 의사는 이 목적을 위해 환자가 침묵할 수 있는 짧은 시간을 환자에게 허용할 수 있다. 그러나 정신과 의사는 환자의 침묵을 오랫동안 기다리지 않고 방해하여야 한다. 환자의 침묵을 대하는 정신과 의사의 해석적 태도(interpretive attitude)는 정신과 의사가 치료시간을 시작할 때에 취하여야 하는 태도에 적용되어야 한다.

정신과 의사는 환자가 말하는 것을 방해하는 것이 무엇인지를 조사와 토론을 하라고 환자에게 말을 함으로써, 또는 환자가 면담을 시작할 때에 정신과 의사의 도움을 받기를 기대하는지를 환자에게 물어봄으로써, 환자가 면담을 시작하게 도울 수 있다. 만약 정신과 의사가 그렇게 할 수 있으면, 환자가 면담을 시작할 때에 정신과 의사의 도움을 받기를 기대한 이유가 또는 환자가 면담을 시작할 때에 정신과 의사의 도움을 받고 싶은 이유가 토론되어야 한다. 만약 환자가 이 유형의 치료적 조사(the type of therapeutic scrutiny)를 할 준비가 되어 있지 않으면, 정신과 의사는 환자가 치료적 조사를 시작할 수 있게 환자를 도와야 한다. 환자가 치료적 조사를 하고 싶어하지 않는 것이 지금 하는 경험 때문인가 또는 과거에 한 경험 때문인가? 환자가 어려운 것을 혼자 하는 것인가? 또는 환자가 주저하는 것이 환자가 과거에 한 여러 면담 중 어느 한 면담에서 한 어려운 경험과 또는 문제 많은 경험과 연결된 것인지 아닌지를 정신과 의사는 환자에게 질문할 수 있다. 만약 후자가 사실이라면, 이것은 그 당시에 환자가 인지하게 된, 강력하게 정서적인 내용이 많은 자료를 훈습하는 동안에 어려운 경험과 또는 문제 많은 경험과 연결된 것인가? 그렇지 않으면 이것은 의사-환자 관계의 아직도 명료화되지 않은 진정한 부분 때문인가? 또는 이것은 의사-환자 관계의 아직도 명료화되지 않은 전이의 부분 때문인가?

어떤 환자들은 이 종류의 질문에 호의적 반응을 할 수 있지만 다른 종류의 질문에 부정적 반응을 할 수 있다. 환자가 주저하는 것(reluctance)의 이유일 것이라고 정신과 의사가 생각하는 것을, 또는 환자의 반응을 일으킬 수 있고 환자가 의사소통을 시작하게 할 수 있다고 정신과 의사가 판단한 말을, 또는 그렇게 할 수 있다고 정신과 의사가 판단한 앞 면담의 부분을, 또는 앞 면담들의 부분들을 정신과 의사가 이 환자들이 듣게 혼자 중얼거리면서 생각하는 것(to ponder aloud to himself)이 좋은 기법일 수 있다.

만약 환자가 앞 면담을 하는 동안에 경험한 것을 정신과 의사에게 말하면, 또는 환자가 이미 관계를 맺은 면담 밖 경험을 정신과 의사에게 말하면, 환자가 어느 경험을 말하든 그 경험을 정신과 의사가 안다고 환자는 물론 생각한다. 만약 정신과 의사가 모르면, 정신과 의사가 모르는 것은 정신과 의사가 환자에게 또는 환자가 하는 일에 관심이 적은 것으로 해석될 수 있다. 만약 그다음에 한 말이 기억을 새롭게 하지 않으면, 회상하는 척한 것에 의해 더 많은 손해를 볼 것이다. 이것을 다루는 가장 좋은 방법은 회상 못한 것을 단순히 인정하고 사과하는 것이다. 동시에 의사는 이것이 고의적이 아니고 때때로 발생하지 않을 수 없는 기능적 실수라는 사실을 확실히 하여야 한다. 정신과 의사가 이 피할 수 없는 사실을 표현하는 것은 정신과 의사가 관심을 기울이지 못한 것을 변명하는 것이 아니어야 한다. 정신과 의사는 환자의 말을 건성으로 들을 수 있다. 정신과 의사는 그 자신의 기억을 의심할 때에 면담 이후에 필기하고 그 필기한 것을 그 환자를 다음에 면담하기 전에 봄으로써 그의 기억을 일으킨다. 면담을 하는 중에 필기하는 것은 의사-환자 관계의 방향과 자발성을 방해하기 때문에 나는 면담 중에 필기하는 것은 나쁘다고 생각한다.

때때로, 정신과 의사는 지난 면담시간에 치료적 조사를 한 것의 주제(a subject of therapeutic investigation)를 계속 토론하는 것이 중요하다고 생각할 것이다. 정신과 의사는 새 면담을 시작할 때에, 환자가 최근에 발생한, 즉각 소통하여야 하는, 특별한 압력을 받고 있는지를 평가하여야 한다. 정신과 의사는 환자가 압력을 받는 자료를 토론하기 위해 준비하였는지를 환자에게 질문하여야 한다. 이 두 가능성이 배제될 수 있으면, 치료자는 마음속에 있는 주제를 더 토론하자고 제의할 수 있다. 다른 사례에서는, 치료자는 환자가 현재 소통하는 것의 성질로 보아 치료자가 말한 것이 나타날 때까지 기다리는 것이 더 좋다고 생각할 수 있다.

전에 토론한 화제가 토론되는 것이 좋다고 또는 필요하다고 정신과 의사가 말하는 경우에, 정신과 의사는 말한 것이 철저히 지켜질 것이라는 것을 그리고 치료 과정에서 빠뜨려 지지 않는다는 것을 확실히 하여야 한다. 만약 치료자가 그렇게 하지 않으면, 환자는 실망하게 된다. 왜냐하면 그렇게 하지 않는 것은 의사가 그 자신이 제안한 것에 많은 가치를 두지 않는 것이기 때문이다. 치료자는 그러므로 환자가 의사의 전문적 자질에 또는 의사의 직업적 자기 평가를 의심하게 할 수 있다. 환자의 마음에 같은 정도로 실망을 일으킬 수 있는 다른 것은 의사가 치료의 결과에 충분히 관심을 기울이지 않거나 너무 실망을 하기 때문에 환자가 그 문제를 억압하는 것은 쓸모 없다고 느끼는 것이다.

앞에서 말한 출발점 이외에, 환자의 외모에 대해 말하는 것, 환자의 정서적 신체적 건강이나 환자의 손상을 말하는 것, 그 이유를 묻는 것은 환자가 면담을 시작하게 도울 수 있다. 만약 신체적 또는 정서적 증상에 관한 정당한 불평이 앞에서 한 면담시간의 증상에 관한 또는 여러 면담시간의 과정을 나타낸다면, 그 불평은 현재의 만남이 시작될 때에 탐구될 수 있다. 그러나 만약 정신과 의사의 탐구가 건강 염려증적 집념을 격려하는 것이라고 또는 병을 앓음으로써 히스테리적 도피를 하는 것을 격려하는 것이라고 환자가 틀린 해석을 하면, 정신과 의사의 탐구는 권고되지 않는다. 일반적으로, 환자는 현재의 면담 이전에 그렇게 할 소인(predisposition)을 보일 것이기 때문에 민감한 치료자는 그런 해(harm)를 받을 환자에게 이 방법을 사용하는 것을 주의하게 될 것이다.

우리는 말을 분명하게 할 수 없는 정신병 환자(an inarticulate psychotic)를 치료할 때에 부수적 정보(collateral information)를 사용할 수 있다. 우리는 이 방법을 부수적 정보의 정당한 출처가 있다는 것을 매우 잘 아는 다른 종류의 환자에게 사용하여야 한다. 그러나 정신과 의사는 환자가 또는 그 자신이 평가한 것보다 다른 사람의 평가가 타당한지를 환자에게 검토할 수 있는 기회를 갖기 전에 다른 사람이 평가한 것을 이 자료에 적용하지 않아야 한다.

어떤 정신과 의사들은 우연히 모인 비전문적 모임에서 환자를 관찰한 것을 면담을 시작하기 위해 말하고 싶었다. 정신과 의사는 이 방법을 사용할 때에 조심하여야 한다. 정신과 의사가 하는 그런 말은 사회활동에서 타인이 마음의 병을 앓는 환자를 어떻게 보는가를 의식하게 할 수 있다. 음악회, 극장, 스포츠 행사 등과 같은 만남이 자주 일어나는 곳에서 정신과 의사가 환자를 만난 것을 환자에게 말하는 경우에 정신과 의사는 조심하여야 한다.

이런 제시는 정신과 의사가 면담을 잘 시작하는 기본적 태도로 충분할 것이다. 나는 같은 맥락에서 정신과 의사가 정신치료적 면담을 일정에 맞춰 끝내기를 할 때에 따라야 할 고려 사항을 지금부터 토론하겠다. 정신치료적 면담을 끝내는 것은 정신과 의사의 시간과 환자의 시간을 위해 만들어져야 한다. 그러나 정신과 의사는 시계의 법칙에 부당하게 지배를 받지 않아야 한다. 어떤 치료자는 면담을 정확히 정해진 시간에 종결하여야 한다고 생각하는 것 같다. 환자들이 치료자들의 탐익을 이용할까 봐 치료자들은 정서가 가득 찬 경험을 의사소통하는 것에 끼어들어 그 경험을 무시할 것이고 그 경험을 말하는 문장 중간에서 그 경험을 말하지 못하게 할 것이다. 나는 의사가 정신치료 과정에서 하는 역할에 관한 토론에서 틀린 개념에 관하여 자세히 말하였다. 나는 면담과 면담 사이에 환자가 다룰 수 있는 불안보다 더 많은 불안에 환자가 관심을 기울이게 하면서 면담을 끝마치지 말라고도 말하였다. 일반적으로, 면담을 끝내는 일상적 절차는 생각할 것을 부당하게 많이 남겨두고 면담을 끄내지 않아야 하는 것이다. 정신과 의사는 면담을 조심스럽게 끝내야 한다. 왜냐하면 이 필요한 절차가 일상적으로 많이 시행되면, 면담은 보통 환자에게 어렵지 않기 때문이다. 생각할 것을 부당하게 많이 남겨 두지 않고 면담을 끄내는 것은 정신치료적 작업을 한 환자에게 또는 당황하는 경험을 회상한 환자에게 생각할 것을 주지 않는다. 만약 그의 생각하고 싶은 욕구가 분명히 있으면, 그는 치료실을 떠나기 전에 생각할 것을 분명히 생각할 수 있는 충분한 시간을 허용받아야 한다. 정신과 의사는 환자 앞에서 새로운 활동을 즉각 하지 않음으로써 많은 것을 고려하는 것을 환자에게 보여야 한다.

어떤 환자들은 정신과 의사가 치료적 면담을 끝내기하기 전에 스스로 끝내고 싶어 한다. 그들은 진행 중인 어려운 치료적 조사를 하지 않기 위해, 또는 환자의 마음에 있는 불안을, 환자의 혀 끝에 있는 불안을 일으키는 자료를, 또는 당황하게 하는, 또는 고통을 일으키는 자료를 만들지 않기 위해 어떤 면담 끝에서 정신과 의사가 치료적 면담을 끝내기하기 전에 치료적 면담을 스스로 끝내고 싶어 한다.

다른 환자들은 면담을 종결하는 사람이어야 한다고 느낀다. 이 환자들은 하루 종일 일을 시키지 않고 싶을 때 일을 시키지 않을 수 있는 힘을 가졌다고 보는 한 사람에게 절박한 의존을 하기 때문에 그 한 사람에게 위협을 느낀다. 또는 그들은 그 한 사람에게 의존하고 싶은 갈망을 물리치기 위해 면담시간을 끝마친다. 그 한 사람은 전기적으로 결정되었기(biographically determinded reason) 때문에 위험이 가득 있는 것 같다. 또는 그들의 안전과 통합을 위해 그들이 의지하는 독립의 타당한 증거로 그들에게 나타난 것에 그들은 맞춰 살고 싶은 욕구 때문에 그들은 면담시간을 끝마친다. 그리고 이것은 그들이 그들 자신의 주인이 되고 싶은 이유이다.

이 "행동화" 과정("acting-out" process)에 나타나는 환자의 모든 종류의 동기는 환자가 의사와 관계 맺는 것에 연결된 모든 정서적 경험처럼, 환자가 치료 상황의 모든 단계와 관계 맺는 것에 연결된 모든 정서적 경험처럼 환자의 일반적 대인관계를 반영한다. 그러므로 이 현상이 처음 나타났을 때에 치료자는 반응을, 논평을, 접근을 비언어적으로 함으로써 이 현상에 대한 반응을 나타내지 않아야 한다. 이 현상은 성급하게 또는 기회에 맞지 않게 조사되거나 해석되지 않아야 하고 의사-환자 관계의 상태와 치료적으로 맞게 조사되어야 하고 해석되어야 한다. 의사는 환자들이 주제에 관한 토론을 시작하지 않을 것을 알 때까지 이 현상에 접근하지 않아야 한다. 바람직하지 않은 자기 의식과 비건설적 저항은 이 종류의 행동화에 때 이른 접근으로써 일어날 수 있다. 말할 필요도 없이, 장기적으로 볼 때에 환자가 면담의 종결을 다루는 것은 바람직하지 않다. 왜냐하면 시계에 집착하는 것은 이완과 생산의 자유를 쉽게 방해할 수 있기 때문이다.

제10장

치료의 종결

우리는 집중정신치료의 마지막 문제를-치료를 끝내는 기준(criteria for the conclusion of the treatment)과 치료를 종결하는 기법을-토론한다. 만약 환자가 그 자신의 대인관계적 작전(interpersonal operations)에 관해 통찰을 지속적으로 충분히 얻었고, 환자와 치료자의 역동이 환자가 그 자신의 대인관계적 작전을 충분히 다룰 수 있게 하는 것에 관해 충분한 지속적 통찰을 얻었다면, 환자와 치료자는 정신치료적 공동 작업의 결과에 만족하게 된다. 환자와 치료자가 정신치료적 공동 작업의 결과에 만족하게 되는 것은 환자와 치료자의 정신 건강(mental health)에 달려 있다. 사람의 정신건강은 사람이 그 자신의 대인관계 과정을 아는 정도에 달려 있다. 그 자신을 아는 만큼 성공적으로 치료된 마음의 병을 앓는 환자는 H. S. Sullivan이 말한 바와 같이, 그가 타인에게 알려진 대로 될 것이다(147). 이것 때문에 환자와 의사가 환자의 인격을 평가한 것은 치료의 끝에서는 상당히 높은 정도로 일치한다. 이 일치 때문에 환자와 치료자는 치료의 종결에 관해 일치된 의견에 자주 도달한다.

이 치료 목적을 위해 환자들의 대인관계 과정의 역동을 충분히 통찰한 것을 측정할 수 있는 가장 좋은 척도는 그들의 전이 경험(transference experiences)을 성공적으로 해결한 것과 사람들과 대인관계 상황들에 관한 그들의 병렬적 왜곡(parataxic distortion)을 성공적으로 해결한 것이다. 이것은 일반적으로 옳다. 이것은 의사-환자 관계의 변화에 의해 특별히 잘 평가될 수 있다. 이 관계를 경험하는 것과 표현하는 것은 환자가 옛 양식을, 병렬적 왜곡을, 치료자의 인격을 과도하게 많이 말하는 것과 과도하게 조금 말하는 것을, 그 자신과 치료자의 관계를, 과도하게 많이 말하는 것과 과도하게 조금 말하는 것을 반복하고 싶은 욕구에서 벗어나는 것이다. 강박적으로 과도하게 의존하는 증후(sign of compulsive overdependence)나 정신과 의사에게 영향을 미치지 않게 하는 것(spiteful negations of granting the psychiatrist any influence)이 가라앉아야 한다. 정신과 의사와 환자들은 이것이 발생될 때를 알게 될 것이다. 첫째로, 치료자에 관한 환자들의 말이 점점 사실에 가까워질 때이고, 둘째로, 환자들이 치료자를 그리고 환자들과 치료자의 관계를 현실적으로 평가할 수 있는 환자들의 능력을 환자들이 미래에 성취할 능력으로서 환자들이 상상할 때이다. 이것을 Ferenczi의 언어로 말하면, 치료를 종결할 때에, 환자들은 정신과 의사나 환자들의 아동기에 환자들에게 중요하였던 사람들이 환자들에게 능동적으로 거세하는 환상에 더 이상 관심이 없어야 한다. 환자들이 정신과 의사나 환자들의 아동기에 환자들에게 중요하였던 사람들에 의하여 피동적으로 거세를 당하는 환상에 더 이상 관심이 없어야 한다. 환자들은 환자들의 아동기에 환자들에게 중요하였던 사람들의 인격을 치료받는 동안에 정신과 의사에게 부여하였다(32).

만약 의사-환자 관계가 그 관계의 왜곡에서 벗어나면, 환자들은 사람들이나 상황들을 환자들이 과거에 경험한 것의 그림자로 보기보다 있는 대로 일반적으로 볼 수 있다. 이 말로, 나는 환자들이 정신과 의사뿐만 아니라 사람들과 대인관계의 상황들을 옛 병렬적 왜곡의 불행한 결과와 그 결과에 부수하는 칭찬과 평가를 오류 없이 볼 수 있다는 것을 말한다.

일반적으로, 이것은 환자들이 그들의 유아기와 아동기에 그들에게 중요하였던 사람과 뚜렸한 정서적 동요의 방해를 받지 않고 지낼 수 있는 능력을 포함한다. 그들은 이 사람들에게 예전에 과도하게 애착한 원인을 또는 미워한 원인을 뚜렸이 자각하였다. 그들은 이 사람들을 사랑할 필요가 없다. 그러나 그들의 자각은 그들이 그들 자신과 그들의 선조 안에 있는 정신병리적 미움과 사랑을 명료화할 수 있을 정도로, 그들의 정신병리적 미움과 사랑을 나타낼 수 있을 정도로 충분하여야 한다. 나는 이것을 강조한다. 왜냐하면 많은 정신과 의사의 마음속에 부모를 미워하는 것을 우리가 아는 것이 치료적 성취라고 생각하는 틀린 개념이 있는 것 같기 때문이다. 이 틀린 개념과 대조적인 것은 우리가 선조를 예전에 미워한 애착 또는 사랑한 애착에서 독립하는 것이 진정한 치료적 목표이다. 선조의 판단에서 자유로운 반항적이 아닌 자기 가치와 독립의 의미(a nondefiant sense of self-value and independence free and apart from their judgment)를 얻는 것이 진정한 치료적 목표이다. Oedipus적 환상에 의해 또는 우리의 아동기에 부모의 실제로 틀린, 손상을 입히는 교육적 태도와 행동에 의해 자주 만들어진 증오와 분개(hatred and resendment)를 환자는 치료 과정에, 독립을 얻기 위해 노력하는 동안에 경험하여야 한다. 그러나 오늘날 부모에게 이 증오를 하는 것은 치료 목표가 아니다. 환자들과 치료자의 관계를, 환자들과 타인들의 관계를 재평가하는 과정은 환자들이 중요한 사람에게 인정을 받고 싶은 과도한 의존욕(overdependent need for approval)을 해결하는 것을 동반하고, 중요한 사람에게서 오는 불찬성(disapproval)에 환자가 당황하지 않는 것을 대체로 동반한다. 우리는 이 맥락에서 이 의존욕을 해결하는 것, 또는 적어도 감소하는 것은 마음의 병을 앓는 환자들의 불안을 해결하는 또는 적어도 줄이는 도구라는 것을 회상할 수 있다.

환자들이 새 선(new lines)을 따라, 불안의 감소에 맞춰 옛 관계를 복원하는 것은 환자들이 그들의 현재의 대인관계 과정을 적절히 처리하게 한다. 비슷하게, 환자들은 불안 없이 또는 적어도 충분히 감소된 불안으로 그들의 미래의 삶의 변화에 대응할 수 있는 준비가 되어 있어야 한다. 환자들은 그들을 처음에 치료받게 한 신경증적 또는 정신병적 반응이 재발됨이 없이 그들의 미래의 삶의 변화를 경험할 수 있게 준비되어 있어야 한다.

Freud는 이것을 표현하였다. 내부에서 나온, 치료하는 동안에 전이 상황에 의해 인위적으로 발생한 또는 다르게 인위적으로 발생한 갈등을 해석하는 것과 훈습하는 것은 옛 환자들이 그들의 실제 생활에서 불가피하게 일어나는 변화에 의해 그들에게 부과된 미래의 갈등을 성공적으로 처리할 수 있게 한다(42).

이 시대와 문화에서 사는 누구나 치료를 종결한 이후에 불안의 조짐(inklings of anxiety)에서 자유로울 것이라고 또는 언제나 자유로울 것이라고 우리는 생각할 수 없다. Horney가 말한 바와 같이, 삶에 "위험(risk)이 있을 것이고, 갈등(conflicts)이 있을 것이고, 그래서 불안(anxiety)이 있을 것"이다. 그러나 옛 환자들은 치료가 종결된 이후에 의사의 도움 없이 그들의 갈등을 해결할 수 있고, 그들의 불안을 찾아낼 수 있고, 해결할 수 있다(85).

불안이 현저히 감소하는 것은 치료를 종결할 시간이 되었다는 지표(indication)이다. 이 말의 광대한 의미를 이해하기 위해, 모든 정신장애(mental disorders)는 견딜 수 없는 많은 불안을 표현한 말이라고 이해될 수 있고, 그 견딜 수 없는 많은 불안을 방어하는 수단으로 이해될 수 있다는 것을 우리가 여기에서 다시 기억하는 것이 좋다. 이 이유 때문에 환자의 많은 불안을 해결하는 것과 정신장애의 발생 또는 영속을 방해하는 것(counteracting)은 등가(tantamount)이어야 한다.

환자들은 중요한 사람에게 인정을 받고 싶은 과도한 의존욕(an overdependent need for approval)에서 벗어나야 하고 중요한 사람에게 불찬성(disapproval)을 받을까 봐 두려워하는 것에서 벗어나야 한다고 말하는 것은 치료를 성공적으로 종결하는 다른 신호이다. 그것은 자기를 실현할 수 있는 능력(ability for self-actualization)을 방해한, 즉 그들이 자유롭게 설정한 현실적 가치 체계의 안에서 그들의 욕구 만족을 위해 그들의 재능, 기술, 힘을 인정하고 사용할 수 있는 능력을 방해한 그들의 증상(symptoms), 불안(anxieties), 망설임(inhibitions)에서 그들이 벗어난 것을 의미한다. 이것은 옛 환자가 성장과 성숙을 할 수 있는 자유를 획득하였고 그 자유에서 창조적, 생산적 인격(creative, productive personalities)이 될 수 있다는 Fromm의 관점과 일치한다(57).*

* 정통적 정신분석가들이 제시한 치료의 종결에 관한 지표에 관한 제안을 참고문헌 31, 72, 99와 이 참고문헌 저자들이 인용한 문헌을 보라. Alexander와 Chicago Psychoanalytic Institute가 장려하는 기준을 참고문헌 5와 6에서 보라.

정신과 의사는 치료를 종결할 때에 삶을 살아갈 수 있는 환자의 능력이 완벽한 것을 기대하지 않는다는 것이 이 책 여러 곳에서 그리고 치료의 종결에 관한 이 장(chapter)에서 말한 것에 있다. 정신과 의사는 치료의 어느 시점에서도 자신을 환자에게 완전한 사람(perfect person)으로 또는 완전한 치료자(perfect therapist)로 제시하지 않았다. 치료자는 치료의 어느 시점에서도 환자들이 완전한 환자들(perfect patients)이기를 또는 완전한 사람들(perfect people)이기를 바란다고 환자들에게 전하지 않아야 한다. 이것은 치료의 종결을 가리키는 지표에도 해당된다. 환자들이 삶에서 해리된, 억압된 대인관계 경험을 벗기고, 해석하고, 훈습할 것을 우리는 기대하지 않는다(42). 환자들이 그들 자신의 대인관계 과정을 충분히 알 때에, 특히 그들 자신의 방어기제를 명료화함으로써 그들 자신의 대인관계 과정을 충분히 알 때에, 그래서 독립된 생활을 할 수 있는 준비가 되었을 때에, 과거에 해리된 자료를 벗기고, 해석하고, 훈습하는 것은 계속될 수 없다. 이것(과거에 해리된 자료를 벗기고, 해석하고, 훈습하는 것)은 물론 그들이 독립적으로 해결할 수 있는 능력의 범위 밖에 있는 증상과 삶의 문제가 재발할 수 있는 위험을 방어할 수 있는 능력을 포함한다. 이 관점은 분석은 모든 억압된 아동기 기억이 노출될 때에 종결된다는 Freud의 몇몇 제자의 옛, 지금은 포기된, 개념과 정반대이다(100).

여기에서 서술된 대로 집중정신치료의 목표들(aims of intensive psychotherapy)은 정신치료의 목적(goals of psychotherapy)보다 그리고 제1부에서 설명한 것에 연결된 가치 체계(set of value)보다 조금 모호한 것 같고, 많이 제한적인 것 같다. 그러나, 모순인 것처럼 나타난 것이 해결된다. 정신치료의 평가적 목적(evaluational goals of psychotherapy)은 치료자와 환자들이 공동으로 치료 작업을 할 수 있게 하기 위한 그리고 치료가 끝난 이후에 환자들이 치료적 노력을 할 수 있게 하기 위한 길 안내판이다. 우리는 환자들이 이 궁극적 치료 목적에 도달하는 것을 기대하지 않는다. 그러나 만약 환자들이 이 장(chapter)에 서술된, 그런 치료의 목적을 성취하면, 앞에서 대략 설명한 치료의 전체적 목적들(all-comprehensive goals of treatment)을 치료 후에 마침내 달성할 수 있는 길이 열려 있다고 우리는 가정할 수 있다.

성장하는 것(growth), 성숙하는 것(maturation), 자기실현을 하는 방향으로 인격을 확장하는 것, 사랑을 주고 받는 것, 친밀한 대인관계를 오랫동안 유지하는 것은, 환자들이 삶에서 계속 경험할 수 있는 것이다. 이것들의 영속과 재생(perpetuation and renewal)은 예전에 환자이었던, 지금은 건강한 사람들의 삶의 목표이어야 한다. 그들은 치료를 종결한 이후에 그들 자신의 노력으로 이 목적들을 달성할 수 있어야 한다. 이것은 Freud가 말한 것이다. 이것은 환자가 살고 있는 한, 그리고 변화하는 정신 과정과 동요하는 정서적 경험이 환자 안에서, 환자의 경험 안에서 작용하는 한, 정신분석과 인간의 안에서 성장과 성숙이 쉽게 되게 하기 위해 사용하는 치료 방법은 "대단히 길고 지루하다"("interminble")라고 Freud가 말한 때에 한 말이다. 그러나 이것은 정신분석적 정신치료의 과정이, 즉 정신과 의사의 도움으로 우리의 변화, 성장, 성숙이 되는 방향으로 작업하는 것이 "대단히 길고 지루하다"("interminble")라고 말하는 것이 아니다. 통찰의 점진적 증가에 의해 환자가 변화하고 회복하는 이 부분은 다행히 많은 환자에게 "자연스런 종결"("natural end")을 가져다 준다(42).

치료의 성공을 잠정적으로 평가할 수 있는 기준 하나는 환자가 전에 하던 호소를 하지 않고, 보이던 증상을 보이지 않는 것이다. 또 다른 평가의 수단은 환자가 능력을 다시 얻었다고 느끼게 되는 것이고, 실제적 성취로써 이 느낌을 확증하는 것이다. 타당한 단서가 환자가 잠자는 동안에 생각하고 표현한 것에서 나올 수 있다. 즉, 타당한 단서가 정신치료 과정을 종결하는 방향을 가리키는 결정적 꿈에 나타날 수 있다. 그러나 이 지표 어느 것 하나가 환자가 회복한다는, 환자가 건강하다는 다른 조짐과 연결되지 않는 한, 이 지표 어느 하나만은 타당한 준거로 사용될 수 없다. 치료를 계속 하지 않고 멈추는 가장 타당한 준거는 물론 이미 내가 토론한 환자의 전이 경험과 역설적 왜곡을 환자가 성공적으로 해결한 조짐에 의해 제공된다. 훈습 과정에 관해 이 장(chapter pp. 236-243)에서 말한 치료적 성취(therapeutic accomplishments)와 치료적 진행(therapeutic progresses)을 검토하는 것은 치료를 종결하는 또 다른 보조 역할을 한다.

확증이 아직도 있어야 한다고 느끼면, 치료를 중지할 잠정적 날짜를 정하는 것이 현명하다. 치료의 시간과 시간의 사이를 환자와 정신과 의사가 분명한 치료의 종결이 바람직하다고 결론을 내릴 수 있는 시험 기간으로 사용할 수 있다.

치료를 종결하는 날자를 정하는 것은 환자에게 치료적 압력으로 작용할 것이기 때문에, Rank와 Ferenczi는 이 방안을 많이 실험하였다. Rank와 Ferenczi도 치료를 종결하는 날자를 정하는 것이 작용한다고 주장하였다. 이것을 다시 생각하는 것이 불가피하다는 것이 증명된 경우에, 다른 정신과 의사가 정신분석을 계속 하는 것은 권장되었다. 여러 해 이 기법은 실험된 뒤에 예상한 치료적 예상을 충족시키지 못하였기 때문에 파기되었다(33).

치료자와 교류하지 않고 생활하는 시험 기간을 환자들에게 제공하는 것이, 예를 들면, 치료자나 환자들이 휴가를 즐기기 위해 여행을 떠

났기 때문에, 치료자와 교류하지 않고 생활하는 시험 기간을 환자들에게 제공하는 것이 현명할 수 있다. 최종적 치료는 치료자와 교류하지 않고 생활하는 시험 기간 동안에 환자들이 대인관계한 것을 검토하는 과정에서 연기될 수 있다. 이때에 초점이 된 문제는 아직도 명료화될 수 있고 그다음에 커다란 치료적 이익을 얻기 위해 훈습될 수 있다.

어떤 다른 환자들의 사례는, 치료의 목적이 달성되기 이전에 치료를 종결하여야 한다. 어떤 다른 환자들은 정신분석적 과정이 그들의 삶의 방식이 되는 환자들이다. 그러므로 치료의 종결은 그들이 독립적 삶을 실제로 살지 못하게 한다. 우리는 그들이 집중정신치료를 멈추고 삶의 모험을 하게 하여야 한다. 그들 중 일부는 독립적 삶을 한동안 성공한 다음에 또는 실패한 다음에 치료를 다시 계속 받을 수 있다.

치료가 종결에 가까워지면 환자기 정신분석을 처음에 받게 한 증상이 다시 나타날 수 있다. 때로는 장애가 분명할 수도 있다. 대부분의 이런 현상을 우리는 치료를 종결하지 못하게 하는 금기(a counterindication for the termination of treatment)로 고려하지 않아야 한다. 대부분의 이런 현상은 오히려 진정한 성취를 하고자 하는 인격의 성향이 표현된 것이다. 이 병이 다시 악화되는 것(relapses)은 치료가 실제로 계속 되어지기 전에 남아 있는 불분명한 정서적 자료를 치료적 재고(therapeutic reconsideration)하고 해결하고픈 환자의 성향에 의해 종종 결정된다.

치료를 계속 하지 않는 것은 환자와 치료자가 치료를 종결하여야 한다고 성공적인, 현실적인 합의를 한 것 위에서 결정되어야 한다. 말할 필요 없이, 치료가 종결할 점에 가까워지고 있다는 치료자의 암시에 절대로 동의할 수 없는 환자들이 있다. 타인(치료자)의 도움으로 그의 문제를 대면하는 시간을 실질적으로 보낸 사람은 타인의 협조를 포기하여야 할 가능성을 대면하여야 할 때에 두려울 수 있고 불안할 수 있다. 치료를 종결하는 것은 치료자가 삶을 외롭게 투쟁하는 환자를 돕고, 그런 환자에게 자비를 베풀고, 충성하는 것(allegiance)과 환자 혼자서 삶을 사는 것을 바꾸는 것을 의미한다. 치료자와 환자들의 정신치료적 의존을 하는 관계(psychotherapeutic interrelationship)를 부당하게 지연시키는 환자들의 성향을 보고 치료자는 환자들을 조롱하거나, 비난하거나, 실망하지 않아야 한다. 치료자는 성장과 성숙을 하려는 환자의 성향을 조장함으로써 치료를 종결하고 싶어하지 않는 환자의 성향에 반작용을 할 수 있다. 우리가 이 책에서 강조하는 바와 같이, 비록 사람의 다른 부분들은 그런 성향이 나타나는 것을 가끔 방해하지만, 모든 인격은 그런 성향을 오랫동안 유지한다.

삶에서 기대할 수 있는 것이 너무 빈약하게 된 사람들이 그리고 삶이 즐거움을 너무 조금 주기 때문에 정신의학적 도움을 받아 그들의 남은 자산(assets)을 깨닫고 싶은 모든 마음을 포기한 사람들이 물론 있다.

정신과 의사가 모든 다른 사례를 치료할 때에, 건강하고 싶은 이 동기(this motivation toward health)와 인간에게 내재하는, 항상 존재하는 잠재적 능력(ever present potential competence)은, 만약 정신과 의사가 이 두 큰 자산(these two great assets)을 언제나 명심하면, 이 두 큰 자산은 정신과 의사에게 도움이 될 수 있는 기회를 준다. 만약 이 두 자산이 환자에게 없다면, 집중정신치료의 이 원칙들은 작업할 수 없다. 만약 환자의 정서적 문제를 호전시키는, 치유하는 쪽으로 환자가 공동 작업하는 성향을 정신과 의사가 단순하게 성실하게 다루지 않으면, 집중정신치료의 이 원칙들은 작업을 하지 않을 것이다.

제3부

집중정신치료에 속하는 것들

제11장

환자와 치료자의 삶에서 일어나는 사건을 대하는 정신과 의사의 태도

정신분석가들과 정신과 의사들은 정신치료적 과정의 역동(the dynamics of the psychotherapeutic process)을 여러 각도에서 다루었다. 그러나 이 제11장의 내용은 정신의학 문헌의 이곳저곳 흩어져 있는 내용이 아니다. 정신과 의사가 환자의 생활에서 일어나는 그리고 정신과 의사 자신의 생활에서 일어나는 사건을 대하는 태도에 관하여 젊은 정신과 의사들은 반복 질문하였다. 이 문제들은 정신분석적 치료를 하는 병원의 직원회의에서 자주 토론되었다. 나는 이런 것들을 고려하여 이 문제들을 한 장에서 특별히 다루는 것이 바람직하다고 생각하였다.

첫째로, 나는 환자를 치료하는 중에 환자의 생활에서 일어나는, 치료 상황 밖에서 일어나는 특별한 사건들을 정신과 의사가 어떻게 대하는지를 토론하고 싶다. 그런 상황들은 환자가 자살을 기도하는 것(suicidal attempts), 사망하는 것과 사별하는 것(death and bereavement), 임신하는 것, 출산하는 것, 약혼하는 것, 결혼하는 것, 이혼하는 것, 중

병을 앓는 것, 사고가 일어나는 것 등등이다. 그리고 이 범주에 친구나 가족 구성원의 응급 상황들(emergencies), 환자의 생활에서 또는 환자에게 가까운 사람들의 다른 중요한 사건들 그리고 환자가 그 자신의 생활에 중요한 결정을 하는 것도 포함된다. 나는 치료 과정 중에 일어날 수 있는, 정신과 의사 자신의 생활에서 일어난, 환자에게 불가피하게 알려지게 될 중요한 사건들에 관한 문제들을 토론하겠다. 여기에서 나는 치료자에게 가까운 사람들이 병을 앓는 것과 사망하는 것, 의사 자신의 건강이 손상되는 것, 정신과 의사 또는 그의 친척들 또는 친구들의 생활에서 발생한 중요한 사건들을 말하겠다.

1. 자살 기도

자살을 기도한 모든 환자는 그의 생명을 끊으려고 실제로 기도하게 한 불행이 있다는 것을, 생활을 정상적으로 할 수 있는 능력이 없다는 것을, 자신감이 없다는 것을, 절망을 느낀 사람이라고 정신과 의사는 보고 치료하여야 한다. 환자가 삶을 살 수 있는 자신감을 잃는 것, 또는 불행을 느끼는 것, 또는 절망하는 것의 원인을 철저히 조사하는 것이 자살을 하는 것, 또는 자살을 기도하는 것과 자살을 환상하는 것을 치료하는 출발점이어야 한다. 치료하기 위해 그 원인을 철저히 조사를 하는 것에 치료자가 아는 이유와 모르는 이유를 조사하는 것이 포함되어야 한다. 자살 기도를 성공하지 못하는 것은 자살하고 싶은 욕구가 심각하지 않다는 사실을 가리키는 표시라는 틀린 신념은 정신의학을 모르는 사람뿐만 아니라 정신과 의사들 중에서도 자주 발견된다. 모든 생물은 살고 싶은 성향이 죽고 싶은 욕구보다 강하다. 이 살고 싶은 강한 동기는 대부분의 성공하지 못한 자살 기도에 작용한 요인이다. 관심을 끌기 위해 자살 기도를 한 사람의 수는 극히 적다. 그러나 자기를 존중하는 감정이 너무 많이 부족하기 때문에, 또는 너무 불행하기 때문에, 너무 외롭기 때문에, 또는 정신이 너무 혼란되었기 때문에 자살을 기도하기보다 관심을 끌려고 하는 모든 사람은 누구나 정신치료적 도움을 받아야 한다.

많은 자살 기도는, 특히 조울증 환자가 울증 상태에서 자살을 기도한 것은, 자기 파괴(self-destructive)를 기도한 것이고, 그뿐만 아니라 환자의 삶에서 환자에게 중요한 사람들에게 적개적 충동(hostile impulses)을 또는 정신과 의사에게 병렬적으로(parataxically) 적개적 충동을 나타내려고 한 것이다. 만약 자살하는 것이 의사에게 문제가 된다는 것을 확신할 수 있었다면, 자살하였을 것이라고 그의 정신과 의사에게 말한 우울한 환자의 사례처럼, 환자는 적개적 충동을 흔히 의식한다. 자신의 파괴적 성향을 의식하지 못하는 환자들이 있다. 그들의 자살을 함께 결정하는 타인들에게 그들의 파괴적 성향이 작용하는 것을 모르는 환자들이 있다. 이 사례들은, 치료의 일부가 물론 그들이 자살 기도를 하게 한 이 파괴적 요소를 그들이 알게 할 수 있다. 두 사례(적개적 충동들을 의식하는 환자와 의식하지 못하는 환자)에서 타인에 대한 적개적 태도를 보이는 원인들은 치료적으로 탐색되어야 한다.

자살을 기도하는 환자를 치료하고 싶은 정신과 의사는 없다. 정신과 의사는 적개심을 받는 사람이 되고 싶지 않을 수 있다. 정신과 의사는 그 자신의 명성을 부정하는 반사(negative reflection)를 받는 것에 분개할 수 있다. 물론, 정신과 의사가 환자의 복지에 관심을 갖는 것은 환자가 자살을 기도한 상황에서 정신과 의사가 불안(discomfort)을 느끼게 하지 않는 것은 아니다. 정신과 의사가 환자의 복지에만 관심을 기울이는 것은 정신과 의사가 그들 자신의 역할을 치료자로서 바라는 개념과 일치한다. 그 때문에, 많은 정신과 의사들은 그들의 환자가 자살을 기도한 것 때문에 정신과 의사들 안에서 정신과 의사들 자신을 위해 일어난 분노(resentment)를 깨닫지 못 할 수 있다. 이것은 자살을 기도하게 한 불행의 요소(element of unhappiness)를 또는 절망의 요소(element of despair)를 처음에 탐색하기보다 자살을 기도하게 한 적개적 요소(hostile elements)에 관심을 가짐으로써, 환자가 자살을 기도한 것에 관해 정신치료적 토론을 시작할 때에 자주 만들어지는 오류의 원인일 수 있다고 나는 믿는다. 그러므로 의사는 환자가 자살을 기도하게 한 요인들을 밝히려고 정신치료적 노력을 하기 전에 의사 자신의 반응을 철저히 조사하는 것이 권장된다.

많은 환자들은 자살하고 싶은 충동을 느끼고 자살을 환상할 때에 의사의 불안(discomfort)을 감지한다. 그들은 이 감지한 것을 의사-환자 관계를 저항할 때에 사용하고, 이 감지한 것을 의사-환자 관계의 부정적 면을 표현하는 수단으로 사용한다. 그들은 의사를 놀라게 하려고 할 수 있다. 그들은 의사가 놀란 것을 건설적인 정신치료적 공동 작업(constructive psychotherapeutic collaboration)을 지연시키는 방법으로 이용하려고 할 수 있다. 환자가 정신치료적 공동 작업을 지연시키려고 하는 것에 대한 반응으로, 치료자는 환자가 그 자신의 자살 충동을 극복할 수 있게, 그 자신의 자살 충동이 실행될 수 없게 확실히 돕고 싶다는 것을 다짐하여야 한다. 그러나 정신과 의사는 그의 환자가 스스로 자살한 행위에 대한 모든 책임을 질 수 없다. 특히 조현병 환자들의 예측할 수 없는 자살하고 싶은 충동에 대해 정신과 의사는 책임을 질 수 없다. 정신과 의사가 이것을 빨리 알수록 정신과 의사가 좋고, 환자가 좋다. 정신과 의사가 이것을 환자에게 빨리 알릴수록, 의사-환자 관계를 방해하는 요인인, 환자의 자살한다는 협박을 무서워하는 의사의 도깨비같은 공포는 빨리 소멸될 것이다.

치료자가 환자를 정신치료하는 동안에 자살하고 싶은 충동에 굴복하지 말라고 경고하는 것이 때때로 현명할 수 있다. 왜냐하면 이 충동들은 환자의 마음의 현재 상태에서 발생하기 때문이다. 그리고 그가 하고 있는 정신치료는 변화를 목적으로 하는 과정이기 때문이다. 이 맥락에서, 환자는 죽음을 맞이하지 않을 수 없다는 사실을 다시 생각할 수 있다. 물론, 정신과 의사는 현재에 또는 미래에, 환자의 삶 또는 죽음에 관한 결정을 할 수 있는 위치에 있는 사람의 전능한 역할을 하는 사람으로 나타나지 않아야 한다. 그러나, 환자가 어려운 상황에서 자신을 보호하기 위해 할 수 있는 수단으로 자살을 보고 정신치료를 받는 것은 무익하다는 것을 정신과 의사는 환자에게 강력히 보일 수 있다.

자살하고 싶은 집념과 자살하는 공상(suididal preoccupations and fantasies)에 관하여 독일의 철학자 Nietsche가 한 말, "자살에 관한 생각은 많은 생명을 구한다"("The thought of suicide has saved many lives")는 자살하고 싶은 집념과 자살하는 공상을 정신치료적으로 다루는 동안에 유용하다는 것을 증명한다. 즉 사람은 삶을 사는 짐이 견딜 수 없게 되면 그리고 견딜 수 없게 될 때에, 삶을 끝낼 자유가 있다는 지식은 많은 사람이 그들의 삶에서 일어나는 정서적 문제를 처리하게 도왔다. 이 맥락에서, 그들은 그들이 죽는 시간, 장소, 원인을 그들보다 힘이 강한 자가 결정하는 것을 빼앗고 싶기 때문에 자살할 수 있다는 관념을 가볍게 생각하는 환자들의 과대망상적 공상(megalomanic fantasy)을 말할 수 있다. 정신과 의사는 이 공상을 다른 과대망상(delusions of grandeur)을 다루는 방식으로 다루어야 한다.*

2. 가까운 친척과 친구의 사망

환자의 가까운 친척과 친구의 사망은 정신과 의사가 그 자신의 직업적 태도를 잠시 버릴 수 있는 때이다. 정신과 의사는 환자에게 동정(sympathy)이나 조위(condolence)를 표현하는 것이 요구될 때에, 환자에게 동정이나 조위를 표현하고 싶을 수 있다. 그러나 치료자는 환자에게 동정이나 조위를 표현하기 전에 환자의 가까운 친척과 친구의 사망이 환자에게 실질적 손실(actual loss)이고, 그래서 사별에 의한 불행(bereavement)이라고 확신을 하여야 하고, 그렇지 않으면, 그 사망이 환자에게 손실인지, 불행의 원인인지를 확인하여야 한다. 사망한 자는 환자가 증오하는 자이기 때문에, 또는 다른 사람과의 관계에서 또는 다른 상황에서 환자와 경쟁하는 자이기 때문에, 환자는 사망한 자의 사망을 좋아할 수 있다. 또한 사망한 자는 혼자 남아 있을 수 없는 그래서 타인이 항상 돌보아야 하는 나이 많은 노인 병약자(elderly invalid)처럼, 환자의 행동을 구속할 수 있기 때문에, 그의 사망을 환자는 좋아할 수 있다. 정신과 의사는 해결되지 않은 죄의식 때문에 애도(mourning)나 동정(sympathizing)을 하는 것이 요구되는지 요구되지 않는지를 고려하지 않고 애도하는 또는 동정하는 인습을 따르는 사람들 중에 있을 수 없다.

다른 한편, 정신과 의사는 미워하는 사람의 사망이 환자에게 큰 손

---

* 저자는 이 제11장에서 자살의 정신병리(psychopathology of suicide)와 자살 기도(suicidal attempts)를 다루려고 하지 않는다. 저자는 자살하려는 환자(suicidal patients)를 대하는 정신과 의사의 태도와 관련이 있는 것 몇몇을 다루려고 한다. 자살에 관한 심리학과 정신병리에 관한 정보는 참고문헌 105, 121, 147, 172, 173, 174, 175를 보아라.

실을 의미할 수도 있다는 것을 이해할 것이라고 우리는 예상한다. 왜냐하면, 첫째로, 대인관계적 통합(an interpersonal integration)은 심하게 적개적인 대인관계일지라도 격리된 또는 고립된 사람에게 자산(asset)일 수 있기 때문이다. 둘째로, 사망한 자의 인격의 특정 부분을 미워하는 환자의 감정은, 그 사망한 자의 인격에 있는, 환자가 많이 수용할 수 있는 다른 면을 향한 환자의 마음속에 있는 우호적인, 부드러운, 따듯한 성향이 존재하는 것(simultaneous existence of friendly, tender, and warm tendencies in the mind of the patient)을 배제한다. 이 후자가 존재하기 때문에, 우리가 미워하는 자의 죽음은 우리를 슬프게 하고, 상실감을 느끼게 한다.

환자가 사랑과 관심을 아끼지 않고 준 (병, 나이, 상처 때문에 자신을 돌볼 수 없는) 병약자(invalid)의 사망은, 환자를 수용한 그리고 인정한 병약자의 사망은, 환자가 불행감(bereavement)과 상실감(sense of loss)을 느끼게 할 수 있다. 정신과 의사는 이것을 알 수 있어야 한다. 어떤 환자들은 이것을 인정하고 싫어하지 않을 수 있고 또는 이것을 인지하고 싫어하지 않을 수 있다. 왜냐하면 어떤 환자들은 그들의 고독을 수치스럽고 창피하다고 생각하기 때문이고, 그들의 고독을 다른 것으로 대치하여 만족하는 것을 열등하게 보았기 때문이다. 물론 환자가 병약자와 관계를 하는 것의 모든 일어날 수 있는 모든 가능한 면들은 치료적 엄밀한 조사(therapeutic scrutiny)를 받아야 한다. 치료적 엄밀한 조사는 환자의 주변에서 사망한 모든 사례와 동시에 발생한 환자의 죄의식에도 적용된다. 정신과 의사는 가까운 사람을 잃은 환자를 정신치료하는 동안에, 애도하는 기간이 사랑하는 가족이나 친구를 사별한 사람(bereaved person)이 병을 앓다가 사망한 병약자(deceased)와 헤어지기 어렵게 만든 것에서 정신의학적 도움을 받지 않고서도 정상적으로 회복하게 한다는 것을 명심하여야 한다.*

우리는 집중정신치료를 시작하기 이전에 사랑하는 사람을 잃은 환자를 가끔 볼 수 있다. 사랑하는 가족이나 친구를 잃었었을 때에 사망한 가족이나 친구를 애도할 수 있는 특권을 이런 저런 이유로 박탈 당한 환자를 우리는 가끔 볼 수 있다. 만약 때 늦게 언어화되어 갖게 된 애도 기간에, 특히 정신치료적 면담시간에, 정신과 의사가 환자들의 탐익(indulgence)을 격려하면, 이 환자들이 자주 고통받았던 생활의 소급적인, 마비된 방식(retroactively oriented, paralyzing way of living)은 좋은 영향을 받을 수 있다.

만약 정신과 의사가 환자의 친구나 친척의 죽음이 환자의 생활에 의미하는 것을 환자와 확실히 하지 않으면, 정신과 의사는 인습적 의미가 아닌 다른 의미가 요구되는지 요구되지 않는지를 알기 이전에 개인적 동정을 표현하는 것보다 정신치료적 조사를 제시할 수 있다. 치료자 쪽에서 조위(condolence)를 표현하는 것은 정당하고 권장받을 것이지만, 그러나 그 인습은 치료자와 환자 사이에 있을 수 없다.

3. 임신과 출산

환자의 임신, 분만, 출산은 환자에게 일시적으로 비직업적 반응을 하라고 환자가 정신과 의사에게 요구할 수 있는 환자의 삶에서 발생하는 사건이다. 정신과 의사는 여자 환자가 임신하였다는 것을, 남자 환

* 정보를 더 많이 얻고 싶으면, 참고문헌 2, 44, 147을, 그리고 이 책 p. 100을 보라.

자가 아버지가 곧 된다는 것을 듣자 곧 기뻐할 수 있다. 정신과 의사는 환자의 행복을 즐거워할 수 있다. 정신과 의사는 아기가 태어날 날을, 임산부의 건강 상태를 물을 수 있다.

자녀가 출생하는 것을 환자가 원치 않아도, 자녀를 환자가 원하지 않아도, 어머니가 되는 것을 환자가 거부하더라도, 임신은 자연적 생산(natural productivity)의 중대한 경험이라는 사실에 그리고 임신은 여자 환자의 신체적 욕구와 쾌락(physical lust and pleasure)이라는 사실에 정신과 의사는 관심을 기울이어야 한다(20, 75). 이 지식은 많은 여성이 자의적으로 임신을 중절한 뒤에 겪는 우울증을 분석한 것에 의해 확증되었다. 이 지식은 한 이유 또는 다른 이유 때문에 자녀가 없는 여인에게서 관찰된 우울증과 다른 정신장애를 분석한 것에 의해 확증되었다.

만약 어머니들이 심하게 혼란되어 있지 않으면, 만약 어머니들이 과거와 현재의 삶에서 중요한 사람과 맺은 관계가 주로 해를 주지 않는 좋은 관계이었으면, 어머니들은 자녀를 임신하고 있는 동안에 자녀를 원하지 않아도, 자녀가 태어나면, 그 자녀를 자주 따듯하게 받아들인다. 정신과 의사는 미래의 어머니에게 정신분석적 치료를 하는 동안에 이것을 명심하는 것이 좋다.

정신과 의사는 아버지를 정신치료하는 때에 부인의 임신은 자녀를 낳고 싶은 대부분의 남자의 욕구와 관계 없이 대부분의 남자의 생식력(virility)의 좋은 표시라는 사실을 간과하지 않아야 한다.

환자가 지각하든 자각하지 않든, 신생아가 아버지의 성의 복제이기를, 어머니의 성의 복제이기를, 또는 배우자의 성의 복제이기를 바라는 것과 그 복제를 싫어하는 것에 의해, 신생아의 성(sex)을 부모가 선호하게 될 수 있다는 것을 정신과 의사는 명심하고 환자가 신생아의 성을 선호한다는 말을 들어야 한다. 가족의 다른 구성원들의 기대를 환자가 고려하는 것과 거부하는 것도 환자가 신생아의 성을 선호하는 그림을 환자의 의식 안에, 의식 밖에 있게 하였다. 예비 부모가 모든 종류의 인습을 따르는 것은 예비 부모의 생활, 기호, 결심에 영향을 미치지만, 이 영향과 관계 없이, 예비 부모가 그들의 신생아를 대할 태도에 자주 영향을 미친다. 정신과 의사는 환자가 인습을 따르는 것이 환자의 생활에 중요한 영향을 미치는 의미를 확실히 이해하면, 환자가 인습을 따르는 것의 정서적 의미를 정신분석적 정밀 검사하라고 격려받는다. 물론 환자가 인습을 따르는 것의 정서적 의미를 정신분석적 정밀 검사하는 기법은 환자의 생활에서 같은 강도의 정서적 의미가 있는 다른 사건을 정신치료적 작업하는 기법과 같다.

고통스런 또는 불안을 일으키는 자료가 순조로운 임신을 방해하지 않기 위해, 임산모가 분석을 중단하여야 하는지 계속 하여야 하는지에 관한 토론이 있었다. 이 정서적 요인을 토론하지 않고, 그래서 이 정서적 요인을 그녀가 모르는 상태에서, 그녀가 통제하는 범위 밖에서, 이 정서적 요인이 그녀에게 영향을 자유롭게 미치게 하는 것보다 그녀(임산모)의 생활을 잠재적으로 방해하는 정서적 요인을 명료화하는 것이 나의 견해로는 일반적으로 더 좋다. 그 정서적 요인을 명료화하는 것은 예비모(expectant mother)에게 좋을 수 있고, 예비모의 배속에 있는 자녀에게 좋을 수 있다. 만약 위에서 말한 태도를, 즉 임신은 임신의 가능한 부정적 면과 관계 없이 원칙적으로 여성의 생활에 있는 긍정적 경험이라는 것을 치료자가 환자(임산모)에게 성공적으로 전달하면, 환자(임산모)에게 집중정신치료를 하는 것은 환자(임산모)의 임신 상태에 바람직하지 않은 영향을 미치지 않을 것이다. 분만을 치료자는 같은 맥락으로 접근할 수 있다.

만약 전에 치료받은 환자의 임신과 분만이 전 분석에서 꼭 필요한 부분이었고 그 분만이 진행된다면 그리고 만약 그 임신과 분만이 정신분석가에 의해 당연한 사실로 만들어질 수 있다면, 정신분석가는 환자와 신생아를 보러 갈 수 있다.

그들의 성 역할(sex role)이 현저하게 혼란된 심한 환자 이외에서, 나는, 여성이 출산하는 것은 여성이 남근(penis)을 마침내 소유하게 되는 것과 동등하다는 Freud의 개념을 확인하지 못하였다. Freud는 여자의 정신성(female psychosexuality)에 관한 믿을 만한 지식을 얻지 못한 것을 알기 위해 살았다고 저서 *New Introductory Lectures*에서 말하였을 때에, 여성이 출산하는 것은 여성이 남근(penis)을 마침내 소유하게 되는 것과 동등하다는 개념은 개정이 요구되는 개념이라는 것을 깨달았을 것이다(46).

다른 저자가 발견한 것과 일치하는 내가 발견한 것은 신생아가 행복한 기대를 많이 받는 것은 또는 적게 받는 것은 신생아의 어머니와 신생아의 아버지의 관계에 의해 결정되고, 그 뿐만 아니라 신생아의 어머니가 신생아의 아버지와 성교에서 얻은 즐거움에 의해 빈번히, 특별히 결정된다.

예비모와 그 예비모의 어머니의 관계에 관심을 많이 기울이어야 한다. 이것(예비모와 그 예비모의 어머니의 관계)은 환자의 의식 밖에서 임신과 분만에 빈번히 개입하는 정서적 요인들을 채색하는 또 다른 요소이다. 이 요인의 중요성은 아무리 과대평가하여도 과대평가될 수 없다. 나는 환자들이 신체적 이유 없이 유산(abort)하는 것을 보았다. 그 환자들을 정신분석적 작업을 한 것은 임신한 환자가 그녀 자신의 어머니를 강력히 미워하는 것을 인지하지 못하기 때문에 모성(motherhood)을 견딜 수 없는 것 같고, 그래서 그 환자들이 신체적 이유 없이 유산하는 사실을 발견하였다. 이 환자들은 자녀를 낳을 수 없다고 느꼈다. 왜냐하면 이 환자들이 자녀를 낳는 것은 이 환자들을 이 환자들이 미워한 어머니와 비슷하게 만들기 때문이고, 그렇지 않으면 그들이 그들의 어머니를 미워한 것처럼 그들의 자녀가 그들을 미워할 것이기 때문이다.

출산을 우리가 정신치료적으로 고려할 때에 무시하지 않아야 하는 또 다른 요인이 있다. 이 요인은 어머니가 아기를 분만할 때에 발생한 성적 만족의 요소(element of sexual gratification)이다. 만약 이 요인을 여성이 알 수 없게 되어 있고, 그렇지 않으면, 대부분의 여성은 이 요인을 타인에게 말하지 않는 경향이 있다. 이 문화에서, 대부분의 여성들은 그녀들의 남편에게 인상을 주는 것 이외에 다른 이유가 없으면, 남편에게 그녀들의 인상을 주기 위해 오직 분만의 진통(pain of labor)만을 강조하고 싶어한다. 월경, 임신, 출산은 남성이 경험할 수 없는 것이고, 여성만이 경험할 수 있는 것임을 그녀들은 강조한다. 물론, 발기와 사정, 그런 것을 여성은 경험할 수 없다. 그러나 동시에 발생하는 성적 절정감(orgastic sensations)은 남성과 여성이 함께 경험하는 것이다. 이 맥락에서 나는 부차적 문제를 말하고 싶다. 그 부차적 문제는 정신과 의사가 관심을 기울이어야 할 가치가 있는 것이라고 나는 믿는다. 임신과 분만은 여성이 순수한 자연적 출산과 만족(genuine natural productivity and satisfaction)을 경험하는 것이다. 임신과 분만은 우리가 정서적으로 생리적으로 중요한 것을 알 수 있는, 우리에게 부여된 임무이다. 만약 그렇다면, 오늘날 미국의 산부인과 의사들이 산모의 분만을 도울 때에 산모를 마취하는 것은 바람직한 것인가? 미국의 산부인과 의사들이 산모의 분만을 도울 때에 산모를 마취하는 것이 바람직하지 않다면, 여성이 분만의 진통에서 벗어나기 위해 지불하는 대가는 너무 크지 않은가? 왜냐하면 산부인과 의사들이 산모의 분만을 도울 때에 산모를 마취하는 것은 산모가 창조의 최고조에 도달하는 행위(the culmiuating act of their creativeness)를 완전히 알 수 있는 것을 경험하지 못하게 하기 때문이다(127). 이 정서적 박탈의 정신병리학적 결과를 정신의학적으로 조사하는 것이 필요하다고 나는 믿는다. 만약 출산 과정(confinement)이 정상이면, 적어도 마지막 분만 단계에 산부인과 의사가 임신한 환자에게 마취를 하지 않게 임신한 환자가 산부인과 의사에게 부탁하라고 나는 여러 임신한 환자에게 격려하였다. 환자들은 이 제안을 따르고 경험한 것 때문에 나에게 고마워하였다. 분명한 이유로 대부분의 산부인과 의사에게 임산모는 위의 말을 할 수 없다. 최근에 정신의학적 지식을 갖춘 산부인과 의사들은 출산 전과 출산 도중에 적합한 교육을 받은 여성에게 분만하는 동안에, 마취제를 적게 사용하라고 격려하였다(101).

남성과 여성에게서 밝혀질 수 있는 임신과 출산에 관한, 아는 정서적 요인들과 모르는 정서적 요인들을 예비 환자(expectant patient)의 정신분석적 치료와 연결시켜서 철저히 조사하는것은 물론 권고된다.

임신과 출산과 수유가 아기의 손위 남매에게(baby's older siblings) 그리고 아기와 예비모(expectant mother)의 관계에, 아기와 아기를 낳은 어머니(birth-giving mother)의 관계에, 아기와 아기를 양육하는 어머니(nursing mother)의 관계에 미치는 영향은 임신과 출산의 또 다른 중요한 면이다.

집중정신치료의 이 부분에 사용된 기법은 물론 이 책의 도처에서 토론된 치료적 원칙과 다르지 않다.

4. 약혼, 결혼, 이혼

환자가 집중정신치료를 받는 동안에 약혼을, 또는 결혼을, 또는 이혼을, 또는 환자의 삶에서 중요한 그런 결정을 하지 않도록 설득하여야 한다. 정신치료의 목적은 환자의 인격에 변화가 일어나게 하는 것이다. 환자나 정신과 의사는 이 변화의 결과가 어떻게 될지 미리 알 수 없다. 그러므로 환자는 이 인격 변화가 일어나기 이전에 한 서약이 미래에 바람직하게 된다는 것을 증명할 수 있을지를 알 수 있는 위치에 있지 않다고 우리는 가정할 수 있다. 어떤 사례에서는, 인격 변화가 일어나기 이전에 한 서약이 미래에 바람직하게 된다는 것을 분명히 증명할 수 있기 때문에 정신과 의사는 그 결정을 연기하라고 환자에게 솔직히 당당하게 요구할 수 있다. 만약 환자가 정신과 의사의 제의를 따르지 않으면, 정신과 의사는 치료를 중단하는 것이 합당하다고 자주 생각할 수 있다. 모든 지극히 중요한 결정을 치료가 종결될 때까지 연기하는 것은 정통적 정신분석의 기본 규칙들 중 하나이다.

다른 한편, 환자의 약혼 문제에, 또는 결혼 문제에, 또는 이혼 문제에 대인관계적 조건(interpersonal conditions)이 포함될 수 있다. 환자의 이 문제들은 즉각 다음 행동이 취해져야 한다. 왜냐하면 그 문제가 해결이 안되고 공중에 걸려 있는 것은 환자가 삶을 사는 방법을 배우는 노력을, 그의 삶이 좋아지는 것을, 그의 더 발전된 치료를 방해하고 멈추게 하기 때문이다. 이것은 환자가 치료를 받기 전에 있던, 또는 정신과 의사의 도움을 찾겠다고 결심을 하게 한 중요한, 어려운 결혼 전 상황에 또는 어려운 결혼 생활을 하는 상황에 특히 그렇다.

정신과 의사가 환자에게 성질이 서로 정반대의 것 두 개를 제시하고 그 둘 중 한 개를 환자가 선택하게 하는 것은, 정신과 의사가 환자와 토론하고 있는 각 환자의 특수한 삶과 치료 상황을 결정하는 굉장히 복잡한, 분명하지 않은 것에 의존하고, 환자를 데리고 갈 방향을 결정하기 위해 정신과 의사의 모든 지혜와 통찰력을 동원하는 것을 의미한다. 말할 필요도 없이, 정신과 의사는 환자의 이야기를 의도적으로 열심히 듣기 이전에 환자가 그런 결정을 하게 하지 않아야 한다. 환자와 치료자는 모든 결정을 하기 전에, 모든 이용할 수 있는 적절한 자료를 함께 조사 평가 해석하여야 한다. 환자와 치료자가 함께 조사 평가 해석하여야 하는 것은 환자와 치료자 각각의 삶에 작동하는 의식적 동기와 무의식적 동기를 정밀 조사한 것이고, 이 자료에 의해 상대방의 인격(personality)과 동기(motivation)를 잠정적으로 평가한 것이다.

어떤 환자들은 정신분석시간과 정신분석시간 사이에 행동을 함으로써 그들이 결정한 것의 동기와 이유가 타당한지를 조사하지 않고 회피한다. 환자와 치료자는 그런 행동을 하게 한 실제적 요소(actual elements)와 병렬적 요소(parataxical elements)에 관심을 기울이어야 한다. 환자의 인격과 장애의 역동을 이해할 수 있는 중요한 단서를 제공할 수 있는 여러 가능한 부분을 철저히 검사하여야 한다. 환자의 급한 행동의 어떤 부분들은 환자의 급한 행동이 쓸모 없다고 알리는 것일 수 있고, 환자가 급한 행동을 저항하는 것일 수 있고, 환자가 청소년기 반항(adolescent rebellion)을 하는 것일 수 있다. 그리고 나는 끝으로, 그렇지만 중요한 말을 하겠다. 환자의 경솔한 행동은 정신과 의사가 환자의 결정을 간섭할까 봐 환자가 두려워하는 것 때문일 수 있다. (And, last but not least, it may be due to fear of the psychiatrist's interference with a decision the validity of which the patient himself is usually doubtful about if he feels compelled to rush into it indiscreetly.)

앞의 예들은 많은 가능한 동기들 중의 지극히 작은 일부의 동기이다. 환자가 중요한 결정을 한 것을 치료자는 치료적으로 바람직하지 않은 태도로 대할 수 있다. 환자들이 중요한 결정을 한 것을 치료자는 볼 수 있다. 치료자는 환자들의 그런 태도에 짜증이 날 수 있고 화가 날 수 있다. 만약 치료자가 환자들의 그런 태도에 짜증이 나면, 치료자는 그 짜증의 정확한 성질을 찾아야 한다. 치료자가 짜증이 난 것은 환자들이 타당한 정신치료 원칙을 무시하는 것에 대한 치료자의 반응인가? 또는 치료자가 짜증이 난 것은 환자들이 때 이른, 급한 성질을 내린 내용들이 환자가 선택하기를 치료자가 바라는 좋은 해결책과 다르기 때문인가? 첫째 반응은 정신과 의사로서 받은 직업적 명령을 따르는 것이다. 그러나 후자의 반응은 정신과 의사로서 역할을 하는 것이 아니다. 후자의 반응은 정신과 의사의 "역전이" 반응("countertransference" reaction)이다. 그 역전이 반응은 정신과 의사의 관념인, "부모가 자녀보다 많이 안다"가 반응한 것("father-or-mother-knows-better" variety)이다.

정신분석적 치료를 시작하기 조금 전에 중요한 결혼을 결정하라는 요청을 받는다고 느끼는 환자들이 있다. 이 환자들은 일반적으로, 정신분석을 받기 이전에 행동화를 함으로써 진실이 아닌 어떤 것을 그들 자신과 그들의 미래에 그들의 정신과 의사가 될 사람에게 증명하고 싶어하는 사람들이다. 이 환자들은 이 환자들의 대인관계적 문제를 알기 때문에 그리고 이 앎을 다른 사람과 공유하기 때문에 발생하는 불안을 직면하고 싶지 않은 동기가 있다. 나는 치료를 시작하기 두 달 전에 급히 결혼한 여자 환자를 기억한다. 그 여자 환자의 말에 의하면, 그 여자 환자는 정신치료 과정이 동성애적 문제를 발견하고 토론하게 될 수 있다는 정보를 듣고, 그 여자 환자가 만족스런 이성애적 적응을 하였다는 한 기록을 갖고 치료를 시작하기를 원하였다.

그녀 자신에 관한 잠재적 발견을 저항한 그리고 그녀 자신에 관한 잠재적 발견을 두려워한 결과로 하게 된 이 바람직하지 않은 형태의 행동화는 치료 기간을 불필요하게 지연시켰다는 것이 밝혀졌다.

5. 조언을 요청

다음에 토론할 것은 환자를 치료하는 중에 환자가 다른 중요한 결정을 하는 문제와 환자가 충고를 달라고 치료자에게 요청하는 것을 대하는 치료자의 태도이다. 많은 환자들은 결정한 것이 앞 장(preceding chapter)에서 말한 여러 중요한 것 중 하나이든 일상생활에서 일어나는 중요하지 않은 것이든 그 결정에 의심이 일어날 때에 어떤 결정을 하는 것이 좋은지를 정신과 의사에게서 얻으려고 한다. 치료자의 역할에 관한 토론에서 내가 이미 말한 바와 같이, 치료자의 일은 치료적 과정에 관하여 조언과 생활지도를 하는 것이다. 치료자는 환자들이 결정한 것에 작용한 환자들의 발달사의 요소와 환자의 현재 생활 환경의 요소를 환자들이 알게 환자들에게 조언도 한다.

정신과 의사는 환자가 정신치료 과정을 촉진하는 또는 방해하는 생활 계획을 결정하게 환자를 적극적으로 도우라는 요청을 가끔 받을 수 있다. 만약 환자가 정신치료를 받는 동안에 부모의 집에 산다면, 또는 입원하여 있다면. 또는 요양원(nursing-home)에 산다면, 또는 기숙사(boarding-house)에 산다면, 그 요청이 정신치료를 촉진시키는가? 그는 반일제 일(half-time job)을 하여야 하는가 또는 전일제 일

(full-time job)을 하여야 하는가? 그는 대학에 계속 다녀야 하는가? 이런 질문들은 치료자가 환자에게 직접적인, 실제적인 조언을 하는 것을 정당화할 수 있는 질문들이다. 실제적 결정을 하는 다른 모든 사례에서, 환자는 환자 자신에게 조언을 하는 자가 되는 것을 격려받아야 한다. 정신분석적 조사는 환자가 결정한 것에 직접적 관련이 있는 환자의 인격적 요소들(personality elements)을 환자에게 알려 줄 것이다. 환자가 결정한 두 결과는 어느 결과이든 환자의 인격적 요소들에 달려 있다. 환자는 새 통찰을 얻은 그 위에서 결심할 수 있어야 한다. 또는 환자는 그 자신이 결심할 수 있게 될 때까지 결심을 연기하라고 격려받아야 한다. 이 맥락에서 정신과 의사들은 앞의 장들(chapters)의 여러 곳에서 말한 것을, 즉 정신치료는 환자의 성장과 궁극적 성숙을 목표로 하는 작업 과정이라는 것을 회상하여야 한다. 정신치료자가 환자들에게 실제적 조언을 하는 것은 환자들이 타인의 판단(judgment)과 지도(guidance)에 미숙한 의존을 하는 상태에 머물게 한다. 환자들은 아동이었을 때에 부모와 교사에게 의존하였다. 정신치료적 과정의 역동(the dynamics of the psychotherapeutic process)의 의미는 환자의 과거 삶에서 환자에게 권위적 인물의 역할을 한 사람으로 정신과 의사가 역할을 하게 환자가 정신과 의사에게 가끔 한다는 것이다. 우리가 본 바와 같이, 환자가 이 전이 경험으로 살아온 것을 치료적 조사를 하는 것은 환자가 환자 자신의 밖에 있는 권위에 의존적 집착을 한 양식(pattern)에서 벗어나게 한다. 만약 치료자가 조언자의 역할을 실제로 함으로써 환자의 병렬적 기대(parataxic expectations)를 격려하면, 치료자는 환자가 그런 기대의 미숙한 특성을 통찰하는 과정을 지연시킨다. 그러므로 치료자는 환자가 환자의 병렬적 기대를 해결하는 과정을 지연시킨다.

의사의 관점에서 앞에서 토론한 것을 환자의 관점에서 다시 보자. 아무리 환자가 그때에 그것 때문에 의사에게 압력을 많이 가하여도, 만약 정신과 의사가 환자들에게 실제적 조언을 직접적으로 하라는 환자들의 요구에 응하지 않았다면, 아무리 그때에 그것 때문에 환자가 의사에게 압력을 많이 가하여도 정신치료가 끝났을 때에, 또는 그 이후에, 환자는 정신과 의사가 조언하지 않은 것을 고마워한다. 환자가 태어날 때에 갖고 온, 건강하려는, 성장하려는, 성숙하려는 성향(innate tendency)은 환자의 건강하려는, 독립하려는 동기를 방해할 수 있는 유형의 도움과 조언을 바라는 시한적 욕구(time-bound wish)보다 마침내 크게 될 것이다.

6. 중병과 사고

이 맥락에서 토론되어야 하는 사건은 정신치료를 받는 중에 중병을 앓는 것과 사고를 당하는 것이다. 만약 환자가 정신치료를 받는 중에 신체적 중병을 앓으면 또는 사고를 당하면, 정신과 의사는 환자에게 관심(concern)과 동정(sympathy)을 분명히 나타낼 수 있어야 한다.

환자가 앓는 신체적 병의 성질은 또는 환자가 당한 사고의 성질은 정신치료적 토론을 방해하지 않는 것일 수 있다. 만약 이렇다면, 환자가 정신과 의사에게 올 수 없는 동안에 정신과 의사가 환자를 직업적으로 만나기 위해 환자에게 가끔 가는 것이 좋을 수 있다. 병이나 사고가 환자에게 여러 종류의 심각한 정서적 문제를 일으키는 사례에 특별히 추천된다. 그 사례는 사고로 수족을 잃는 것을 의미할 수 있다. 우리는 병 때문에 실직할 수 있다. 우리는 흉터 때문에 외모의 손상

(impairment of appearance)을 입을 수 있다. 우리는 만성적 전염병 등등 때문에 결혼을 곧 한다는 희망에, 건강한 자손을 얻는다는 희망에 치명타를 맞을 수 있다.

환자가 병을 앓는 상황에서, 정신과 의사는 굳은 표정으로 치료하는 "정신분석가"(a parlor-variety "psychoanalyst")처럼 행동하지 않아야 한다. 이 말을 내가 말한 의도는 정신과 의사가 앞뒤를 생각하지 않고 곧 비약하여 "무의식적 이유"("unconscious reasons")가 또는 "정신역동적 측면"("psychosomatic aspects")이 또는 "병을 앓음으로써 얻는 2차 이득"("secondary gain of illness")이 병을 앓게 하였다고 또는 사고를 일으켰다고 결론을 내리지 않아야 한다는 것이다. 불행히도, 정신과 의사가 이 반응을 드물지 않게 하는 것은 환자의 궁극적인 신체적 정서적 회복을 심각하게 방해할 수 있다.

모든 질병과 많은 사고들은 신체적 면과 물질적 면이 있고 그 뿐만 아니라 정서적 면도 있다. 모든 환자들은 입은 손상(impairment)을 깨닫고 충격을 받는 즉각적 결과에서 회복하는 시간이 주어져야 한다. 정신분석적 사고를 주입받은 일반적 환자는 그 자신이 곤경을 느끼는 것의 정신의학적 면에 관하여 생각할 수 있게 되고, 치료자에게 자발적으로 말할 수 있게 된다. 명백한 이유로, 환자는 정신과 의사가 환자에게 압력을 적게 가할 수록, 환자는 그 자신의 곤경의 정신의학적 면을 생각할 수 있게 되고, 치료자에게 자발적으로 말할 수 있게 된다. 이것에 적합한, 최근에 나의 관심을 끈 한 예는 차를 운전하는 동안 사고를 낸 환자이었다. 이 사람은 자동차 운전 면허증을 받은 뒤 20년 동안 사고를 낸 기억이 없는 운전자이었다. 그는 치료를 받는 동안에 주차장에서 주차하기 위해 후진하다가 다른 차와 충돌하여 그 자신의 차를 심하게 망가뜨렸다. 그가 그다음 날 정신분석적 면담을 받는 동안에 자발적으로 한 말은 그 사고가 그를 매우 특수한 방법으로 그를 놀라게 하였다는 것이었다. 그는 그가 사고를 낸 것이 그에게 너무나 낯 익지 않은 것이어서, 그가 하고 있는 것에 주의를 하지 않은 것 때문에 사고가 났다고 생각하였다. 그에게 알려지지 않은, 심각한 대인관계적 문제에 그가 생각을 집중한 것이 그의 관심을 흡수한 것처럼 보였다. 그는 자동차 수리 공장에서 차를 돌려 받자 곧바로 사고를 낸 장소로 차를 운전하겠다고 자발적으로 결정하였다. 그가 사고를 낸 장소에 다시 가는 것은, 그가 차 운전에 주의를 집중하지 못하게 방해한 그가 집착한 내용을 그가 발견하게 할 것이라고 생각하였다.

정신과 의사는 신체적 병의 기능이 오직 부정적 기능만 하지 않는다는 것을, 신체적 병의 정서적 면에 관하여 정신치료적 토론을 환자와 하는 동안에, 명심하여야 한다. 일시적으로 앓는 신체적 병은, 그 병을 앓는 많은 사람이 정신병 환자이든 명목상으로 건강한 사람이든, 그 사람의 삶의 과정에서 건설적 역할을 한다. 나는 이 문제를 더 이상 설명하지 않겠다. 병의 철학(philosophy of illness)은 모든 시대와 모든 국가의 위대한 의료인들에 의해 토론되어 왔다(164, 165, 167).

환자의 신체적 증상(psysical symptomatology)의 특수한 의미를 발견하고 싶어하는, 정신분석적 태도를 취하는 정신과 의사들(psycho-analytic psychiatrists)은 신체적 병의 넓은 철학적 면들을 잃을 수 있다. 특별한 환경에서 신체적 병(physical ailment)이 시작하는, 흔히 비건설적인 의미를 발견하는 쪽으로 연구가 진행되었다. 이 연구를 우리는 신체적 병의 뿌리에 그리고 그 병이 특정 시간에 발병한 배경에 건설적 철학적 면들(constructive philosophical aspects)도 있을 수 있다는 철학을 존중하는 기반 위에서, 그 철학을 수용하는 기반 위에서 행하여야 한다.

나는 이 문제들을 대하는 정신과 의사의 편견 없는 태도가 여러 가지 사실에 의해 자주 손상을 입을까 봐 두려워한다. 정신치료적 약속을 지킬 수 없는 정신병 환자의 신체적 병 때문에 정신과 의사의 수입은 반갑지 않게 일시적으로 감소된다. 환자를 만나러 가는 것도 시간마다 정해진 일정(his hour-by-hour schedule)을 방해한다. 환자를 대하는 정신과 의사가 인간적으로 이해할 수 있는 그러나 수용할 수 없는 성향들을 정신과 의사가 아는 것은 정신과 의사에게 도움이 될 수 있다. 환자를 대하는 정신과 의사가 인간적으로 이해할 수 있는 그러나 수용할 수 없는 성향들을 정신과 의사가 아는 것은 정신과 의사가 환자들의 삶에서 신체적 병을 앓는 것과 사고를 당하는 것을 대하는, 치료적으로 건설적인 태도를 방해하지 않게 한다.

환자를 치료하는 과정에서 환자에게 자주 발생하는 사건들에 관한 토론을 나는 끝마치면서 정신과 의사의 삶에서 일어나는 중요한 사건들을 이제부터 토론하겠다.

7. 정신과 의사의 삶에서 발생하는 중요한 사건

오랜 정신분석 과정에서 정신과 의사는 정신치료적 면담 중에 신체적으로 또는 정서적으로 보통 때보다 나쁜 기분 상태를 느낄 때가 있을 수 있다. 정신과 의사의 상태가 정신과 의사와 환자의 작업을 방해하지 않는다고 정신과 의사가 느끼는 한, 정신과 의사는 정신치료적 면담 중에 보통 때보다 신체적으로 또는 정서적으로 나쁜 상태를 느낄 때가 있을 수 있다는 것을 말할 이유가 없다. 왜냐하면 이 말을 하는 것은 환자에게 오직 정신을 혼란하게 하고 심지어는 환자에게 쓸데없이 부담만 줄 수 있기 때문이다. 그러나, 만약 환자가 어떤 것을 감지하였다면, 그 어떤 것을 회피하지 않고 말하여야 한다. 정신과 의사는 불필요하게 자기 의식적(self-conscious)이 아니어야 한다. 정신과 의사는 그 자신의 지식과 판단에 의하면, 그 자신의 현재 상태가 그와 환자의 작업을 방해하지 않는다고 말하면서 사실을 단순하게 직접적으로 말할 수 있다. 만약 그가 또는 환자가 뚜렸한 방해물이 있는 것을 느끼면, 그것을 솔직하게 말하는 것이 좋다. 그 말을 한 뒤에, 그는 또는 환자는 장애물이 있지만 면담을 계속 할 것인지, 그 특별한 면담을 멈출 것인지 이 둘 중에서 하나를 선택할 수 있다. 정신과 의사가 인간이고, 항상 옳을 수 없고 오류를 범하지 않을 수 없다는 것(not infallible)을 솔직히 인정하는 것은 회피하는 것보다 환자를 훨씬 더 많이 존중하는 것을, 환자를 훨씬 더 많이 배려하는 것을 보인다. 정신과 의사가 인간이고, 항상 옳을 수 없고 오류를 범하지 않을 수 없다는 것을 솔직히 인정하는 것은 또한 환자의 성숙 과정에 기여할 수 있다. 환자의 성숙은 정신치료적 과정의 목표의 일부이다.

환자가 치료를 받는 중에, 정신과 의사의 삶에 죽음, 결혼, 자녀의 출생, 이혼 같은 중요한 일이 일어날 수 있다. 정신과 의사가 그 자신의 일에 그의 모든 관심을 집중할 수 있는 충분한 시간 동안 치료를 중단하라고 우리는 정신과 의사에게 조언할 수 있다. 정신과 의사는 치료를 다시 시작할 때에 치료를 중단한 이유를 겸손하게 말하고 지금 작업을 할 준비가 되어 있다고 덧붙일 수 있다. 환자가 그에게 조의를, 축하를 표현하고 싶어할 수 있고 또는 단지 말하고 싶어할 수 있는 것을 그는 명심하여야 한다. 그리고 그는 환자가 그에게 그렇게 할 수 있는 기회를 환자에게 주어야 한다.

이것과 관련하여, 나는 정신과 의사의 절친한 친구가 사망하였다는 소문을 들은, 한 심한 조현병 환자를 생각한다. 정신과 의사가 그 자신의 친한 친구가 사망한 뒤에 그 조현병 환자를 다시 치료하였을 때에 정신과 의사가 환자의 친구의 상실을 안다는 것을 환자가 알았다는 것을 정신과 의사가 환자에게 말할 때까지 그 조현병 환자는 정신과 의사와 의사소통을 완전히 하지 않았다.

다른 한편, 나는 결혼하기 위해 약혼한 한 여자 정신과 의사의 예를 생각한다. 그 여자 정신과 의사의 약혼에 관하여 우연히 들은 여러 젊은 여자 환자들은 여자 정신과 의사가 그 여자 환자들을 치료 작업하는 것에 정신 집중을 할 수 있는지를 의심하였다. 만약 그녀가 그녀의 치료할 수 있는 능력을 의심하였다면, 그녀는 환자들을 치료하는 것을 일시적으로 중단하였을 것이라고 그녀는 환자들에게 대답하였다. 이 이후에 정신치료적 작업은 보통 때처럼 계속되었다.

정신과 의사의 생활에 환자가 신체적으로 관여한 또는 정서적으로 관여한 경우를 분별할 수 있는 능력이 사람들에게 있다고 사람들은 주장하였다. 그러나 환자들은 환자들을 만나면서 환자들의 문제를 관찰하는 자(participant observer)로 정신과 의사를 보게 훈련된 그리고 환자들 자신의 고통에 관심이 많은 사람이라는 것을 사람들은 명심하여야 한다. 환자가 정신과 의사의 삶과 문제에 관심을 기울이는 것은 그러므로 과대평가되지 않아야 한다.

내가 말한 이런 것들은, 정신과 의사에게 발생하는 사건들과 관련하여, 환자를 대하는 정신과 의사의 태도를 용이하게 할 것이다.

제12장

환자의 가족 구성원을 만나는 것

오직 신경증 환자만이 정신분석적 치료에 적합하다고 생각한 시절에는 정신과 의사가 환자의 가족 구성원을 만나지 않을 수 있으면, 만나지 않는 것이, 널리 퍼져 있는 규칙이었다. 이 규칙 뒤에, 치료가 끝날 때까지 환자가 자료를 스스로 내놓을 것이고, 그 자료는 우리가 가족 구성원을 만나 정보를 부수적으로 얻을 수 있는 만큼 빨리 얻을 수 있다는 개념이 있었다. 치료자가 환자의 환경에 있는 중요한 사람들을 만나지 않는 것과 직접적 관련이 있는 또 다른 측면이 있다. 환자의 환경에 있는 중요한 사람들은 환자의 장애가 일어나게 중요한 역할을 하였기 때문에, 치료자가 환자의 환경에 있는 중요한 사람들을 만나는 것은, 환자에게서 환자의 환경에 있는 힘이 강한 그리고 필요하다면, 갈등을 일으키는 인물들에게 대항하는 그리고 환자를 돕는 사람을, 즉 치료적으로 타당한 안전장치를 환자에게서 박탈할 수 있다. 가족 구성원들을 만나 얻는 것보다 환자가 치료 과정에서 내놓는, 변화하는, 적합한 자료에서 환자와 그 환자의 환경의 관계에 관한 정신과 의사 자신의 판단을 구성하기 쉽다고 사람들은 또한 가정하였다.

많은 정신과 의사들은 아직도 그렇게 느낀다. 나는 개인적으로, 나의 정신의학을 하는 친구들도 환자의 환경에서 환자에게 중요한 역할을 하는 사람을 환자의 동의를 받아 만나고 싶어한다. 만약 정신과 의사가 부수적 정보를 신중히 사용하면, 부수적 정보는 치료의 전체 과정을 촉진한다고 나는 믿는다. 정신과 의사가 환자의 삶에 중요한 역할을 하는 사람들에게서 받은 인상을 수집하는 것은 정신과 의사에게 도움이 된다고 나는 생각한다. 환자는 변화하는 평가적 참조(changing evaluational references)를 환자의 삶에 중요한 역할을 하는 사람들에게 여러 번 말하였다. 끝으로 정신과 의사가 환자의 장애의 성질과 그리고 그 장애의 대인관계적 의미를 환자의 가족 구성원에게 알려 주고 싶을 수 있다. 물론 치료의 상태와 환자와 치료자의 관계를 고려하여 환자의 가족 구성원을 만나는 시간을 조심스럽게 정하여야 한다.

만약 정신과 의사가 가족 구성원에게서 얻은 부수적 정보의 신뢰성이 없다는 것을 참작하여 그 정보를 듣는다면, 그 정보는 정신치료적 과정을 방해하지 않고 촉진시킬 것이다. 그 자료는 잘 파괴된다. 왜냐하면 신경증 환자의 가족 구성원들은 신경증적 성향이기 쉽고, 그래서 환자가 정보를 틀리게 제시를 잘 하듯이 신경증 환자의 가족 구성원들도 정보를 틀리게 제시를 잘 하기 때문이다. 그리고, 치료를 시작하기 이전에 환자에게 손상을 입힌 것을 아는 가족 구성원은, 그가 환자의 장애가 일어나게 한 그 자신의 역할을 모호하게 만들려고 시도하지 않는다면, 그가 줄 수 있는 정보의 뉴앙스를 변질시키고 싶을 것이다. 환자가 제시한 정보와 가족 구성원들이 제시한 정보를 비교 검토하는 것은 가족 구성원들이 제시하는 정보를 신뢰할 수 없는 것에 의해 일어날 수 있는 위험을 줄이는 한 방법이다.

틀린 정보를 얻을 수 있는 또 다른 근원은 정신과 의사가 평가를 틀리게 한 것에 의해 발생한 오해 때문이다. 이 오해는 정신과 의사가 환자에게 긍정적 전이를 한 것에 의해 또는 환자의 가족 구성원에게 부정적 전이를 한 것에 의해 발생할 수 있다. 오해의 근원은 가족 구성원의 사회적 지위 또는 경제적 지위에 의해 상징되는 권위를 대하는 정신과 의사의 의존적 태도일 수 있다. 환자가 정보를 제시하는 것과 환자의 가족 구성원이 정보를 제시하는 것은, 만약 정신과 의사가 이 방법으로 자료를 얻는 것에 내제한 위험에 민감하면, 도움이 될 것이다.

관심을 기울이어야 할 또 다른 중요한 것은 환자의 어느 가족 구성원을 의사가 만날 수 있는지이다. 가족 구성원(아버지, 어머니, 형제자매, 삼촌, 사촌 등등)이 준 정보의 종류는 그들 각각이 찾은 정보의 종류는 가족 집단 안에 있는 사람들의 각각의 역할에 따라, 가족 집단 안에 있는 사람들의 상호 관계에 따라, 가족 집단 안에 있는 사람들과 환자의 관계에 따라 다양하게 된다. 그러므로 가족 구성원이 제시하는 자료는 다르게 평가되어져야 할 것이다.

만약 어떤 한 가족 구성원이 정신과 의사를 만나고 싶어하면, 정신과 의사는 가족 구성원이 정신과 의사를 만나고 싶어하는 것에 대한 환자의 태도를 먼저 환자에게서 조사하여야 한다. 만약 정신과 의사가 환자의 가족 구성원을 만나는 것을 환자가 반대하지 않고, 정신과 의사가 환자의 가족 구성원을 만나는 것이 치료의 과정을 방해하지 않는다고 판단하였으면, 정신과 의사는 환자의 가족 구성원과 만날 약속을 할 수 있다. 정신과 의사는 환자의 가족 구성원을 만나는 것을 환자가 모르게 하고 환자의 가족 구성원을 만날 수 없다. 정신과 의사가 의사-환자 관계를 지배하는 상호 정직의 원칙(the principle of mutual sincerity)

을 파괴하고 그 원칙을 파괴한 대가를 치르더라도 환자의 가족 구성원을 만나는 것은 아직도 금기이다. 정신과 의사는 환자의 가족 구성원이 정신과 의사를 만난 것을 환자가 모르게 비밀로 할 수 없다. 정신과 의사는 환자의 가족 구성원을 만난 것을 무심코 말하지 않을 수 있는 능력에 언제나 충실히 의존할 수 없다.

만약 정신과 의사가 환자의 가족 구성원을 만나는 것을 환자가 동의하면, 만약 정신과 의사가 환자의 가족 구성원을 만나기를 환자가 자발적으로 정신과 의사에게 요구하면, 정신과 의사는 환자의 가족 구성원을 만나는 것을 환자가 자발적으로 정신과 의사에게 요구하는 동기를 정신과 의사가 환자에게 동의하기 전에 또는 환자의 가족 구성원을 만나기 전에 조사하여야 한다. 정신과 의사가 환자의 가족 구성원을 만나는 것을 환자가 동의하는 것이나 정신과 의사가 환자의 가족 구성원을 만나기를 환자가 바라는 것은 정당하다. 가족 구성원을 면담하겠으니 허락하라고 요구하는 정신과 의사의 판단에 환자는 의지할 수 있다. 더구나, 정신과 의사가 환자의 환경에 있는 중요한 사람들을 만나고 그 사람들이 정신과 의사의 평가적 판단에 따르게 하는 것이 합당하다고 환자는 개인적으로 생각할 수 있다.

다른 환자들은 의사에게 과도하게 의존한다고 지각하는 등, 정당하지 않은 이유 때문에, 또는 정신과 의사를 좋은 어머니로, 가족 구성원을 나쁜 어머니로 사용하고 싶기 때문에 정신치료를 받을 수 있다. 환자들의 또 다른 집단은 정신과 의사가 환자의 문제와 욕구를 가족 구성원에게 설명과 교육을 하게 하기 위해 정신과 의사와 그들의 삶의 중요한 환경적 인물들을 갖고 싶어할 수 있다. 정신장애의 성질과 정신치료적 과정의 성질을 설명하는, 좋은, 인기 있는 문헌을 가족 구성원에게 추천하거나 제공하는 것이 도움이 되는 것을 자주 증명할 것이다

(12, 34, 93, 96, 97, 116, 117).

장애가 심하지 않은 신경증 환자를 치료할 때에, 그 환자의 가족 구성원을 교육하는 것은 정신치료자의 일이 아니다. 환자는 성공적 치료의 영향을 받아 성숙하는 때에, 타인의 도움을 받지 않고 스스로, 그 자신의 문제와 욕구를 가족 구성원들에게서 이해받을 수 있어야 한다. 그리고 환자는 그 이후에 그의 특수한 생활방식을 가족 구성원들에게서 이해받을 수 있어야 한다. 정신과 의사는 신경증을 앓는 아동들(neurotic children)과 장애가 심한 가족 구성원들을 치료할 때에는 그 아동들이 그 가족 구성원들에게서 이해받을 수 있다고 기대하지 않아야 한다.

정신병 환자는 그 자신의 병을 가족 구성원들에게 설명하고 가족 구성원들을 다룰 때에 정신과 의사의 도움을 받아야 한다. 의사가 이것을 하는 방법을 나는 뒤에서 설명할 것이다.

의사가 가족 구성원을 만나는 것을 환자가 허용한 동기들의 모든 부당성을 또는 의사가 가족 구성원을 만나라고 환자가 의사에게 요청한 동기들의 모든 부당성을 의사는 배제하면, 의사는 가족 구성원이 의사를 만나자고 요구하게 한 이유들에 관하여 잠정적으로 평가적인 결론(a tentative evaluational conclusion)에 도달하여야 한다. 이 이유들은 가족 구성원이 제공하는 정보를 신뢰할 수 있는 정도(reliability)와 사용할 수 있는 정도(usefulness)를 대체로 결정할 수 있다. 그와 같은 결론에 도달하는 것은 언제나 쉽지 않다. 왜냐하면, 흔히, 가족 구성원은 의사가 알고 싶어하지 않는다고 생각하는 근본 동기를 감추고 싶고, 그래서 의사를 오도하는, 의사에게 방어적인 태도를 나타내고 싶기 때문일 수 있다.

가족 구성원은 환자의 복지에 협조하려는, 진정한 관심을 기울이려는 정신에서 정신과 의사를 만나고 싶은가? 가족 구성원은 환자를 대하는 가족 구성원의 태도를 조절할 수 있는 적합한 정보를 주고 싶은 또는 받고 싶은 욕구에 의해 정신과 의사를 만나겠다고 결심하게 되는가? 가족 구성원의 요구는 가족 구성원이 가족에 있는 환자를 돕는다고 생각되는 의사를 만나고 싶은 욕구에 의해 결정되는가? 후자의 이유 때문에 가족 구성원이 의사를 만나는 것은(가족 구성원이 가족에 있는 환자를 돕는다고 생각되는 의사를 만나고 싶은 욕구 때문에 의사를 만나는 것은) 일반적으로 반대하지 않아야 한다. 왜냐하면 후자의 이유 때문에 가족 구성원이 의사를 만나는 것은 단순히 모호한 호기심과 그 호기심에 부수하는 불쾌한 가치 때문이 아니고, 환자의 회복에 기여할 수 있는 욕구에 의해 결심된 것일 수 있기 때문이다.

다른 가족 구성원들은 그들의 욕구 때문에, 정신과 의사를 만나고 싶어할 수 있다. 그들의 일부는 정당한 이유 때문에 정신과 의사를 만나고 싶어할 수 있고, 그들의 일부는 정당하지 않은 이유 때문에 정신과 의사를 만나고 싶어할 수 있다. 그들은 타당한 이유로 정신과 의사를 만나고 싶어할 수 있다. 그들은 환자의 곤난한 처지를 이해하기 위해, 환자의 정신 장애가 발생하기 전과 발생하는 동안에 환자와 가족 구성원 사이에 발생한 대인관계적 장애(interpersonal difficulties)를 이해하기 위해 정신과 의사를 만나고 싶어할 수 있다.

환자의 환경에서 온 중요한 사람들의 또 다른 집단은 환자를 막 대한 것이 장애를 발생하게 하였다는 것을 깨닫고 짐을 벗기 위해, 환자의 장애의 발달에 외상적 역할을 할 수 있는 가능성에 관한 죄책감에서 벗어나기 위해 정신과 의사에게 올 수 있다.

불행하게도, 상당히 많은 가족 구성원은 정당하지 않은 이유 때문에 정신과 의사를 만나려고 한다. 이것은 환자의 환경에 있는 굉장히 많은 중요한 사람이 정신치료적 과정에서 그의 역할을 포기하지 않으려는 것이고 환자에게 영향을 미치려는 것이다. 정신과 의사는 그들이 정신과 의사보다 환자를 더 오랫동안 알았다는 합리화를 하면서 환자를 어떻게 대하는지를 그들에게서 듣고 싶어할 수 있다.

가족 구성원 때문에 이와 같은, 이와 비슷한, 피곤을 느끼는 상황에도 불구하고, 정신과 의사는 대인관계를 다루는 전문가라는 기대를 가족 구성원에게 받는 것에 맞게 최선을 다 해야 한다. 가족 구성원들을 학대하는 것은 가족 구성원-환자-의사의 관계에 나쁜 영향을 미칠 수 있다. 가족 구성원들을 학대하는 것은 그 당시와 그 이후에 환자에게 손상을 줄 수 있다. 만약 정신과 의사가 아래의 사실을 명심하면, 그것은 정신과 의사가 환자의 가족 구성원을 올바르게 만나려는 노력을 도울 것이라고 나는 믿는다. 그 가족 구성원들은 정신과 의사를 처음 방문할 때에 정신과 의사가 모르는 사람이다. 그러므로 그 가족 구성원들은 치료받고 있는 환자에 비해 정신과 의사와 환자가 계속되는 면담 과정에서 발달시킨 그런 신뢰의 관계를 발달시킬 수 있는 기회를 갖지 못하였다.

더구나, 결국 정신의학적 교육을 받지 못한 일반 시민의 사고방식인 편향적 방식으로 생각하는 가족 구성원이 가족의 한 구성원을 치료하는 정신과 의사를 좋아하지 않는 또는 증오하는 여러 이유는 정당화된다. 가족 구성원이 정신과 의사를 좋아하지 않는 첫 이유는 가족 안에 정신병 환자가 있다는 비밀이 정신과 의사에게 알려질 수 있다는 것이다. 다른 이유는 가족 구성원이, 즉 마음의 병을 앓는 환자(mental patient)가 그 자신의 마음에 있는 모든 것을 정신과 의사에게 말하게 된다는 것을 아는 가족 구성원이 의사가 그 가정의 모든 "신성한" 비밀("sacred" secrets)을 들으려고 하는 것을 자각하게 된다는 것이다. 많은 정신과 의사는 환자들이 치료를 시작하기 전에 가족의 비밀을 말하지 않으려고 얼마나 자주 조심하였는지를 치료 실제에서 알게 된다. 가족 구성원들이 정신과 의사를 좋아하지 않는 셋째 근원은 가족 구성원들이 환자를 다룰 때에 잘못한 것일 수 있다. 가족 구성원들이 환자를 다룰 때에 잘못한 것은 환자의 정신장애의 발생과 발달에 기여하였다. 환자가 가족의 여러 구성원과 함께 성취한 통합의 유형을 정신치료가 변화시킬 수 있는 사실은 가족 구성원이 정신과 의사를 싫어하는 근원이 될 수 있다. 이 적개심은 준비되지 않은 가족 구성원을을 위협할 수 있다. 왜냐하면 적개심은 때때로 가족 구성원에게 통합의 동시적 변화(concomitant changes)를 요구하기 때문이다.

이를테면, 예전에 강박적이었던 환자는 사물이나 사람들을 대할 때에 지나치게 정돈(overtrimness)하려고 하고 또는 정확하려고 할 수 있다. 이것은 환자의 강박적 방식에 맞춰진 배우자가 환자의 변화에 상당히 많은 적응을 하게 하거나 그렇지 않으면 관계를 무너뜨리게 한다.

방금 앞에서 말한 두드러지게 복종적인 환자는 치료 과정 중에 내적 독립(inner independence)을 얻었다. 그 내적 독립을 그의 배우자나 또는 부모가 인정할 수 있는 준비가 되어 있지 않았다. 그러므로 환자의 삶에 중요한 이 사람들은 이 사람들에게 정신과 의사가 크게 해를 입히고 있다고 느꼈다.

타인에게 비우호적이고 자신에게 몰두하는 한 사람은 정신과 의사와 분석 작업을 한 뒤에 분석 작업을 하기 전보다 사교적이 될 수 있고, 타인과 관계를 맺는 것에 관심을 많이 기울일 수 있다. 가족 구성원들이 환자에게 한 대인관계적 적응 방식은 환자의 인격 변화에 의해 혼란스러워졌다. 이 결과는 환자의 변화에 중요하였던 정신과 의사에게 가족 구성원들이 분개하는 것이 될 수 있다.

지배적이었던 사람이 상호 수용하는 수준에서 대인관계를 할 수 있는 정도로 치료 과정에서 성숙할 수 있다. 그가 이 변화를 바라든 바라지 않든 또는 이 변화에 적응을 할 수 있든 할 수 없든 관계 없이, 그의 순종적인 배우자는 매우 어려운 문제를 직면하게 될 것이다.

어떤 여자 환자는 불감증의 증상을 정신치료에 의해 극복할 수 있다. 이 새롭게 자각된 성적 생동감(sexual aliveness)은 그녀의 남편에게 있는 굉장히 많은 불안을 방출할 수 있다. 그녀의 남편은 여러 해 동안 그의 부인의 억압된 방식에 맞추는 것이 필요하다는 것을 알았다.

자녀를 낳는 것에 배우자가 관심을 조금 갖는 것에 같은 생각을 한 남편이든 부인이든 치료 과정에서 자녀를 낳고 싶은 욕구가 일어날 수 있다. 배우자는 생명을 창조하는 새 인생 문제에 다시 적응하여야 한다. 배우자는 생명을 창조하는 새 인생 문제를 정신과 의사에게 감사하지 않을 수 있다.

가족 구성원을 치료하고 있는 정신과 의사가 가족 구성원의 적이라고 많은 가족 구성원이 느끼는 사실에 우리가 이해할만한 이유들이 있다. 가족의 관점에서 보면, 정신과 의사는 환자의 "특이한 습성과 이상한 성질"("peculiarities and oddities")을 자주 일시적으로 옹호할 수 있다. 더우기, 환자는 그 자신의 입장에서 가족 구성원에게 대항하기 위해 정신과 의사를 인용할 수 있다. 이 시점에서, 정신과 의사가 취한 태도를 그대로 유지하게 하는 것이 치료의 그 이후 과정에 가장 좋은 결과를 가져올 것이다. 가족의 헝클어진 또는 불만을 품은 구성원이 환자를 대하는 정신과 의사의 태도를 변경하려는 유혹에 정신과 의사는 넘어가지 않아야 한다. 예를 들면, 그런 변화는 권력이 있는 또는 재력이 있는 가족 구성원이 정신과 의사에게 불안을 일으키며 압력을 가할 때에 일어날 수 있다. 또는 병원에서 병원장이 인정을 받지 못하는 젊은 의사에게 불안을 일으키며 압력을 가할 때에 일어날 수 있다. 의사는 이 위험을 받지 않기 위해 조심하여야 한다.

정신치료적 정밀 조사(psychotherapeutic scrutiny)에 의해 증상이 일시적으로 흐뜨러졌기 때문에 환자가 악화될 때에 또는 환자의 행동이 나빠질 때에 가족 구성원들은 정신과 의사를 불신할 수 있다.

몇몇 정신과 의사에게 가치가 있는 제의는 개인적 경험에 의해 구술된다. 만약 의사는 가족 구성원에게 견딜 수 없기 때문에 또는 짜증나기 때문에 위협을 느끼면, 의사는 가족 구성원들이 의사의 환자라고 일시적으로 시각화하여야 한다. 즉 의사는 그들의 대인관계적 배경의 발생과 역동을 일시적으로 시각화하여야 한다. 정신과 의사는 이 제의를 명심하고 장애가 있는 가족 구성원들이 보이는 문제들에 관하여 Freud가 고백한 절망감을 피해야 한다(37).

정신과 의사는 환자의 가족 구성원을 만나기 전에 환자가 의사에게 소통한 것 중에서 어떤 것을 의사가 가족 구성원에게 말하기를 환자가 원하고 어떤 것을 의사가 가족 구성원에게 말하지 않기를 환자가 원하는지를 환자의 관점에서 환자와 이야기하여야 한다. 정신과 의사가 흔히 들을 수 있는 답은 “선생님이 저의 가족 구성원에게 말씀하시고 무엇을 말씀하셨는지를 저에게 말씀하실 것이면, 선생님이 말씀하고 싶은 것을 무엇이든 말씀하십시오”이다. 그러나, 만약 환자가 분명한 제의를 하면, 의사는 그 제의를 따라야 한다. 가끔, 가족 구성원과 환자와 의사가 함께 회의를 하는 것이 필요하고 그 회의가 도움이 될 것이다. 이 공동 회의는 가족 구성원과 의사의 면담에 관한 가족 구성원과 환자의 긴장을 완화하는 수단일 수 있다. 분명히 말을 하지 않는 또는 마음이 어지러운 정신병 환자(an inarticulate or disturbed psychotic)를 치료할 때에 정신과 의사는 물론 그 자신의 판단을 사용하여야 한다.

일반적으로, 가족 구성원들은 말을 하라고 장려 받을 수 있다. 흔히 가족 구성원들은 긴장한 것, 그들 자신의 역할에 집념한 것, 환자가 치료를 받겠다고 최종 결정을 내리기 전의 상태에 의해 대단히 피곤한 것의 영향을 받는다. 가족 구성원들이 정신과 의사에게 정보를 요구할 때에, 정신과 의사는 가족 구성원과 환자를 돕게 될, 많은 명료화하는 말(clarifying remark)을, 동시에 환자의 사생활을 바라는 정당성을 방해하지 않을, 많은 명료화하는 말을 할 수 있어야 한다. 정당한 이유 때문에 환자의 치료자를 만나려고 하는 가족 구성원들은, 오직 환자의 비밀 자료를 사용하지 못하게 한다는 근거에서, 의사를 만날 수 있는 특권을 절대로 거절받지 않아야 한다.

마음의 병을 앓는 환자의 장애에서 발생한 문제와 변화를 이해하고 지원하려고 진정으로 협력하는, 노력하는, 그 문제와 변화를 이해할 수 있고 지원할 수 있는 가족 구성원들을 의사가 만나는 것을 더 이상 토론할 필요가 없다. 그렇지만 과도하게 고마워하는 또는 과도하게 고마워하는 체하는 가족 구성원들을 의사가 만나는 것에 관해 한 마디 말하겠다. 의사는 그런 아첨이 의사의 명성 추구에 작용하지 않게 하여야 한다. 의사는 그렇게 하지 않으면, 과도한 낙관론적 환상에 빠지게 되고, 그럼으로써 환자의 현재 상태와 미래의 발전을 현실적으로 판단하는 그리고 그 자신의 치료적 역할을 현실적으로 판단하는 그의 직업적 본분에서 이탈하게 된다.

장애가 심한 정신병 환자, 특히 말을 하지 않는 정신병 환자를 치료할 때에, 가족에게서 오는 부차적 정보가 절대적으로 필요하다는 것은 증명될 것이다. 치료자는 환자에게서 직접적인 정보를 얻을 수 없는 치료 기간에 이 정보를 지침으로 사용할 수 있다. 치료자는 정신병 환자의 가족 구성원들을 만날 때에, 그 가족 구성원들이 정신 장애가 흔히 있고, 드물지 않게 방어적이고, 가끔 악의가 있다는 것을 기억하여야 한다. 신경증 환자의 가족 구성원들은 정신병 환자의 가족 구성원들보다 정신 장애가 적고, 드물게 방어적이고, 악의가 적다. 치료자는 가능하다면, 정신병 환자와 함께 생활하는 사람들 중에서 치료에 협조하려고 하는 그리고 가족의 나머지 가족 구성원들을 다루는 것에 협조하려는 자비로운 사람을 찾으려고 노력하여야 한다. 치료를 협조하는 자비로운 가족 구성원은 환자가 외적 현실을 시험하는 것(testing outer reality)에 그리고 대인관계적 재교육을 받아들이는 것(accepting interpersonal reorientation)에 관심을 다시 기울이게 하는 정신과 의사를 도울 것이다. 환자가 그 자신을 수용하게 치료자가 환자를 격려하는 것과 환자가 타인과 관계를 다시 맺게 치료자가 환자를 격려하는 것을 자비로운 가족 구성원은 도울 수 있다.

Chestnut Lodge Sanitarium의 일부 의사들은 면담과 편지에 의해, 환자에 맞게 가족 구성원의 행동을 어떻게 변화시키는지를 가르침으로써 정신병을 앓는 환자들을 치료하는 과정에 성공적 영향을 미쳤다. 이 방법이 아동정신보건소(children's mental hygine centers)에 좋은 영향을 미친 결과에 자극을 받아, 전국에 퍼져 있는 많은 병원은 병원에서 치료받는, 정신병을 앓는 청소년과 성인에게 많은 시도를 하였다. 환자의 치료자는 가족 구성원을 정기적으로 직접 만나고, 사람을 교육하는 일과 훈련하는 일을 하기 위해 다른 정신과 의사의 도움을 받는다. 두 의사는 끊임없이 협조를 하기 위해 만난다. 몇 몇 병원은 공동으로 젊은 정신병 환자들과 정신병 환자들의 어머니들에게 집단치료를 함으로써 같은 목표에 도달하려고 한다[Abrahams(Washington, D.C.)의 발표될 논문을 참조하라].

환자들의 가족 구성원들의 도움을 받는 것의 의미에 관해 우리는 말할 때에, 환자가 어렸을 때에 가족 구성원만큼 중요하였던 또는 그 이상으로 중요하였던 다른 인물, 이를 테면 간호사, 유치원 선생, 형의 친구, 누나의 친구, 오빠의 친구, 등등을 포함시키고 싶어하였다.

환자의 친구들을 면담한 것의 변경이 필요한 부분을 변경하면 그리고 아래의 것을 추가하면, 우리는 가족 구성원을 만나는 것에 같은 제의를 한다. 분명한 이유로, 자신을 보호하려는 동기는 가족 구성원들을 만날 때보다 환자의 친구들과 동료들을 만날 때에 나타나는 빈도가 낮고 훨씬 덜 근본적이다. 그러므로 그들의 정보에 정서적 왜곡을 할 위험이 적고, 그들의 정보를 평가하는 것과 나타내는 것을 방해하는 정도가 낮다. 환자의 친구들과 동료들은 일반적으로 치료자가 환자들이 가족 구성원들과 생활하는 것의 어려움을 이해하게, 환자들의 환경 역사(environmental history)를 이해하게 기여할 수 있다.

입원한 정신병 환자들을 가족 구성원들과 친구들이 병문안하는 것은 시설에 있는 치료자들이 항상 토론하는 문제이다. 일반적으로, 가족 구성원들과 친구들은 환자들을 더 악화시키는 것 같으면, 병문안을 금지받거나 제한받았다. 일반적으로 말하면, 가족 구성원들과 친구들이 입원한 환자들을 병문안하는 것을 제한하는 것은 정신병원에 관한 편견을 조장하고 기괴한 환상을 일으키기 때문에 바람직하지 않은 것처럼 보인다. 그러나 이것보다 더 중요한 것은 모든 치료자들이 대다수의 환자들과 함께 환자들을 병문안하러 온 사람들에게 반복적으로 경험하는 것이다. 환자의 친척들이 환자들을 병문안하는 것이 환자들을 일시적으로 악화시킬 수 있고 당황하게 할 수 있다. 환자들은 친척의 병문안을 사양하는 것을 진지하게 생각할 수 있다. 그러나 병문안 온 방문객이 실제로 병원에 도착하면, 대다수의 환자가 그 병문안을 원하였다는 것이 자명하게 된다. 가족 구성원들과 친구들의 병문안으로 발생한 소속감, 자존심의 고양, 다른 환자들의 눈에 비춰진 증가된 위신은 병원에 입원하여 있는 정신병 환자에게 너무 많은 것을 의미한다. 비록 병원에 입원하여 있는 정신병 환자는 가족 구성원들과 친구들의 병문안을 그들의 병세가 호전되는 때에 일시적 방해물로 보고 반응하는 것 같지만, 가족 구성원들과 친구들의 병문안을 박탈받지 않아야 한다. 예전에 병원에 입원하였던, 병에서 회복한 사람들의 자서전적 출판물들은 환자들이 병문안 온 방문객을 맞이하는 것이 바람직하다는 것을 가리킨다(4. 8, 15).

중요한 사람들의 병문안은, 만약 시간이 잘 맞춰지면, 아래의 예들처럼, 즉각 정신치료적 효과를 나타내는 약보다 더 많이 작용한다는 것이 판명될 수 있다. 조현병을 앓는 한 어린 소녀는 그녀의 인생에서 누구보다도 그녀에게 많은 것을 의미한, 그녀가 사랑하는 보모(nursemaid)를 기억하였다. 그녀는 아직도 그 보모를 사랑한다고 주장하였다. 그 보모는 병원에 입원한 그 조현병을 앓는 소녀를 병문하러 오지 않았다. 이 병문안은 환자의 연령 수준에서 환자와 보모의 관계의 의미를 재평가할 수 있는 기회를 환자에게 주었다. 이 병문안은 환자의 주변 환경을 바로 볼 수 있는 환자의 능력과 일반적 상태를 분명히 호전시키기 시작하였다.

또 다른 조현병을 앓는 어린 여자 환자는 그녀의 가정교사가 그녀의 아동기와 그 이후에 유일한 진정한 친구이었다고 생각하였다. 그녀는 10대 후반기에 이 가정교사와 동성애적 관계를 하였다. 이 중요한 인물(가정교사)은 그녀(환자)가 입원하여야 할 정도로 심하게 혼란되어 있을 때에 그녀를 방문하라는 초대를 받았다. 그녀가 10대에 사랑한 감정과 그녀의 동성애적 관계는 가라 앉았고, 아동기에 사랑한 인물의 현재의 장점과 단점을 충분히 안, 그러나 의견을 분명히 표현하지 않은 우호적 관계로 대치되었다. 이 새로운 태도 변화는 호전과 발전의 분명한 출발점이 되었다.

가족 구성원이 환자에게 적절히 접근할 수 없기 때문에 또는 환자가 가족 구성원을 만나고 싶어하지 않기 때문에 병문안을 받을 수 없는 환자들이 물론 있다. 그런 경우에, 정신병원의 의료진은, 비록 환자가 환자의 가족 구성원들을 만날 수 없지만, 환자의 가족 구성원들에게 병원을 방문하라고 격려하여야 한다. 가족 구성원들은 병원 장, 치료자, 간호사를 만나라고 격려받아야 한다. 그 방법으로 편견과 나쁜 감정은 약화될 수 있고, 궁극적으로 환자에게 이익이 될 수 있는 가치 있는 정보를 교환할 수 있는 기회가 주어질 수 있다.

요약하면, 환자들을 치료적으로 만나는 것에 관하여 앞에서 말한 것은 필요한 변경을 하면 가족을 만나는 것에 적용될 수 있다. 정신치료자는 환자의 가족 구성원들의 단점보다 잠재적 장점을 명심하고 환자의 가족 구성원들에게 말을 하려고 하는 만큼 이 만남을 성공적으로 처리할 수 있을 것이다. 치료를 받기 위해 정신과 의사를 만나는 사람들의 장점을 전면에 놓는 것은 정신과 의사의 특권이다.

참고문헌

This reference list cannot and is not intended to form a complete list of the publications pertaining to the subject matters discussed in this book. From the host of pertinent writings, those were selected which were most helpful to the author in increasing her own knowledge throughout the years and in the preparation of this text. The choice was also determined by the consideration of the specific representative value of a publication in its own field and by its value as a source of over-all information.

1. ABRAHAM, KARL. A Revised Psychopathology, Internat. J. Psycho-Analysis, pp. 271 ff., 1941.
2. ———. A Short Study of the Development of the Libido Viewed in the Light of Mental Disorders. In: Selected Papers, pp. 418–76. London: Hogarth Press, Ltd., and Institute of Psycho-Analysis, 1948.
3. ADLER, ALFRED. Individual Psychology. In: CARL MURCHISON (ed.), Psychologies of 1930, pp. 395–405. Worcester, Mass.: Clark University Press, 1930.
4. A LATE INMATE OF THE GLASGOW ROYAL ASYLUM FOR LUNATICS AT GARTNAVEL. The Philosophy of Insanity. New York: Greenberg Publisher, 1947.
5. ALEXANDER, FRANZ. Fundamentals of Psychoanalysis. New York: W. W. Norton & Co., Inc., 1948.
6. ALEXANDER, FRANZ, *et al.* Psychoanalytic Therapy: Principles and Application. New York: Ronald Press Co., 1946.
7. ANDREAS-SALOME, LOU. Mein Dank an Freud: Zu Seinem 75. Geburstag. Vienna: Internat. Psychoanal. Verlag, 1931. (Not translated.)
8. BEERS, CLIFFORD. A Mind that Found Itself. New York: Longmans, Green & Co., 1908; Doubleday, Doran & Co., 1945.
9. BENDER, LAURETTA. Techniques of Child Psychiatry. In: BERNARD GLUECK (ed.), Current Therapies of Personality Disorders, pp. 222–41. New York: Grune & Stratton, 1946.

9*a*. BENEDEK, THERESE. Insight and Personality Adjustment. New York: Ronald Press Co., 1948.

10. BERGLER, EDMUND. The Basic Neurosis. New York: Grune & Stratton, 1949.
11. BLEULER, EUGEN. Textbook of Psychiatry. New York: Macmillan Co., 1924.
12. BINGER, CARL. More about Psychiatry. Chicago: University of Chicago Press, 1949.
13. BINSWANGER, LUDWIG. Grundformen und Erkenntnis menschlichen Daseins. Zurich: Max Niehans Verlag, 1942.

14. Boehm, Felix. Paper on the Oedipus Complex, Presented before the German Psychoanalytic Association, Dresden, 1926, Internat. Ztschr. f. Psychoanal., 12: 66–79, 1926. (Not translated.)
15. Boisen, Anton T. The Exploration of the Inner World. Chicago and New York: Willett, Clark & Co., 1936.
16. Brill, A. A. Basic Principles of Psychoanalysis. New York: Doubleday & Co., Inc., 1949.
17. Bruch, Hilde. Puberty and Adolescence: Psychologic Considerations. In: Sam Zachary Levine *et al.* (eds.), Advances in Pediatrics, 3: 219–90. New York: Interscience Publishers, Inc., 1948.
18. Chicago Institute for Psychoanalysis. The Influence of Psychologic Factors upon Gastro-Intestinal Disturbances: A Symposium, Psychoanalyt. Quart., 3: 501–88, 1934.
19. Deutsch, Felix. Analysis of Postural Behavior, Psychoanalyt. Quart., 16: 195–213, 1947.
20. Deutsch, Helene. Psychology of Women, Part II: Motherhood. New York: Grune & Stratton, 1946.
21. Diethelm, Oskar. Treatment in Psychiatry. New York: Macmillan Co., 1936.
22. Dunbar, H. Flanders. Emotions and Bodily Changes. New York: Columbia University Press, 1938.
23. ———. Synopsis of Psychosomatic Diagnosis and Treatment. New York: Columbia University Press, 1948.
24. Eisenbud, Jule. The Psychology of Headache, Psychiatric Quart., 11: 592–619, 1937.
25. English, O. Spurgeon. Observation of Trends in Manic-Depressive Psychosis, Psychiatry, 12: 125–34, 1949.
26. Fairbairn, W. R. D. Endopsychic Structure Considered in Terms of Object Relationships, Internat. J. Psycho-Analysis, 25: 70–93, 1944.
27. ———. Object Relationships and Dynamic Structure, *ibid.*, 27: 30–37, 1946.
28. Federn, Paul. Principles of Psychotherapy in Latent Schizophrenia, Am. J. Psychotherapy, 1: 129–44, 1947.
29. ———. Psychoanalysis of Psychoses, Psychiatric Quart., 17: 3–19, 246–57, 480–87, 1943.
30. Fenichel, Otto. Outline of Clinical Psychoanalysis. New York: W. W. Norton & Co., Inc., 1934.
31. ———. Problems of Psychoanalytic Technique, Psychoanalyt. Quart., 7: 421–42, 1938; 8: 57–87, 164–85, 303–24, 438–70, 1939.
32. Ferenczi, Sandor. Das Problem der Beendigung der Analysen, Internat. Ztschr. f. Psychoanal., 14: 1–10, 1928. Brief translation: On Ending the Analysis, Psychoanalyt. Rev., 15: 97–98, 1928.
33. Ferenczi, Sandor, and Rank, Otto. The Development of Psychoanalysis. New York and Washington: Nervous and Mental Disease Pub. Co., 1925.

34. FRANK, LAWRENCE K. Family Guidance as an Aspect of Psychiatric Practice. In: BERNARD GLUECK (ed.), Current Therapies of Personality Disorders, pp. 281–91. New York: Grune & Stratton, 1946.
35. FREUD, ANNA. Introduction to the Technic of Child-Analysis. New York and Washington: Nervous and Mental Disease Pub. Co., 1928.
36. ———. The Ego and the Mechanisms of Defence. New York: International Universities Press, Inc., 1946.
37. FREUD, SIGMUND. A General Introduction to Psychoanalysis, chapter on General Theory of the Neuroses. New York: Liveright Pub. Corp., 1935; Garden City Pub. Co., 1943.
38. ———. Chapters on Transference and on The Analytic Therapy, *ibid.*
39. ———. The Dynamics of the Transference. In: Collected Papers, 2:312–22. London: Hogarth Press, 1946.
40. ———. Further Recommendations in the Technique of Psychoanalysis: Observations on Transference-Love. In: Collected Papers, 2:377–91. London: Hogarth Press, 1946.
41. ———. On Psychotherapy. In: Collected Papers, 1:249–63. London: Hogarth Press, 1946.
42. ———. Analysis, Terminable or Interminable, Internat. J. Psycho-Analysis, 18:373–405, 1937.
43. ———. Beyond the Pleasure Principle. London: Hogarth Press, Ltd., and Institute of Psycho-Analysis, 1942.
44. ———. Mourning and Melancholia. In: Collected Papers, 4:152–70. London: Hogarth Press, 1946.
45. ———. Neurosis and Psychosis. In: Collected Papers, 2:250–54. London: Hogarth Press, 1948.
46. ———. New Introductory Lectures on Psychoanalysis, chapter on Explanations, Applications and Orientations, pp. 186–215. New York: W. W. Norton & Co., Inc., 1933.
47. ———. On Narcissism: An Introduction. In: Collected Papers, 4:30–59. London: Hogarth Press, 1946.
48. ———. Psycho-analytic Notes upon an Autobiographical Account of Paranoia (Dementia Paranoides). In: Collected Papers, 3:390–466. London: Hogarth Press, 1946.
49. ———. Psychopathology of Every Day Life. In: The Basic Writings of Sigmund Freud. New York: Modern Library, Random House, Inc., 1938.
50. ———. The Ego and the Id. London: Hogarth Press, Ltd., and Institute of Psycho-Analysis, 1935.
51. ———. The History of the Psychoanalytic Movement. In: The Basic Writings of Sigmund Freud. New York: Modern Library, Random House, Inc., 1938.

52. Freud, Sigmund. The Interpretation of Dreams. New York: Macmillan Co., 1931. Also in The Basic Writings of Sigmund Freud. New York: Modern Library, Random House, Inc., 1938.
53. ———. The Passing of the Oedipus-Complex. In: Collected Papers, 2:269–76. London: Hogarth Press, 1948.
54. ———. The Problem of Anxiety. New York: W. W. Norton & Co., 1936.
55. ———. Three Contributions to the Theory of Sex. New York and Washington: Nervous and Mental Disease Pub. Co., 1920.
56. Fromm, Erich. Escape from Freedom. New York and Toronto: Farrar & Rinehart, Inc., 1947.
57. ———. Man for Himself. New York and Toronto: Rinehart & Co., Inc., 1947.
58. ———. Selfishness and Self-love, Psychiatry, 2:507–23, 1939.
59. ———. The Nature of Dreams, Scient. Am., 180:44–47, 1949.
60. ———. The Oedipus Complex and the Oedipus Myth. In: Ruth Nanda Anshen (ed.), The Family: Its Function and Destiny, pp. 334–58. New York: Harper & Bros., 1949.
61. Fromm-Reichmann, Frieda. Contribution to the Psychogenesis of Migraine, Psychoanalyt. Rev., 24:26–33, 1937.
62. ———. Notes on the Mother Role in the Family Group. Bull. Menninger Clin., 4: 132–48, 1940.
63. ———. Recent Advances in Psychoanalytic Therapy, Psychiatry, 4:161–64, 1941.
64. ———. Recent Advances in Psychoanalysis, J. Am. M. Women's A., 4:320–26, 1949.
65. ———. Psychoanalytic Psychotherapy with Psychotics, Psychiatry, 6:277–79, 1943.
66. ———. Transference Problems in Schizophrenics, Psychoanalyt. Quart., 8:412–26, 1939.
67. ———. A Preliminary Note on the Emotional Significance of Stereotypies in Schizophrenics, Bull. Forest Sanitarium, 1:17–21, 1942.
68. ———. Notes on the Development of Treatment of Schizophrenics by Psychoanalytic Psychotherapy, Psychiatry, 11:263–73, 1948.
69. ———. Problems of Therapeutic Management in a Psychoanalytic Hospital, Psychoanalyt. Quart., 16:325–56, 1947.
70. ———. Remarks on the Philosophy of Mental Disorder, Psychiatry, 9:293–308, 1946.
71. ———. Intensive Psychotherapy of Manic-depressives, Confinia neurol., 9:158–65, 1949.
72. Glover, Edward. An Investigation of the Technique of Psychoanalysis. Baltimore: Williams & Wilkins Co., 1940. 2d. ed.: Psycho-analysis: A Handbook. London: Stapler Press, 1948.
73. Goldstein, Kurt. Human Nature in the Light of Psychopathology. Cambridge: Harvard University Press, 1940.
74. ———. The Organism. New York: American Book Co., 1939.

75. Groddeck, George. The Book of the It. New York: Funk & Wagnalls Co., 1950; London: C. W. Daniel Co., 1928.
76. ——. Exploring the Unconscious. London: C. W. Daniel Co., 1929.
77. ——. The Unknown Self. London: C. W. Daniel Co., 1929.
78. ——. The World of Man. London: C. W. Daniel Co., 1934.
79a. Hartmann, H.; Kris, E.; and Loewenstein, R. Comments on the Formation of Psychic Structure. In: Phyllis Greenacre *et al.* (eds.), The Psychoanalytic Study of the Child, Vol. 2. New York: International Universities Press, 1946.
79. Hendrick, Ives. Facts and Theories of Psychoanalysis. New York: Alfred A. Knopf, 1934.
80. Hinsie, Leland E. Concepts and Problems of Psychotherapy. New York: Columbia University Press, 1937.
81. ——. The Person in the Body. New York: W. W. Norton & Co., Inc., 1945.
82. ——. Understandable Psychiatry. New York: Macmillan Co., 1938.
83. Horney, Karen. On the Genesis of the Castration Complex in Women. Internat. J. Psycho-Analysis, 5: 50–65, 1924.
84. ——. New Ways in Psychoanalysis, chapter on Psychoanalytic Therapy, pp. 276–305. New York: W. W. Norton & Co., Inc., 1939.
85. ——. The Neurotic Personality of Our Time. New York: W. W. Norton & Co., Inc., 1937.
86. Hutchinson, Eliot D. The Nature of Insight, and Varieties of Insight in Humans. In: Patrick Mullahy (ed.), A Study of Interpersonal Relations, pp. 421–45, 386–403. New York: Hermitage Press, Inc., 1949.
87. Isaacs, Susan. The Nursery Years. New York: Vanguard Press, 1936.
88. Jones, Ernest. Papers on Psychoanalysis. Baltimore: Williams & Wilkins Co., 1948.
89. Jung, Carl G. The Psychology of Dementia Praecox, pp. 10–11, 22, 82–83. ("Nervous and Mental Disease Monographs," No. 3.) New York: Nervous and Mental Disease Pub. Co., 1936.
90. ——. Psychology of the Unconscious: A Study of the Transformations and Symbolisms of the Libido. New York: Moffat, Yard & Co., 1916.
91. Kempf, E. J. Psychopathology. St. Louis: C. V. Mosby Co., 1920.
92. Klein, Melanie. A Contribution to the Psychogenesis of Manic-depressive States. In: Contributions to Psychoanalysis, 1921–1945, pp. 282–311. London: Hogarth Press and Institute of Psycho-Analysis, 1948.
93. Kubie, Lawrence S. Practical and Theoretical Aspects of Psychoanalysis. New York: International Universities Press, Inc., 1950.

94. LEE, HENRY B. Projective Features of Contemplative Artistic Experience, Am. J. Orthopsychiat., 19: 101–11, 1949.
95. LEVINE, MAURICE. Psychotherapy in Medical Practice. New York: Macmillan Co., 1942.
96. LEVY, JOHN, and MUNROE, RUTH. The Happy Family. New York: Alfred A. Knopf, 1938.
97. LIEBMAN, JOSHUA L. Peace of Mind. New York: Simon & Schuster, 1946.
98. LIEF, ALFRED. The Commonsense Psychiatry of Dr. Adolf Meyer. New York and London: McGraw-Hill Book Co., Inc., 1948.
99. LORAND, SANDOR. Technique of Psychoanalytic Therapy. New York: International Universities Press, 1946.
100. MACK BRUNSWICK, RUTH. A Supplement to Freud's "History of an Infantile Neurosis," Internat. J. Psycho-Analysis, 19: 439–76, 1928.
101. MARSH, EARLE M.; MOORE, WILLIAM G.; and VOLLMER, ALBERT M. Your Baby Is Born. San Francisco: Accommodation Letter Shop, 1949.
102. MASSERMAN, JULES H. Principles of Dynamic Psychiatry. Vol. 1. New York: W. B. Saunders Co., 1946.
103. MEAD, MARGARET. Male and Female: A Study of the Sexes in a Changing World. New York: William Morrow & Co., 1949.
104. MENNINGER, KARL A. Love against Hate. New York: Harcourt, Brace & Co., 1942.
105. ———. Man against Himself. New York: Harcourt, Brace & Co., 1938.
106. ———. Psychoanalytic Psychiatry: Theory and Practice, Bull. Menninger Clin., 4: 105–23, 1940.
107. ———. The Human Mind. New York: Alfred A. Knopf, 1946.
108. MENNINGER, WILLIAM C. Psychiatry: Its Evolution and Present Status. Ithaca, N.Y.: Cornell University Press, 1948.
109. MULLAHY, PATRICK. Oedipus Myth and Complex. New York: Hermitage Press, Inc., 1948.
110. MUNCIE, WENDELL. Psychobiology and Psychiatry: A Textbook of Normal and Abnormal Behavior. St. Louis: C. V. Mosby Co., 1948.
111. NUNBERG, HERMAN. Allgemeine Neurosenlehre auf psychoanalytischer Grundlage. Bern: Hans Huber Verlag, 1932. (Not translated.)
112. Panel Discussion on Countertransferences and Attitudes of the Analyst in the Therapeutic Process, Bull. Am. Psychoanalyt. A., 5: 46–49, 1949.
113. Panel Discussion on Psychoanalysis of the Creative Imagination, *ibid.*, 4: 39–44, 1948.
114. Panel Discussion on the Theory and Treatment of Schizophrenia, *ibid.*, pp. 15–20.
115. PAYNE, SYLVIA. Notes on Developments in the Theory and Prac-

tice of Psychoanalytic Technique, Internat. J. Psycho-Analysis, 27:12–19, 1946.
116. PRESTON, GEORGE H. Psychiatry for the Curious. New York and Toronto: Rinehart & Co., Inc., 1940.
117. ———. The Substance of Mental Health. New York and Toronto: Rinehart & Co., Inc., 1943.
118. Proceedings of the Brief Psychotherapy Council. Chicago: Chicago Institute for Psychoanalysis, 1942.
119. Psychoanalysis Today. Ed. SANDOR LORAND. New York: International Universities Press, 1944.
120. RADO, SANDOR. Developments in the Psychoanalytic Conception and Treatment of the Neuroses, Psychoanalyt. Quart., 8:427–37, 1939.
121. ———. The Problem of Melancholia, Internat. J. Psycho-Analysis, 9:420–38, 1928.
122. ———. The Psychoanalysis of Pharmacothymia (Drug Addiction), Psychoanalyt. Quart., 2:1–23, 1933.
123. RANK, OTTO. Eine Neurosenanalyse in Träumen. Leipzig, Vienna, and Zurich: Internat. Psychoanalyt. Verlag, 1924. (Not translated.)
124. RANK, OTTO, and SACHS, HANNS. Gemeinsame Tagträume. Vienna and Zurich: Internat. Psychoanalyt. Verlag, 1926. (Not translated.)
125. ———. Die Bedeutung der Psychoanalyse für die Geisteswissenschaften, chaps. i and ii. Wiesbaden: J. F. Bergmann, 1913. (Not translated.)
126. RAPAPORT, DAVID. Diagnostic Psychological Testing, Vols. 1 and 2. Chicago: Year Book Publishers, Inc., 1945 and 1946.
127. READ, GRANTLY DICK. Childbirth without Fear. New York and London: Harper & Bros., 1944.
128. REICH, WILHELM. Character-Analysis. New York: Orgone Institute Press, 1949.
129. ———. The Function of the Orgasm. New York: Farrar, Straus, 1948.
130. REIK, THEODOR. Listening with the Third Ear. New York: Farrar, Straus, 1949.
131. ———. The Original of the "Sleeping Beauty" Discovered, Bull. Menninger Clin., 12:166–67, 1948.
132. RIBBLE, MARGARET. The Rights of Infants. New York: Columbia University Press, 1943.
133. RIOCH, JANET M. The Transference Phenomenon in Psychoanalytic Therapy. In: PATRICK MULLAHY (ed.), A Study of Interpersonal Relations, pp. 80–97. New York: Hermitage Press, Inc., 1949.
134. ROGERS, CARL R. Counseling and Psychotherapy. New York: Houghton Mifflin Co., 1942.
135. ROSEN, JOHN N. A Method of Resolving Acute Catatonic Excite-

ment, Psychiat. Quart., 20:183–98, 1946.
136. ———. The Treatment of Schizophrenic Psychosis by Direct Analytic Therapy, *ibid.*, 21:3–37, 117–19, 1947.
137. SCHACHTEL, ERNEST. On Memory and Childhood Amnesia. In: PATRICK MULLAHY (ed.), A Study of Interpersonal Relations, pp. 3–49. New York: Hermitage Press, Inc., 1949.
138. SCHILDER, PAUL. Psychotherapy. New York: W. W. Norton & Co., Inc., 1938.
139. SHARPE, ELLA. Dream Analysis. London: Hogarth Press, 1938.
140. SILBERER, HERBERT. Der Traum–Einführung in die Traumpsychologie. Stuttgart, 1919. (Not translated.)
141. SILVERBERG, WILLIAM V. The Concept of Transference, Psychoanalyt. Quart., 17:303–21, 1948.
142. SIMMEL, ERNST. Die psychoanalytische Behandlung in der Klinik, Internat. Ztschr. f. Psychoanal., 14:352–70, 1928. Translation: Internat. J. Psycho-Analysis, 10:70–89, 1929.
143. STAVEREN, HERBERT. Suggested Specificity of Certain Dynamisms in a Case of Schizophrenia. In: PATRICK MULLAHY (ed.), A Study of Interpersonal Relations, pp. 455–70. New York: Hermitage Press, Inc., 1949.
144. STEKEL, WILHELM. Interpretation of Dreams. New York: Liveright Pub. Corp., 1943.
145. STERBA, RICHARD. Dreams and Acting Out, Psychoanalyt. Quart., 15:175–79, 1946.
146. Studien über Autorität und Familie. Paris: Librairie Félix Alcan, 1936; New York: Institute of Social Research, 1937. (German with English and French abstracts of each contribution.)
147. SULLIVAN, H. S. Conceptions of Modern Psychiatry. Reprinted from Psychiatry, 3:1–117, 1940; 8:177–205, 1945. Washington, D.C.: William Alanson White Psychiatric Foundation, 1947.
148. ———. Affective Experience in Early Schizophrenia, Am. J. Psychiatry, 6:468–83, 1927.
149. ———. Notes on Investigation, Therapy, and Education in Psychiatry and Their Relations to Schizophrenia, *ibid.*, 10:271–80, 1947.
150. ———. The Meaning of Anxiety in Psychiatry and in Life, *ibid.*, 11:1–13, 1948.
151. ———. The Theory of Anxiety and the Nature of Psychotherapy, *ibid.*, 12:3–12, 1949.
152. ———. The Study of Psychiatry: Three Orienting Lectures, *ibid.*, 10:355–71, 1947.
153. TAUSK, VICTOR. Zwei homosexuelle Träume, Internat. Ztschr. f. Psychoanal., 2:36–39, 1914. (Not translated.)
154. The Proceedings of the Third Psychotherapy Council. Chicago: R. R. Donnelley & Sons Co., 1947.
155. THOMPSON, CLARA. Development of Awareness of Transference in a Markedly Detached Personality, Internat. J. Psycho-Analysis, 19:299, 1938.

156. ———. Transference as a Therapeutic Instrument. In: BERNARD GLUECK (ed.), Current Therapies of Personality Disorders, pp. 194–205. New York: Grune & Stratton, 1946.
157. ———. Ferenczi's Contribution to Psychoanalysis, Psychiatry, 7:245–52, 1944.
158. ———. The Therapeutic Technique of Sandor Ferenczi: A Comment, Internat. J. Psycho-Analysis, 24:64–66, 1943.
159. ———. "Penis Envy" in Women, Psychiatry, 6:123–25, 1943.
160. TOWER, SARAH S. Management of Paranoid Trends in Treatment of a Post-psychotic Obsessional Condition. In: PATRICK MULLAHY (ed.), A Study of Interpersonal Relations, pp. 471–79. New York: Hermitage Press, Inc., 1949.
161. WEIGERT, EDITH V. Dissent in the Early History of Psychoanalysis, Psychiatry, 5:349–59, 1942.
162. ———. Existentialism and Its Relation to Psychotherapy, *ibid.*, 12:399–412, 1949.
163. WEISS and ENGLISH. Psychosomatic Medicine. Philadelphia and London: W. B. Saunders Co., 1943.
164. WHITE, WILLIAM ALANSON. Medical Philosophy, Psychiatry, 10:77–98, 191–210, 1947.
165. ———. Medical Psychology: The Mental Factor in Disease. New York and Washington: Nervous and Mental Disease Pub. Co., 1931.
166. ———. Outlines of Psychiatry. Washington: Nervous and Mental Disease Pub. Co., 1935.
167. ———. The Autobiography of a Purpose. New York: Doubleday, Doran & Co., 1938.
168. WHITEHORN, JOHN C. Psychotherapy. In: NOEL G. HARRIS (ed.), Modern Trends in Psychological Medicine, chap. x. New York: Paul B. Hoeber, Inc., 1948; London: Butterworth & Co., 1948.
169. ———. Sex Behavior and Sex Attitudes in Relation to Emotional Health, Stanford M. Bull., 7:45–60, 93–99, 1949.
170. WILHELM, RICHARD. Das Geheimnis der goldenen Blüte with a commentary by C. G. Jung. Munich: Dornverlag Grete Ullmann, 1929. (Not translated.)
171. WOLFF, HAROLD. Headache and Other Head Pain. London and New York: Oxford University Press, 1948.
172. ZILBOORG, GREGORY. Considerations on Suicide with Particular Reference to That of the Young, Am. J. Orthopsychiat., 7:15–31, 1937.
173. ———. Differential Diagnostic Types of Suicide, Arch. Neurol. and Psychiat., 35:270–91, 1936.
174. ———. Psychiatric Perspectives of Today, Bull. N.Y. Acad. Med., 25:577–86, 1949.
175. ———. Suicide among Civilized and Primitive Races, Am. J. Psychiat., 92:1347–69, 1936.

찾아보기

(ㄴ)

(ㄷ)

(ㄹ)

(ㅁ)

(ㅂ)

(ㅅ)

(ㅇ)

(ㅈ)

(ㅊ)

(ㅋ)

(ㅌ)

(ㅍ)

(ㅎ)

역자 약력

홍성화(洪性華)

- 서울대학교 사범대학 교육심리과 졸업
- 서울대학교 교육대학원 교육심리전공 졸업
- 서울대학교 학생지도연구소 연구생
- 서울대학교 학생생활연구소 조교
- 서울대학교 대학원 심리학과 박사과정 수료
- 스위스 C. G. Jung Institute, training candidate
- 대구대학교 대학원 특수교육학과 졸업(문학박사)
- 영남대학교 문과대학 심리학과 교수
- 영남대학교 학생생활연구소 소장
- 한국정신치료학회 부회장
- 미국 University of Michigan Medical Center, Department of Psychiatry, Division of Child & Adolescent Psychiatry 방문교수

- 현재: 홍성화심리상담원 원장
  영남대학교 명예교수
  한국정신치료학회 이사
  심리상담사 1급

- 역서: 융심리학
  동화심리학
  분석심리학
  정신치료의 문제
  정신치료입문
  가족치료
  정신치료개설
  비행청소년은 치료된다
  정신분석적 치료: 원리와 적용
  불감증의 심리학

홍미기(洪美基)

- 서울여자대학교 사회과학대학 사회사업학과 졸업
- 미국 Washington University의 School of Social Work에서 mental health 전공 졸업(MSW)
- 이화여자대학교 일반대학원 사회복지학과 졸업(문학박사)
- 미국 Asian Pacific Counseling and Treatment Centers, 정신보건사회복지사
- U.S. 8th Army, 121 General Hospital 정신과 사회사업 케어메니저
- 숭의여자대학교 가족복지과 전임강사

- 현재: 안산대학교 사회복지학과 부교수

- 저서: 이혼가정의 아이들 어떻게 도울까

- 역서: 비행청소년은 치료된다
  정신분석적 치료: 원리와 적용

홍경기(洪京基)

- 서울대학교 의과대학 의학과 졸업
- 국립정신건강센터 정신건강의학과 전공의
- 국립정신건강센터 소아청소년정신과 전임의

- 현재: 서울홍정신건강의학과의원 원장
  정신건강의학과 전문의
  소아청소년정신과 전문의

- 역서: 불감증의 심리학

집중정신치료의 원리

초판인쇄 2021년 12월 15일
초판발행 2021년 12월 22일

지 은 이 Frieda Fromm-Reichmann, M.D.
옮 긴 이 홍성화 · 홍미기 · 홍경기
펴 낸 이 소정영
펴 낸 곳 하나醫學社

출판신고 제25100-2013-000061호(1988. 4. 1.)
주 소 서울시 서대문구 거북골로 7-7(홍은동) 하나빌딩 1층

전화번호 (02)730-2555, 2556
팩 스 (02)730-2557
홈페이지 www.hanampc.co.kr
이 메 일 hanampc1@naver.com

값 24,000원

ISBN 979-11-91658-07-1 93510